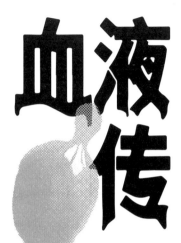

［比利时］马克·博加茨 著

张轶驰 译

血液传

Bloed
Een geschiedenis
Marc Boogaerts

天津出版传媒集团

天津科学技术出版社

著作权合同登记号：图字 02-2023-028

© 2019, Lannoo Publishers. For the original edition.
Original title: Bloed. Een geschiedenis. Translated from the Dutch language
www.lannoo.com
Simplified Chinese edition copyright © 2023 by United Sky (Beijing) New Media Co., Ltd.
All rights reserved.

图书在版编目（CIP）数据

血液传 / (比) 马克·博加茨著；张轶驰译. -- 天
津：天津科学技术出版社，2023.6
ISBN 978-7-5742-1178-0

Ⅰ.①血… Ⅱ.①马… ②张… Ⅲ.①人体－血液－
通俗读物 Ⅳ.①R331.1-49

中国国家版本馆CIP数据核字(2023)第088570号

血液传

XUEYE ZHUAN

选题策划：联合天际
责任编辑：胡艳杰
特约编辑：刘小旋　赵雪娇
出　　版：天津出版传媒集团 / 天津科学技术出版社
地　　址：天津市西康路35号
邮　　编：300051
电　　话：（022）23332695
网　　址：www.tjkjcbs.com.cn
发　　行：未读（天津）文化传媒有限公司
印　　刷：天津联城印刷有限公司

关注未读好书

客服咨询

开本 880×1230　1/32　印张10　插页8　字数230 000
2023年6月第1版第1次印刷
定价：78.00元

目录

前言　1

第一章
血液的科学史　5

　从人体解剖到发现血液循环的秘密　7
　毫无底线的放血和"黄金"水蛭　17
　从显微镜到干细胞　41
　温顺的牛犊和致命的病毒：输血　89

第二章
从皇室诅咒到大屠杀：血液病　125

　维多利亚的血友病　127
　卟啉病和疯王乔治三世　134
　镰状细胞贫血和莱纳斯·鲍林的发现　139
　地中海贫血，一个古老的全球性疾病的"成功"　142
　白血病，化疗的开始　146
　受污染的血液　153

第三章
人类学之血：血与社会　169

　政治血液　171
　阿尔瓦的血腥会议　172
　种族血统　174

纳粹："鲜血与荣誉" 176

黑人的血液 178

血债、血仇、世仇 181

吸食血液 186

血液兴奋剂：更快、更高、更强 199

血的颜色 212

血液与艺术 225

第四章

法医、系谱学家、地理学家和生态学家眼中的血液 233

谋杀痕迹和沾血的手帕 235

家谱：王室淘金者 240

地理学中的血液 248

生态学中的血液 255

第五章

明日之血 259

永葆青春：永远年轻的血液 261

不朽之血：干细胞的承诺 274

血液活检 296

CRISPR技术应用于血液 298

单克隆抗体革命 301

肿瘤免疫检查点抑制剂 303

CAR-T细胞的故事 304

结语 307

参考书目 313

前言

仅凭血液我们是无法了解整个世界的，但我们对世界的了解却离不开血液。血液是回答人类永恒问题的开端：我们是谁，我们来自哪里？血液的象征性力量和围绕其展开的神话故事吸引并引导着世世代代的人类。我们的祖先经常用红色颜料创作一些夸张的画作，这些想象与科学研究中的真实血液相差甚远。但不可否认，这仍是人类迈出的重要一步。

我们的祖先通过血液祭奠以求神灵庇佑，而科学家们从血液中分离出干细胞来治疗患病的器官。血液的真实用途虽然与其过去的用途相去甚远，但二者的基本思想是一致的：血液是生命之源。

作为一名血液学家，我一直对血液的历史很感兴趣。我对血液史的研究越深入，就越能发现其中的一些相似之处。在21世纪的一项实验中，人们通过手术将年轻与年长动物的血液循环连接在一起（将两个丰富的血管壁简单地缝合在一起）。年长动物的肌肉、心脏，甚至是大脑都会接受这种能够恢复其活力的治疗，而衰老因素则渗入了年轻动物的器官。这一实验立即让我想起了阿尔巴尼亚的结拜仪式和17世纪早期的输血实验。该实验结果显示：有攻击性的精神病人可以通过输注牛犊血变得温和。马克思主义思想家亚历山大·波丹诺夫（列宁的朋友、俄罗斯输血医学先驱）1908年所著的小说描写了火星上的一个乌托邦社会，这个社会中的公民也会通过输注年轻血液来延长自己的生命。此外，波丹诺夫也曾用自己的身体做实验，这种做法非常符合俄罗斯传统。因为坚信年轻的血液有恢复活力的效果，所以他将几位学生的血注入了自己体内。当然，他曾多次称这种方式能够使人重返青春……直到他的免疫系统开始抵抗所有外来血型和亚型（当时的血型筛查技术仍然非常不成熟），最后一次输血让他丢掉了性命。

原始人类创作了以血为灵魂中心的形象，一些现代人仍想要将这种象征意义保留下来。所以，血缘和权力在历史上通过宗教、王朝、种族主义和道德手段而成为盟友也就不足为奇了。

一滴血液可以说是一本最奇妙的历史书。血液往往是重大历史转折的催化剂，并深刻影响着人类历史。它有时是被赋予特权的见证者；有时是财富流失或大规模毁灭的借口；有时是能够挽救生命的输血材料；有时是一种易得的研究对象，最终能解开癌症或其他疾病的迷宫。因此，每一滴血中都包含着一个独特的基因遗传学故事、一段奇妙的历史。

过去，人类历史曾倒退多次。从神话、迷信到科学事实，也会从科学的顶峰回到神话崇拜和象征主义。

最可悲的例子之一就是纳粹主义，其以毫无根据的神话为基础，将血统视为种族纯化的象征。他们将雅利安血统神圣化，将犹太血统归为与之相对的"受污染"的血统。在20世纪30年代的德国，即使一些犹太医生在当时的科学界已享有盛誉，但这仍不能阻止他们被残忍杀害。

在可怕的宣传和歇斯底里的大众的影响下，血液科学被曲解并开始为意识形态服务。从此，雅利安人被与其他"劣等"种族区分开来，这种差异不仅仅体现在某些备受争议的人体测量（前额、鼻子、颅骨形状、头发结构……）上，还体现在不同血统纯度所具备的特征上。纳粹科学家得出的结论是：B型血对应劣等种族，而A型血对应优等种族，当然，A型血在德国本土的雅利安人中更为常见……

很快人们就会发现，血型与智慧或性格并无关联，更不用说智力了，血型差异实际上与地理分布和人口遗传学有着密切联系。但这种错误的理念在第二次世界大战期间使数百万人丧命。

幸运的是，科学家们也取得了一些重大成就。20世纪初，血液在生理学和生物化学应用领域有时会受到欢迎，并因此成为科学界关注的重点。近年来，免疫疗法在白血病治疗中的应用便是一个很好的例子。

在接下来的几十年里，这种关注度从未减弱。如今，科学家们将血液、移植和干细胞技术视为解开21世纪基因和分子之谜的重要一环。他们已经能够从血液中分离出干细胞的层次结构，干细胞也被应用于骨髓遗传性疾病和癌症的有效治疗，例如白血病和淋巴结癌。随着人类基因组和代谢组的奥秘被进一步揭开，通过血液来创造新人类将不再是一个乌托邦式的理想。从智人进化到人神？你还没见过更厉害的呢……

我希望能通过这本书带你踏上一段探索之旅，去探索这个充斥着魔法、象征主义和科学的世界。我无意写出一部关于"血"的百科全书式的史书或是传记，那或多或少将成为一部全人类的编年史。我不是历史学家，也无意为此而受到评判。作为一名血液学家，在这几十年来我有幸见证了几个世纪以来在几代人中围绕血液发生的许多故事。这些故事也许会为未来指出方向，或者正如温斯顿·丘吉尔在1944年所说的那样："越是回顾历史，越能预见未来。"

第一章

血液的科学史

BLOED

从人体解剖到发现血液循环的秘密

从古至今，血液就被视作孕育生命的神秘法则，它对我们的健康和生长至关重要，遍布身体中每一个微小的角落。血液是如何在体内运行的，血液是如何被制造和"消化"的，又是如何导致发烧和炎症的……上述问题令科学家们沉迷不已。

经典学说：体液和气

古埃及人在将尸体制作成木乃伊的过程中对人体内部和外部构造有了非常深入的认知。遗憾的是，他们积累的大部分医学知识都没有被记载下来。在古希腊医学家希波克拉底所处的时代，也就是公元前1世纪，解剖人体是绝对不允许的。古希腊人认为身体的尊严不可侵犯，即使在死后也是如此。地中海另一边的亚历山大港则没这么多讲究。传说在公元前300年至公元前200年，赫罗菲拉斯、埃拉西斯特拉图斯等多位"研究人员"已经开始秘密解剖人类尸体，他们甚至用活着的奴隶做一些实验。

赫罗菲拉斯"发现"了前列腺和十二指肠（拉丁语中的十二指肠是"duodenum"，因相当于十二个横指并列的长度而得名），他还提出了一个在当时颇具革命性的概念，即神经起源于大脑且能将"灵魂的指令"

传达给四肢。他可能是第一个证明了动脉中并非充满空气，而是流动着血液的人，虽然人们普遍也是这样认为的。

一个人的思想领先于其所处时代，有时并非一件好事。克劳迪亚斯·盖伦（129—199年）是帕加马王国（今土耳其境内）富有建筑师家被宠坏的儿子。他直接无视了他的"同行"赫罗菲拉斯在500年前的发现。众所周知，他非常傲慢，自称是罗马帝国医学界的皇帝。他最喜欢挂在嘴边的一句话是："我，且只有我，才能展示正确的医学疗法。"

虽然他提出了一些令人印象深刻的理论，但他的灵感主要来源于公元前6世纪左右的一些医学名家，包括阿斯克勒庇俄斯（西方神话中的医药之神）、希波克拉底（公元前460—前370年）、亚里士多德（公元前384—前322年）的学说也对他产生了一定影响。他的知识主要来源于对动物的解剖。他曾称自己从未听说过赫罗菲拉斯这个人。

希波克拉底认为，人是世界这个大宇宙中的一个个小宇宙。两者都由四种主要元素（土、空气、水和火）和相应的四种体质（冷、干、湿、暖）组成。这四种元素的结合产生了四种"体液"，也可以称为汁液：血液、黏液、黄胆汁和黑胆汁。

盖伦认为，每个人体内的体液天生都是过量的，根据一个人的体液水平可将人分为多血质、黏液质、胆汁质和抑郁质。通常这四种体液在人体中保持均衡状态，但如果出现干扰因素，比如被不良的生活习惯或环境影响（盖伦是一位早期环保主义者），人就会生病。

这四种体液产生了不同的"气"（一种蒸汽或是空气），这种气升至大脑并控制着人的气质。因此，多血质的人天生快乐、开朗、热情、大方；黏液质的人冷漠、卑鄙、惹人厌烦、不动声色；胆汁质的人易怒、暴躁、喜欢争吵；抑郁质的人懒惰、悲伤、阴郁、冷漠。

盖伦根据自己的学说制定了诊断表，举个例子：

元素	体质	体液	气质
火	干热	黄胆汁	胆汁质
空	湿热	血液	多血质
水	湿冷	黏液	黏液质
土	干冷	黑胆汁	抑郁质

训练有素的医生可以利用诊断表做出诊断、预后、实施综合疗法。如果一个人的体质过于偏向胆汁质（太热太干），医生便会给一些饮食建议：吃一些湿冷的鱼类。而体质过于湿冷的病人（黏液质），则会被建议吃一些干热的食物，例如烤肉。一些饮食大师或许可以从中受到一些启发：食谱不能一刀切，而要基于客户的体质进行个性化定制。

如果患者患有严重的感冒，则是由过于寒冷（冬天）以及鼻子、喉咙和肺部的潮湿分泌物过多（黏液过多）而引起的——湿冷的痰打破了体内的体液平衡。生活方式和饮食也应做出相应的调整。温水浴、催泻和灌肠会让体液恢复平衡。如果这些疗法都没有帮助，就要采取放血疗法了。放血疗法包括直接放血、划痕法（在皮肤上割开一个小口）、燎泡法（在皮肤上烫出燎泡），或者利用水蛭吸血法。毕竟，血液是四种体液中最容易获得的，而且"手法精湛"的放血术通常在患者因失血过多而昏倒前能够使患者的体液"恢复"。

盖伦还描述了男性身体将血液转化为精液的过程，这与女性身体形成了鲜明对比。他认为女性体内的热血过少，无法将血液转化为精液。女性多余的血液被用来滋养子宫内的胎儿，并在胎儿出生后转化为母乳。对未怀孕的女性来说，多余的血液必须被排出，这就是女性来月经的原因。

在一些中世纪的画作中也会看到这样的场景：一条静脉将血液输送

到乳房以产出母乳，另一条静脉则将经血输送至体外。

盖伦还提出了一种关于血液循环的特殊理论。他认为静脉源于肝脏，动脉源于心脏。肝脏不断地生产、制备血液，血液从肝脏出发，像灌溉农田的水一样流入组织和器官。血液像潮起潮落那般流动，所以不会回流。在将营养成分输送到各个器官后，血液也被消耗殆尽。从肝脏流向心脏的血液被分成两部分：少量通过肺动脉供给肺部，另一大部分则从左到右横穿过心脏（通过心脏两个腔室之间彼此分开的假想孔）。血液在那里与空气混合，然后再流入动脉并从动脉流到身体各处。

在我们现在看来，这种学说可能既奇怪又毫无逻辑，但这一理论却被推崇了1500多年。在中世纪早期，人们甚至认为恒星、行星和星座（黄道带）也会对人类健康产生影响。

几个世纪以来，盖伦纯粹基于动物解剖所提出的学说一直是无懈可击的。直到1482年，教皇西斯都四世才颁布法令允许进行人体解剖实验，前提是只能使用被处决的罪犯的尸体，而且在实验之后尸体仍被以基督教丧葬仪式下葬。这是科学向前发展的重要一步，这一法令满足了帕拉塞尔苏斯、列奥纳多·达·芬奇、安德烈·维萨留斯和威廉·哈维等研究人员对解剖学真相的好奇心。

光明从东方来

在深入探索16世纪和17世纪的开创性医学发现之前，我们先了解一下中世纪东方采用的古老东方医学疗法。毫无疑问，东方医学的代表人物是伊本·西拿（980—1037年）。西方世界称他为"阿维森纳"。他的父亲是布哈拉城（在今乌兹别克斯坦境内）王庭的高级官员，是他哲学、数学和天文学领域的启蒙导师。最终，伊本·西拿从事了医学工作。他自幼便是神童般的人物，18岁时便被聘任为布哈拉城皇帝的私人医生。如此一来，他可以自由出入著名的宫廷图书馆，去找到所有他想看的希腊文、拉丁文，印度、中国和阿拉伯经典著作。

他很快便出版了《治疗论》这部中世纪百科全书式著作。这本书的内容涵盖哲学、诗歌、天文学、音乐、数学和物理等多个领域。诡异的是，书中没有一章是专门讨论医学的。这与他抱持的观点有很大关系，他认为医学毕竟是二流科学，以实践为导向，并且主要由训练有素但未接受良好教育的底层人和低级外科医生来完成。

他之后又出版了使他在人类历史上永垂不朽的传世之作——《医典》，聚集了所有已知的人体、疾病和精妙药物疗法知识的五卷集（多达800页！）。令人惊讶的是，阿维森纳认为患者所处环境和生活条件扮演着重要角色。他强调了健康的精神状态对健康身体的重要性，同时要进行充足的运动、保证充足的睡眠和多样化饮食。这本书还详细讨论了预防措施（例如过滤饮用水），以及通过正确教育以预防疾病和流行病的重要性。这与西方的普遍做法形成鲜明对比，阿维森纳也因此受到一些欧洲"知识分子"的嘲笑和讥讽。

西拿的哲学思想主要来源于古希腊的苏格拉底和柏拉图的学说，他因此饱受所在地区宗教人士的批评，被迫在波斯和中东地区过着游牧生活。早在11世纪，他的名气和作品就被传到了西方，这要归功于从中国、印度到欧洲的主要贸易路线上的文化交流，以及哈里发对西班牙大部分领土的征服。直到约1085年，当西班牙君主收复失地的运动取得深入进展时，阿维森纳《医典》的可靠的拉丁语译本才被克雷莫纳的杰拉尔德翻译出来并面世。

当时，在南欧的早期西方大学中，《医典》受到了很多学者的评论，人们认为其能和盖伦的著述相提并论。毕竟，来自阿拉伯世界的一切在当时都被视为抄袭，抑或是过于超前的幻想……日光之下并无新鲜事。直到16世纪，阿维森纳的作品才开始被再次翻译并重新出版，例如威尼斯人安德里亚·阿尔帕戈便重新翻译了其作品。阿维森纳最伟大的成就在于整合了所有希腊、美索不达米亚、印度和中国文化所积累的人类知识并将其带到了西方世界。

文艺复兴：血液科学的摇篮

欧洲的文艺复兴在医学上引起了一场名副其实的大地震。不可否认的是，菲利普斯·奥里欧勒斯·德奥弗拉斯特·博姆巴斯茨·冯·霍恩海姆（1493—1541年）曾是这一时期的关键人物之一，虽然他在后世并不那么出名。后来证明，这个出生于瑞士的幻想家的中间名"博姆巴斯茨"并非盗用自他人。和许多其他人一样，他在博洛尼亚大学完成了学业，随后便开始了自己的职业生涯，在威尼斯军队中担任外科医生。在军队中，他以对伤口进行彻底消毒和清洁的"奇怪"理论而闻名。他认为感染对人身体是有害的，这一理念违背了普遍的医学原理，即感染是愈合过程中不可避免的组成部分。正是秉持着这一观点，他不仅仅是阿维森纳的忠实拥护者，也是后来由英国著名外科医生约瑟夫·李斯特及其同事发起的防腐运动的先驱。

可能是在军事医学领域的成就让他有些忘乎所以，他将自己的名字改为帕拉塞尔苏斯，并认为自己是古代医学大师塞尔苏斯和艾伦的传人。很快他就开始认为自己比这些杰出的前辈更重要。后来他甚至称盖伦是骗子，声称自己"脖子上的每一根头发都比我那些博学的同行知道得更多，我的鞋带所拥有的智慧，盖伦和阿维森纳加起来也比不过"。博姆巴斯茨，你真敢说啊！

回到巴塞尔城后，即使之前做了那么多出格的事，他还是被聘为大学教授，他让他的学生烧掉珍贵的医学教科书，因为他坚信书中捍卫的四气理论完全是胡说八道。同时，他拒绝用放血这种广泛应用的疗法，并将注意力转向硫、汞和盐等化学元素（也许是受到当时兴起的炼金术的启发）。这是一个重要的转折点：从此以后，医学便将人体视为一种化学系统而不是体液系统。"多亏了"帕拉塞尔苏斯，数千名梅毒患者在19世纪接受了带有剧毒的汞疗法。他还将鸦片酊引入医学领域，这是当时已知的最有效的止痛药。他可能是在拜占庭军队行医时产生了这个想法，也许是从阿维森纳那里"借用"的。德奥弗拉斯特·博姆巴斯茨还认为"剂量"是首要原则：任何东西都可能是有毒或是有害的——即使是水，如果摄入过多也会产生危害。他曾提到这个原则也适用于血液，太多或太少都是不健康的。

也许他最大的成就是关于德国矿工所患疾病的著作。该书首次将金属加工行业的工作条件与（职业）疾病联系起来，比如非常常见的贫血。后来，因与教会发生冲突，德奥弗拉斯特·博姆巴斯茨在萨尔茨堡孤独离世。毫无疑问，他很清楚自己是文艺复兴时期的医学领域的先驱人物，扮演着永恒的怀疑者的角色。他的名字中的"奥里欧勒斯"是否因这一角色而来，尚无考证。

与此同时，另一位巨人正在意大利开展工作。从1475年到约1510

年，列奥纳多·达·芬奇（1452—1519年）对从米兰、罗马、帕多瓦等地的医院所获得的尸体进行了不下30次尸检。他因此获得了很多关于人体的知识。例如，他那幅著名的画作，即用黑色和红色粉笔准确描绘了子宫形态以及血液是如何通过脐带从母体流向孩子的。

1477年，当一名罪犯被公开处决时，达·芬奇和在场的其他人一样，注意到这种处决方式会导致阴茎突然勃起。在随后的尸体解剖中，他精准地描绘了阴茎充血的形态，而当时的医学将阴茎勃起归因于空气混合物在肝脏中发生了变化，使阴茎像内胎一样膨胀起来。后来有些恶毒的言论称，达·芬奇对男性生殖器的兴趣可能与他的同性恋倾向有关。无论如何，达·芬奇第一次证明了血液对性唤起的作用。这一理论同样适用于女性阴蒂，随后我们将会讨论到这个话题。人体某些部位中的一点点血怎么会带来这么多好处……

尽管如此，静脉和动脉的详细草图表明达·芬奇还没有发现血液循环的秘密。这份荣誉属于另一位科学家。

安德烈亚斯·维萨留斯（1514—1564年），更广为人知的名字是"维萨留斯"，他比帕拉塞尔苏斯更低调谦虚，却因开启了16世纪医学革命运动而更为后世熟知。尽管他在意大利学习的仍是盖伦的传统古典医学理论，但作为和达·芬奇同时代的人，他受到了达·芬奇精密的人体解剖图、阿维森纳《医典》，以及帕拉塞尔苏斯的批判性叛逆精神的影响。

维萨留斯在23岁时就成了当时医学界圣地之一帕多瓦大学的教授。他能获得这个职位可能归功于他在鲁汶的大胆行径，他曾从盖斯堡偷来尸体并进行解剖——一次偷一个部位，今天是一条胳膊，明天是一条腿（顺便说一句，盖斯堡现在已经成为盖斯堡医院）。

维萨留斯只相信自己的眼睛和手指，并不会盲目听从盖伦的指示。从此，医学教学的方式将发生变化。学生需要在解剖台上亲自动手，而不仅仅是在大教堂前（根据传统，教授高高地站在解剖台上方，他用教棍指向哪个部位，他的助手就可以解剖哪个部位并向学生们展示）。

维萨留斯很快就反驳了盖伦提出的几条公理。也许其中最重要的便是反驳了盖伦关于心脏的论断。盖伦认为心脏的两个腔室之间存在微小的连接点或孔隙，血液可以通过这些连接点或孔隙从一侧流向另一侧。维萨留斯则证明了人的心脏内部并不存在这些孔隙，并且心脏的两个循环是分开的：一个循环是从身体的大静脉接收血液并将其泵入肺部；另一个循环是接收从肺部泵出的血液，然后血液再通过动脉系统流向各个器官。

维萨留斯充分利用了在整个欧洲引起轰动的"新"印刷术。他让画家提香的学生扬·斯蒂凡·范·卡尔卡和其他艺术家将他粗略的草图绘制成精美的插图，并将其插入到他的《人体的结构》（1543年）一书中。这本书的出版使维萨留斯在30岁就一举成名。令人不解的是，维萨留斯从未抵制过放血术，但你真的不能责怪一位外科解剖学家在解剖时会对血液产生渴望……

尽管维萨留斯能够非常准确地描述人体结构，但直到1628年，英国的威廉·哈维（1578—1657年）才在著作《心血运动论》中揭示了血液循环的原理。

维萨留斯去世14年后，哈维在福克斯通的一个富裕家庭出生，是家里9个孩子中的老大。他从小便有机会学习拉丁语，这门语言是当时欧洲通用的科学语言。他的才华很快就展现了出来，年仅15岁时他便在剑桥大学开始了他的医学学习生涯。19岁时他便开始在法国和德国游学，并于1599年到达当时的医学中心帕多瓦。他甚至有可能在那里遇到了伽利略·伽利雷。可以肯定的是，他在那里学习了维萨留斯的理论，并师承当时著名的解剖学家兼外科医生法布里休，学习了解剖学。回到伦敦后，哈维与伊丽莎白一世宫廷医生的女儿成婚，这无疑给他的职业生涯带来很大助力。后来他成为国王詹姆斯一世和查理一世的私人医生。

当时盖伦的理论仍在英国盛行，但这并未影响到哈维，他残忍地将活着的动物解剖（当时还没有麻醉术），他迫切地想知道活体的血液循环方式以及血液是如何被一个器官传送至另一个器官的。当时喧嚣的科学和文化创新氛围帮助他发展了他的理论，其中达·芬奇的技术草图、维萨留斯的插图、面世的第一台采矿泵、笛卡尔的哲学思想"我思故我在"和莎士比亚的作品都对他产生了非常大的影响。

他很快便得出了结论：就血液及其循环而言，盖伦的血液运动潮汐说不可能是正确的。静脉里确实有瓣膜，但它们只允许血液向一个方向流动；左心房和右心房之间确实没有联系；动脉中没有空气，心脏收缩与可感知的脉搏相吻合。简而言之，心脏中的左右心房独立形成系统并泵送血液，将血液分别输送到肺部和其他器官。循环的概念就此诞生，血液不会被器官消耗，而会被循环利用，心脏就像一个简单的泵，在每次收缩时推动血液流动，形成血液循环系统。

哈维的理论并没有被人们普遍接受，因为它显然与古希腊大师的教条和理论相矛盾。当他又开始质疑放血的用处时，人们激烈的讨伐让他不得安宁，他不得不不断地为自己辩护。他的王室"关系"在这时派上了用场。最后这场风波成功被平息：即使在他去世之前，大多数同事能够承认他的理论也让他感到很荣幸了。哈维在79岁时（可能）因脑出血而平静离世，是他自己用事实证明了他发现的血液循环机制的合理性。

毫无底线的放血和"黄金"水蛭

放血

很少有医疗技术能像放血术这样延续几个世纪。据估计，除安慰剂效应外，死于放血的人比通过这种方式治愈的人还要多。

早在大约4000年前的早期法老墓葬中，放血就被描述为一种能够治愈各种病症的医术，而且在当时被看作一种秘术。寺庙的一些浅浮雕上也有对一整套"手术"器械的刻画，包括为人熟知的手术刀和镊子，还有放血头和配套的刺血针。在其他早期东方文化中也是如此，在底格里斯河和幼发拉底河之间的美索不达米亚平原，以及巴比伦人和亚述人生活的地区，放血被认为是一种非常方便且令人信服的治疗方法，并且由于当时缺乏更好的方法而被大量应用。

古希腊人将通过埃及亚历山大港继承这项古老的技术，亚里士多德以及后来的阿斯克勒庇俄斯和希波克拉底（公元前400年左右）都推动了这一技术的发展，他们运用四汁理论为放血提供了科学基础。如前所述，人体的平衡取决于四种"体液"或气质之间的平衡，即黄胆汁、黑胆汁、黏液和血液。

传统上，放血是由神父和宗教人士操作的，在第四次拉特兰会议（1215年）之后则由理发师和外科医生操作。受过大学培训的"医生"认为放血有损他们的尊严。这项技术发展迅速，以至于在中世纪和文艺复兴初期的布鲁日，人们甚至建造了一口血井，通过放血而流出的血液必须在24小时内倒入其中，而不再是直接倒在街道中间。同时，禁止理发师和外科医生饲养猪……这样他们就不会将收集的血液用作这些动物的营养补充剂。

放血术的流行与人们的无知和血液作为生命物质而具有的魔力有很大关系，但也与古罗马医生盖伦的影响有关。他倡导用放血术治疗所有疾病，从癫痫到关节痛，从便秘到心力衰竭，从癔症再到抑郁症。这位中世纪的医生除了放血、催吐、吃泻药和灌肠（在拉丁语中意为：先放血，再吃泻药，最后灌肠），没什么好方法了。药草和宝石（包括"血石"）与巫术有关，这通常是病人通往火葬场的单程票。

围绕放血产生了一门系统性的平行科学，它比"排出多余的血液或消除充血"又向前发展了一步。关于哪种疾病需要在什么部位放血也是有指导的：左臂出现问题放右臂的血，后脑勺疼痛要放前额的血，喉咙脓肿则是放舌下的血。医生也可以选择切开动脉，这样放血的速度更快，而且是让血液以喷溅的方式流出，从而使病人的症状即刻便得到缓解。一些处方甚至认为放血应进行到患者晕厥倒地为止，以达到最佳效果。

毫不奇怪，由于当时的凝血法尚存在缺陷，偶尔也会发生"意外"，患者的血会流干，或是由于经常放血而导致心力衰竭或患上不可逆转的贫血症。

放血的时刻也与星座或月亮的位置有关，因此有时也会产生神秘的气氛。由于这种做法过于极端，放血术在后来名誉扫地。不少作家和编年史学家也曾嘲讽过这一技术。莫里哀曾在他的剧作《无病呻吟》中尖锐地批判当时的医学界。

一些人认为，这种"经典的"医术在历史后期被过度滥用，为了与之对抗，一些"替代"疗法开始出现。例如顺势疗法，这一疗法是由塞缪尔·哈内曼在19世纪初提出的。

　　被称为"现代外科之父"的著名巴黎外科医生安布鲁瓦兹·帕雷
（1510—1590年）曾担任四位法国国王（亨利二世、弗朗西斯二世、查理
九世和亨利三世）的宫廷医生，他彻底革新了那一时代的医学，并仍对
放血术持相当保守的想法。在这一点上，他和同时代的安德烈·维萨留
斯的态度是一致的。

　　安布鲁瓦兹来自法国毫不起眼的小镇拉瓦尔，他的父亲靠制作棺材
为生，有可能也在业余时间做理发师赚外快，而他的两个儿子也作为理
发师兼外科医生被载入史册。安布鲁瓦兹在接受基础教育后便被迫退学，
开始为当地的牧师打零工，以其所得作为拉丁语课的学费。但他并没有
太多时间学习拉丁语。安布鲁瓦兹后来也会抱怨，因为他博学的同事们
更喜欢用这种语言交流。

　　后来，安布鲁瓦兹结识了理发师兼外科医生维洛特，维洛特不仅教
会他如何剃须和修剪胡须，还教他如何利用剃须刀片有效地放血。在这
之前，理发师兼外科医生一直是当地开展医疗救治的核心群体，他们还
能够治疗溃疡、伤口和骨折。安布鲁瓦兹很有可能是在维洛特的带领下
开始了他的外科生涯的。当时石匠这一职业开始兴起，通过与石匠接
触，他的医术得到进一步提高。石匠也是外科医生的一种，主要通过走
街串巷为人们治病，他们能够通过切开会阴（肛门和阴囊或阴道之间的
过渡部位）去除当时非常常见的膀胱结石（由单一肉类饮食中过量的草
酸盐所致）。安布鲁瓦兹也掌握了这一技术，甚至认为自己做得更好，于
是他前往巴黎完成了理发师兼外科医生的培训，医学大师雅克·杜瓦布
（1478—1555年）有可能是他的指导老师。

　　再后来，安布鲁瓦兹因在多个战场上担任军医而成为他那个时代最

著名的外科医生。他的巨著《外科学教程》在17世纪被翻译成荷兰语出版，是荷兰语区第一部外科手术《圣经》。尽管安布鲁瓦兹被认为是他所处时代最伟大的外科手术创新者，但他仍然忠实于传统的古希腊罗马的诊断思想和疗法，这一点从他著作中占有大篇幅的一个章节"放血是什么"中就可以看出来。他在其中描述了"放血的首要目的"，即让静脉变得更为饱满。但这种方式会导致患者无力和虚弱，导致静脉破裂出血、女性的"子宫"出血、小便出血等症状。现在看来，他的描述或多或少与红细胞增多症的症状相符。骨髓中红细胞的恶性增殖会使红细胞增多症患者的血液变得过于黏稠，从而出现安布鲁瓦兹所描述的症状。今天，我们仍然应用"现代"放血技术治疗这种疾病（见下文）。

再回到安布鲁瓦兹的书。他发现放血主要有五种目的：第一种是"不再有丰富的情绪"；第二种是"丧失或重新恢复某种情绪"；第三种是"恢复自身的女性特质"；第四种是"为了转变自己的性格，将自己过热的血放出"；第五种是"保护身体不生病"。最后一种预防方法流传得更广，因为它针对的是"常见"的病症，如斜视（咽喉脓肿）、胸膜炎、跌伤或中风，还可预防出血和其他由伤口发炎导致的病症。

再往后一点儿我们就会读到一句话："对于所有那些让病人呼吸困难，甚至令病人窒息、夺走病人表达能力的疾病，放血都是非常有必要的。"直到20世纪，现代医生才发明了急性肺水肿静脉切开术。

放血的技术

从5世纪起，放血这个工作就委托给修道院和僧侣，尤其是本笃会修士，他们专注于照顾病人，掌握修道院医学，还在他们所谓的教堂学校教授盖伦的理论。一些僧侣被训练成"放血师"，因为教会确信他们的活动具有"卫生学上的必要性"，尤其是能够维护群体健康。

这种所谓的放血的"纯洁性"让放血之风盛行，在许多修道院中，院长规定所有修士每年都要放一次血，以净化自己的灵魂和身体，并"通过这种方式"抑制欲望，从而做到性禁欲和绝对服从。像基督一样为拯救人类而流血这一宗教"教义"也被视而不见，而这导致了许多过激行为，比如在女性修道院中，苍白的皮肤可能是一种完全臣服于主的表现，也有可能是为了臣服于女修道院院长。

为了保证预防性放血"顺利进行"，修道院还为此制定了一些限制性规则。放血时必须有其他人在场，以确保其履行了宗教义务。放血在当时备受追捧，不仅是因为它的精神内涵，更是因为被放血的人能够获得更好、更丰富的食物（虽然没有肉，但一定会有鸡蛋和奶酪），而且可以获得更长时间的休息。

从13世纪开始，教皇按照"严格的犹太教教规"解释了《旧约》，神职人员和修士被禁止进行任何与放血有关的医疗活动。第四次拉特兰会议将这一禁令进一步明确，这很快导致了世俗医学的出现。世俗医学对受过大学教育的高级医学博士，精通静脉切开术、拔罐、催泻、灌肠的"初级"外科医生，以及理发师兼外科医生这三者做了严格的等级划分。

第一批世俗医院在意大利南部的萨勒诺建立起来，随后在蒙彼利埃、博洛尼亚和巴黎等地遍布大学界。内科医生们"厌恶体力劳动"，认为临床工作是自降身份。而外科医生又看不上大学教的东西，他们在各种战争和十字军东征的过程中接受了"真正的"培训。许多流行病也为他们提供了有益的锻炼机会。

从14世纪开始，在查理五世的推动下，理发师兼外科医生也需要通过考试获取行医资质，在考核中，他们必须证明自己具备用生铁制作刺血针和剃须刀片的必要技能，了解静脉和动脉的解剖流程，能够完美地掌握放血术，并且还要掌握扎实的占星术知识。

由于印刷机的发明，系在理发师兼外科医生腰带或手腕上的折叠羊皮纸小册子中通常会对技术规范做出非常详细的描述。上面会印着"被放血者"的人体图，从视觉上描述"在什么部位放血，治什么病"，有时放血的部位是在病痛部位的另一侧，有时是在非常危险的部位（比如颈内静脉），有时是在非常私密的部位（比如阴茎）。小册子上准确描述了30~32个不同的可以放血的部位。

通常，理发师兼外科医生也会随身携带"星象人"图，这是一种人类的形象，其器官及功能与星座和星座位置有关。根据医学界的说法，每个器官都与某个星座或行星存在关联。例如，当月亮在星象中的位置与患病器官的位置一致时，是不能放血的。

在著名的佛兰德外科医生约翰·伊珀曼（1260—1331年）的著作和1353年的中古荷兰语手稿中，12个星座中的11个星座（室女座缺失）与器官之间存在以下关系：

- 白羊座：头部和脸；

- 金牛座：颈部和肩部；

- 巨蟹座：胸部和尾部；

- 双子座：手臂、肩膀和双手；

- 狮子座：心脏和肺部；

- 天秤座：肚脐和肠道；

- 天蝎座：肋部和腰；

- 射手座：膀胱和腹股沟；

- 摩羯座：关节；

- 水瓶座：腿部；

- 双鱼座：脚和淋巴腺。

后来为了方便，小册子中还加入了日历，其上会标注宗教节日（禁止手术）和教规，以及每个月的健康计划，其中包括放血、沐浴、催泻和采摘草药等内容。

解释静脉血的一整套"科学"体系也在这一时期被建立起来。如果采集到的血液呈猩红色，表面几乎没有"水"的痕迹，那么这名患者就被视为是健康的。如果血液颜色有点儿深并且表面确实有一些"水"，则可能是黑胆汁多。如果血液呈黄色（也有可能是血浆的颜色？），则表明患有肝脏疾病。如果血液黏稠（也可能是血液凝结的正常现象？），则表明体内含有过多的痰或黏液。经验丰富的外科医生可以从静脉血中推断出更多信息：女性是否怀孕，是否患有感染病、痛风、麻风病等。而另一种伪科学方法"尿检法"也开始盛行，它通过检验尿液的气味、颜色、透亮度和味道进行诊断。

虽然放血这一工作在中世纪被留给了"较低"的医学阶层，例如理发师、乡村外科医生和助产士，但我们的老朋友安布鲁瓦兹·帕雷则在"如何放血"这一章节中达到更高的科学水平。他指出，应该让虚弱的病人躺在床上。如果病人有足够的力量，应让他坐在"靠墙"的椅子上。揉搓静脉后，再用带子将其扎紧，之后，在准备切开静脉的位置涂抹一小滴黄油或其他油脂，这样就可以在不碰到动脉的情况下流畅地切开静脉。在放完所需的血量后，再用另一根带子包扎（不要太松也不要太紧）

止血。

经典的理发店杆的设计就源自这两种带子，由其演变而成的转花筒至今仍能在世界各地的理发店看到。两根白绳——一根用来包扎，另一根用来止血——通过一根红绳（血）缠绕在一起。

理发师兼外科医生的工具变得越来越精致：柳叶刀变成了带象牙柄的超锋利刀片，制作精美的刀片变成了真正的艺术品。后来他们还会用到锋利的弹簧。用于收集血液的放血盆也是用金属或瓷器（包括代尔夫特蓝瓷）精心制成的。

这种复杂的仪式连同血液被赋予的神话角色共同形成了一种奇妙的安慰剂效应。即使病人昏倒了，也意味着放血术是成功的。

火罐或吸杯

对一些患者来说，很难用刺血针或柳叶刀切开他们的静脉，这在某种程度上有点儿像现代医院给患者输液时找不到静脉，于是医学先驱们便孜孜不倦地寻找其他方法，从而能够让坏血流动起来并恢复血液的平衡。

古希腊人以及后来的盖伦和帕拉塞尔苏斯已经熟悉真空杯的用法，后来它也被安布鲁瓦兹·帕雷称为"火罐"或"吸杯"。这种"密封的器皿"通常由玻璃制成，但也可以由青铜、铜、牛角、金或银制成。这种器皿都有瓶颈，能够被平放在皮肤上。为此，人们用"蜡烛"加热罐顶，或用嘴将其中的空气吸出，罐子冷却后内部呈真空状态，于是就会被粘在身上。部分皮肤会被吸起来，然后肿胀和发红，一些体液也会因此而流失（起泡）。为了使效果更加明显，人们首先会用特殊装置（划痕器）在皮肤上划出划痕，这种装置借助弹簧机制弹出锋利的刀片，然后血就会被吸杯产生的吸力吸出，进而达到和放血相同的效果。

后来火罐会在某些紧急情况下被使用，出现肠道问题时被用在肚脐上，如果是肺炎就被放在背部，如果月经血量过多则被放在乳房下，膀胱感染或疮疡则被放在肾脏周围。这种方式后来还被证明在治疗被昆虫或动物咬伤的伤口时"非常有效"。

即使在今天，拔罐也被用于治疗各种现代疾病。一些族群，相信这种古老的疗法可以治愈各种疾病。拔罐的医师甚至声称这种方法能够抗癌。2015年，荷兰议会提出的一个关于这项技术感染风险的问题引起了不小风波。

"能够治病的吸盘"

在实践中，水蛭则逐渐被人们视为一种更优雅的"放血"方式。尤其是在不可能切开的部位（例如发炎的牙龈、痔区或发炎的阴唇），用这种黏糊糊的动物放血相对安全一些（如果人们在用完后还能找到它们，而不是任由它们消失在患者的体内）。比起放血刀和划痕器，被水蛭咬伤的疼痛感也要轻得多。

我们并不知道人类是从什么时候开始使用水蛭放血的。这种小虫子（后来被林奈于1758年命名为"水蛭"）生活在沼泽和死水中，依靠血液生存，人们在涉水时才会被这种生物咬伤并引起疼痛和不适。

关于水蛭被用于放血的最早记载，是在埃及第十八王朝（约公元前

1400年）法老墓的壁画中发现的。据说，克莉奥帕特拉七世曾使用水蛭放血，以保持容颜不老和身体的活力。水蛭也曾出现在公元1世纪的古代中国和波斯的文献记载中。当时古罗马人已经知道它们的存在，也掌握了应用方法。普林尼曾对水蛭治疗关节疾病、痛风或"各种原因导致的发烧"的效用大加赞扬。他亲切地称它们为"sanguisuga"，"sanguis"意为血液，而"suga"则是吸盘的意思。水蛭也能够在治疗患者的"忧郁情绪"中发挥积极作用（在那个时代还不存在抑郁症和职业倦怠）。水蛭造成的失血非常符合权威的四汁理论，在当时被视为体液不平衡的治疗方法之一。

水蛭放血这种方法也曾出现在《塔木德》和早期的犹太著作中。阿维森纳也曾在10世纪前后描述了水蛭相对于放血和拔罐的优势，因为"它们可以吸除身体深处的血液"。对他来说，水蛭是治疗棘手皮肤病的理想疗法。

从中世纪开始，水蛭成为理发师兼外科医生的专属疗法。在传统理发店的转花筒上还会放置一个圆球，代表放水蛭的容器。这种容器最初由玻璃制成，后来又出现了能够让这种小虫子"呼吸"的顶部带孔的瓷器或锡制容器。一般情况下这种容器中会存有20多条水蛭，而且医生可以很方便地带着它出诊。水蛭在当时便有了英文学名，它来自古英语词"leace"，意思是"医生"。

19世纪，水蛭疗法迅速成为一种身份的象征。这些生物的购入和维护成本很高。富有的女性甚至会佩戴水蛭样式的蕾丝带饰或金银首饰。

使用水蛭疗法的第一人无疑是在医学界非常有声望的法国医生弗朗索瓦·约瑟夫·维克多·布鲁塞（1772—1832年）。他在各种战役中都是拿破仑的"随行医生"。据说他曾在他位于巴黎的瓦尔德格莱斯医院为每一位新入院的病人开出一个水蛭强化疗程，甚至是在还没有见过病人之前。

大约在同一时间，俄罗斯医生穆德罗夫和迪亚德科夫斯基也提出了吸血疗法（幸运的是这两位医生再也没有被后人所效仿）。每次治疗时，他们都会在患有"癫痫、脑炎、癔症、肺结核或是性传播疾病"的患者身上放80~100条水蛭。

不出所料，水蛭在19世纪的欧洲很快被贴上"濒危物种"的标签。俄罗斯人平均每年消耗3000万条水蛭，法国人则需进口4000万条水蛭（除了他们自己生产的6000万条）。巨大的需求导致水蛭价格飞涨，各国政府甚至会奖励那些可以提升本国水蛭产量的人。

世界各地都为这种黏糊糊的"黄金"建造了养殖池。特别是在爱尔兰，一些穷困潦倒的可怜人会涉过沼泽和水池，让自己被小虫子咬伤，牺牲自己的四肢来获取不菲的收入。威廉·华兹华斯曾在1807年看到一位饱经风霜的老人涉过沼泽捞取水蛭，在诗歌《决心与自立》中他这样写道："他告诉我们，他来到这些水域，收集水蛭，年老而贫穷，失业而疲惫。"

美国有独有的水蛭品种（装饰水蛭），这种水蛭咬的伤口更浅，吸血量也比较低。后来美国人也开始进口水蛭，他们几乎耗尽了德国市面上的所有水蛭，导致德国当局禁止出口水蛭。

美国医生罗伯特·柯林斯《实用助产学》一书的产褥热治疗方法似乎解释了水蛭"消费"的不断上涨："当患者的状态差到需要放血治疗时，我们会用到柳叶刀。然而更好的方法是医院会立即放三四条水蛭在患者身上，吸血后再让患者洗个热水澡，这在大多数情况下是最明智的放血法……水蛭疗法和热水浴必须在4~6个小时或更长时间段中交替进行。很多情况下这种疗法会需要10~14条水蛭，在一些特殊情况下会用掉16条水蛭。"

在一些医院，购买水蛭的费用几乎占总预算的三分之一。随着更现代的生理学、微生物学和病理学概念渗透到医疗实践中，对水蛭的大肆炒作在19世纪末突然中止，许多人开始意识到水蛭不能使患者病愈，而会使病情变得更糟。

与此同时，研究人员一直在不懈地寻找水蛭的"益处"和确切的作用机制，但始终没有结果。通常水蛭可以在30分钟内吸收2~20毫升的血液，然后就会松口，自然地从皮肤上掉落。水蛭对血液的消化吸收非常缓慢，吸完血18个月后，它的内脏中仍会残留所吸血液的痕迹……

出于成本原因，人们经常尝试用少量盐或酸让吸饱血的水蛭吐出血液，这样水蛭就可以被再次利用。安布鲁瓦兹·帕雷描述过一种更有效的增加水蛭吸血量的方法："有人想让水蛭吸得更多，就在它吸累了之前，用刀片从下面切掉三分之一的部分，这样它就会一直吸血，吸出来的血就会从它的身体里漏出来。"

通常情况下，患者身上的咬伤会在一段时间内持续渗血，有时甚至会额外流出50毫升血液。有经验的医生和一些外科医生已经注意到这种方法对正常血液凝固的抑制作用，但直到19世纪后期人们才意识到这与水蛭在吸血时注入皮肤的唾液有关。到19世纪末，人们越来越意识到水蛭吸血时注入人体的不是一种而是几种化合物，所有这些物质都会让血液变得难以凝结，使皮肤组织保持开放并减轻炎症。一些医生甚至认为"水蛭可以治疗所有心脏病发作的病人"，因为水蛭能够溶解冠状动脉中的凝血块。

直到20世纪50年代后期，德国医生、药理学家弗里茨·马克沃特将这种活性最显著的抗凝剂命名为"水蛭素"。后来，制药业将纯化水蛭素作为一种治疗血凝块的强效抗凝剂。再后来，一些抗生素物质和抗血小板剂也从水蛭唾液中分离出来。因此，水蛭在现代医学中卷土重来。美国食品和药物管理局于2004年又批准了水蛭在医疗中的应用。美容整形医生使用这种小虫子来治疗难以愈合的手术伤口，例如在连接断掉的手指、脚趾、鼻尖或耳垂时。这些身体部位的血液微循环通常很难恢复。可以针对这些部位利用水蛭进行治疗，改善局部"血压"并加速愈合。

对我们这一代人来说，使用水蛭治疗疲倦、抑郁、职业倦怠和其他现代疾病只是一小步。这种小虫子在叮咬人的皮肤时会注入数百种活性极强但迄今为止功效仍未知的物质，这是我们必须接受的一个事实。

目前仍有公司专注于养殖和销售水蛭。他们的年产值高达数百万欧元，主要用于美容（想象康体中心提供的年轻化治疗）和替代疗法。由罗伊·索耶创立的圣戈班公司便是其中的一员。他们提出的口号并非附会："科学的咬合力"……在俄罗斯，一种水蛭唾液的提取物仍然被当作治疗血栓和糖尿病的药物在销售，有研究甚至称，这种物质可以有效抑制癌细胞的扩散和转移。

水蛭疗法的副作用通常没有那么严重，这就是为什么在替代疗法中会有"没有帮助，没有伤害"这样一句古老格言。但局部过敏反应、永久性瘢痕和长期出血也确实是很常见的一些副作用。更麻烦的是，水蛭在往人体注入"有治愈作用"的混合物的同时也注入了细菌：尤其是气单胞菌，这种细菌以具有多重耐药性而闻名，能够使虚弱的患者持续性感染。吸出的血液可以在水蛭体内保留大约一年半的事实表明，如果多次使用水蛭疗法，一名患者所患的传染病很有可能会通过水蛭传染给另一名患者。几个世纪以来，人们还使用了不同类型的水蛭，有些水蛭会比其他水蛭毒性更大。

已知的王室受害者

"国王之死阻碍了后续的治疗"：查理二世

　　或者你会觉得，作为一国之主，国王可以获得最好的医疗服务，他的医生也都才华横溢、医术精湛。1685年2月的一个早晨，当英国国王查理二世（1660—1685年在位）因轻微脑血栓而有抽搐的迹象时，一名被传唤的宫廷医生对其紧急实施了传统的干预疗法，也就是在他的左臂放血。随后，十几位被匆忙召集来的宫廷医生发现症状没有改善。他们认为第一次的放血量可能不够，然后就开始用一种放血量更大的新放血疗法。同时，他们还在国王的背部拔罐，并在皮肤上划开大量口子以去除更多的血液。如果国王在接受治疗之后稍微动了一下（也可能是因为疼痛），医生们便会将此视为一种积极信号并再次放血。根据当时的习俗，除了灌肠，他们还给国王开了催吐剂和泻药以排出"多余的液体"。

　　一系列的放血、催吐和腹泻不可避免地使国王脱水了，但他恢复了意识，鉴于这一系列治疗带来的"良好"疗效，接下来又开始了新一轮的放血和催泻催吐。同时，他们还将西班牙苍蝇（芜菁的提取物）涂抹在国王的皮肤上，这种起泡剂可以进一步去除有害的体液。日后，这种苍蝇将获得与此时截然不同的名声……

　　毫不意外，国王一天后又开始抽搐。在恐慌中，他的医生给他开了一剂药物，其中包含所有当时已知的草药混合物，包括著名的耶稣粉（这种粉末中含有奎宁），但这位可怜的国王仍然在为他的极度痛苦向他的侍臣表示歉意，并于当天死亡。据估计，他的医生一共从他身上放了至少两升血液，此外还有几升因刺激性呕吐和不间断腹泻而流失的体液。显然，国王没有生还的机会了。国王的首席医师查尔斯·斯卡伯格随后将在他的回忆录中写下这句臭名昭著的话："国王之死阻碍了后续的治疗。"

"夫人快不行了，夫人已魂归极乐"：亨利埃塔·安妮·斯图亚特

几乎在同一时间，在英吉利海峡的对岸，另一场血腥的戏剧也正在上演。1670年6月30日，凡尔赛宫因亨利埃塔·安妮·斯图亚特（生于1644年）的突然去世而震惊，这位公主死时年仅26岁。她被称为"法兰西之女"，是法国国王的弟弟奥尔良公爵菲利普一世的妻子。她的婚姻一点儿也不幸福：她的丈夫菲利普更喜欢男性而非女性"伴侣"是一个公开的秘密，他甚至公开承认了自己与菲利普·德·洛林的同性恋情。后者则贪婪地利用国王对他的宠爱来为自己谋取利益。洛林沉迷于凡尔赛宫的奢靡，介入宫廷事务，大搞政治阴谋。与此同时，这一切并没有阻止菲利普在他们9年的婚姻中让可怜的亨利埃塔至少怀孕8次。亨利埃塔流产了4次，产下了两个健康的女儿，一个女儿生下来便是死胎，后来亨利埃塔还生了一个健康的儿子。17世纪，法国婴儿死亡率非常高，因此没有任何迹象能够表明流产是由她潜在的疾病引起的。

路易十四发现了亨利埃塔的聪慧和出色的外交天赋。他"利用"她作为自己的秘密特使：她必须说服她的兄弟英国国王查理二世与法国太阳王签订条约，而不是与西班牙、南尼德兰或是瑞典。受到冷落的菲利普一世和喜欢搬弄是非的洛林发起了一场针对"米内特"的迫害行动，"米内特"是当时亨利埃塔的昵称。路易十四知道后怒不可遏，派人将洛

林从菲利普一世的床上绑走，并将他囚禁在里昂监狱。菲利普愤怒地离开了王庭。他拒绝见他的兄弟，愤怒地把自己关在维莱科特雷的城堡里。路易十四随后决定将他的情人关押到更远的地方——马赛，后来甚至把洛林流放到了意大利。独留菲利普一人孤独度日……

6月28日是一个非常炎热的夏日，夫人在公园散步时感到"不适"。她脸色苍白，说自己胃痉挛得厉害。洗澡后她喝了一杯菊苣水，疼痛消退，她度过了一个平静的夜晚。然而在第二天，她侧腹的刺痛变得难以忍受。夫人脸色依然苍白，痛苦地弯着腰，不能坐也不能躺，甚至不能转动身体。被急召来的埃斯普里医生将她的病症诊断为常见的绞痛，准备给她放血。夫人同意在她的脚上放血，但在另两名被召来的医生的支持下，埃斯普里坚持认为只有手臂上的"大量"放血才能产生效果。放完血后，夫人似乎感觉好了一些，然后医生再次重复该程序。到了晚上，当夫人再次变得虚弱，这位博学的医生给她开了灌肠剂，但这并没有产生任何疗效。夫人的临床状况迅速恶化。

令所有人感到吃惊的是，菲利普一世一直守在妻子床边，直到那时才决定请博须埃主教为他的妻子主持最后的仪式。这并不能阻止她的医生尝试从夫人的右脚放血，但由于右脚已经变得冰冷且失去了脉搏，施救失败了。夫人一直忍受着持续的剧痛，到了凌晨3点，饱受病痛之苦的夫人将陪伴她母亲最后时刻的十字架压在了自己心上。后来博须埃为她发表了著名的葬礼演说："哦，那个令人心碎的夜！哦，那个令人胆寒的夜！噩耗传来，如一声惊雷响彻夜空：夫人快不行了，夫人已魂归极乐了。"

亲爱的米内特在24小时内突然死亡，让阴谋论甚嚣尘上。英国大使蒙塔古勋爵第一个提到"中毒"这个词。人们在宫廷的走廊里窃窃私语，洛林骑士和他的贵族朋友们的名字不时被提起。前一天的那杯菊苣水变得非常可疑，准备这杯水的侍女喝了剩下的水，身体没有出现任何问题。人们还检查了夫人喝水的玻璃杯：狗舔了这个杯子，但也没有任何不良反应。

路易十四下令进行尸检。任何人都不允许触摸夫人的身体，直到7月2日，她的遗体仍然蜷曲在床上，盛夏的温度导致内脏腐烂……难闻的气味四处飘散。调查在不少于15名证人在场的情况下进行，且调查员均接受过专业训练。检查结果简短却有力：夫人没有中毒，而是死于霍乱。由于夫人在去世前的几天里没有发烧或腹泻的迹象，人们便对这个诊断抱有很大的（政治上的）偏见。尸检报告也没有说明反复放血可能起到的作用。这种方法的功效不容置疑。

通过细致分析尸检报告可以很快得出结论，亨利埃塔可能患有当时常见的肺结核，她的母亲奥地利的安娜也可能死于肺结核。临床表现（例如，因疼痛而蜷曲起来）很容易让人联想到坏死性胰腺炎（一种快速致命的胰腺炎症，有时由胆囊结石引起，阻塞胰管并导致胰腺组织因其产生的胰腺酶而坏死）。还有一种虚假报道称她是因宫外孕而死，这种说法也迅速传播开来。后来，她的祖先——（在政治上很有趣的）英国人——也被卷进了这个故事，人们认为他们患有可能引发绞痛的遗传性血液病，即卟啉病（具体见第134页）。无论如何，再也没出现与洛林骑士有关的传言……

可怜的王后：玛丽亚·特蕾莎

10多年后，又有一位王后在凡尔赛宫意外死亡。宫廷医生再次使用相同的方法。他们坚信放血术、灌肠和催吐药物的效用，而这些方法带来的伤害远比益处大。1683年7月30日，玛丽亚·特蕾莎（生于1638年）在患病仅4天后在凡尔赛宫死亡，时年45岁。

玛丽亚·特蕾莎是西班牙国王菲利普四世的女儿。1660年，她与路易十四政治联姻。不幸的是，在接下来的10年里，她为国王所生的6个孩子中有5个相继夭折，只有大太子成长了起来，即未来的国王路易十五。其他孩子都在很小的时候便死于感染。宫廷医生巧妙地压制住了女王将潜在家族遗传病（易感）遗传给了她的孩子的谣言。

玛丽亚·特蕾莎身体素质较好。除了分娩困难（包括产后出血和产褥热），她的医生几乎不需要为她做什么。因此，没有任何迹象表明王后会有如此戏剧性的结局。

在对勃艮第和阿尔萨斯进行访问后，王后于1683年7月27日带着风寒回到凡尔赛宫。她感觉自己有点儿发烧，并且有一种"不舒服"的感觉。王后的首席医生盖伊-克雷塞特·法贡被召唤至王宫。他注意到王后的左腋窝肿胀了起来，而且似乎越来越大。他请来了国王的首席宫廷医生阿奎因，他们共同得出了一个不同寻常的结论，王后患了"肩部风湿病"。

从等级上来说，阿奎因是法贡的上司，这两个医生私下里并不是朋友。还有一个有趣的细节，阿奎因是德蒙特斯潘夫人的私人医生，而法贡是曼特农夫人的私人医生。两位女士都因路易十四而彼此争风吃醋，甚至恨不得互饮对方的血。不出所料，两位宫廷医生果然在如何治疗病情迅速恶化的王后上意见不一。阿奎因想要通过右脚大量放血来治疗，可法贡则担心这会耗尽王后的力量，而非帮助她。阿奎因利用地位压制法贡，贯彻了自己的意志，并命令王后的首席外科医生皮埃尔·迪奥尼斯执行放血手术。这种情况在当时并不少见：医生认为自己开展临床医疗有损自己的尊严，因此需要在外科医生的帮助下进行。后来现代内科和外科医生之间的敌意也带有这种意味。

皮埃尔·迪奥尼斯看到王后腋下肿胀，认出是脓肿，想运用"脓液积聚的地方，必须疏散"这一古老的医学法则。他想要切开脓肿以排出脓液。然而，他低估了阿奎因，后者再次利用自己的地位强制执行放血。所以放血后……王后明显变得更虚弱了。这促使法贡为他的王室病人进行"严肃的"灌肠，这当然不会改善她的病情，而是起了反作用。医生们仍然没有发现他们做错了什么，阿奎因决定将催吐剂作为最后的手段。可怜的王后耐心地忍受着折磨，但在服用催吐剂几分钟后，她就在女仆的怀中咽下了最后一口气。

阿奎因很快便被指控有谋杀王后之嫌，因为他坚持对王后实施放血治疗（"一次致命的放血"）。法贡也难逃罪责，因为他并没有叫停这一系列治疗。两名医生都因此而失宠并消失在历史的风尘中。路易十四似乎并不太重视他（第一任）妻子的死，而是在包括曼特农夫人等风尘妇人的怀抱中得到安慰。因为宫廷猝死总让人觉得可疑，所以路易十四下令进行尸检，这主要是为了排除中毒的可能。尸检证明了外科医生迪奥尼斯的论断是正确的：如果当时他能切开腋窝脓肿并取出脓液就好了……后来王后体内的脓液已经扩散到了肺部和胸膜。由于当时没有抗生素，所以王后在那个时候就已彻底没有生还的可能了。

"抑制冲动"：圣瓦利埃夫人

15世纪末，路易十一的女儿玛丽年纪轻轻便嫁给了圣瓦利埃伯爵，圣瓦利埃伯爵已经年老。他们的婚姻并不幸福：玛丽不仅不能为老伯爵诞下任何后代，自己也变得越来越苍白、虚弱，越发忧郁和沮丧。她已经不再是当初宫廷里那个活泼漂亮的姑娘。但后来玛丽还是有了一个年轻的情人，当他注意到她双臂上的伤疤时，很快便知道了公主虚弱的真相。这个年轻人后来忍不住告诉了国王真相：老伯爵命令他的医生定期给玛丽放血，让他年轻的新娘"不再那么精神，不再那么精力充沛，不再那么性感，不再那么有吸引力，不再对性感兴趣"。这样她背叛他的机会就小了很多……路易十一怒不可遏：伯爵给女儿放血这一行为是对王室的不敬。他解除了二人的婚姻，并想要任伯爵为外交使臣，将其放逐到遥远的地方。幸运的是，后者很快便体面地死去了。玛丽公主恢复了昔日的活泼、性感，与她众多情人中的一个结婚生子。

"哭着喊着求放血的时代"：乔治·华盛顿总统

美国第一任总统乔治·华盛顿于1799年离世，其背后的故事仍然笼罩在神秘之中。

按照总统秘书拜厄斯·里尔上校的说法，如果总统在12月12日晚上回到他的私人住所，就不会发生任何事。然而，他确实早些时候抱怨自己有发冷的症状，可能是那天下午巡视他在弗吉尼亚州弗农山的种植园时着了凉。

凌晨2~3点，华盛顿叫醒了他的妻子玛莎。他感觉很不舒服，胸闷气短。当地的外科医生乔治·罗林斯对他进行了第一次放血。谈到放血时，他是一位真正的信徒。根据可查证的记录，他的第一次放血量至少在"18盎司"，也就是400~500毫升。两名急匆匆赶来的专家又重复了该程序两次，每次的量都比上一次更大，每次的效果却都比上一次更差。3次加起来一共放了约3升血，几乎是这个可怜人总血量的一半……华盛顿在第一个症状出现后约33小时去世，时年68岁。

证词中相同的内容表明，华盛顿可能患有所谓的"哮吼"，喉咙和声带发炎堵塞了他的呼吸道。唯一能够救命的方法是打开气管，也就是气管切开术，但1799年的医疗水平还没有发展到那样的程度。感染和凝血障碍的风险太大。

当华盛顿家族的世交威廉·桑顿医生出现时，历史发生了病态的转变。他这个人有点儿浮夸，比起医生，他建筑师的身份更为出名（威廉·桑顿设计了华盛顿特区的美国国会大厦）。桑顿在英国和巴黎接受了医学培训。他很有可能见证了让·巴蒂斯特·丹尼斯医生（1643—1704年）首次尝试将动物血液输入人体的实验。

桑顿向华盛顿一家表示哀悼时，暗示总统不是死于过多的血液，而是死于放血。这似乎是一个明智的评论，但人们并不赞同这种说法。桑顿还声称，为患者体内输入新鲜血液（比如羊血）会让死者起死回生。然而，悲痛的家人对总统"光荣、快速、干净"的死亡抱有不同的看法。他们坚持认为华盛顿总统已经为永生做好了准备，并拒绝了对其进行施救的尝试。这可能是世界上第一个DNR预嘱（意为"拒绝心肺复苏术"）。

围绕华盛顿之死及他的死亡可能与大量放血有关所引起的骚动，在美国的信徒中引发了激烈的辩论，甚至诉诸法律。大部分人仍继续用放血术治疗几乎所有的疾病（包括精神障碍），而另一部分人则从此视放血为庸医的骗术。著名的案例是一位律师对著名医生、放血术的狂热追随者本杰明·拉什（《独立宣言》的签署者之一）提起诉讼，律师陈述："哭着喊着求放血，这真的是时代的噩耗。"最后拉什赢了这场官司。他因此获得了不菲的名誉补偿费，并将这笔钱捐给了慈善机构。

与放血术的斗争

即使是在17、18世纪对盖伦的思想深信不疑的医生眼中，毫无节制的放血也呈现出失控的态势。佛兰德医生扬·巴普蒂斯塔·范·海尔蒙特（1579—1644年）是第一个敢于在公开场合表达怀疑的人。在他的著作《公平实验》中：常见的医学错误被批驳，整个治疗体系得到修正。他还建议他的英国同行将200~500名患有肺炎或因不明原因发烧的可怜人分成两组，一组用传统放血疗法治疗；另一组都由他治疗，且不使用放血术。"来看看我们的两组病人最后会有多少人要举行葬礼。"

我们并不知道以前是否有过此类首创性临床试验是否曾经进行过。无论如何，结果从未公开。放血仍然是多个世纪以来的黄金法则，甚至在法国大革命时期一度复兴（而不是断头台）。当时，来自巴黎的"医生"布鲁塞（1772—1838年）是拿破仑·波拿巴军队的退伍军人，他曾以军医的身份参加多场战争，直至去世之前他都是放血疗法的支持者，并大量使用水蛭治疗不同炎症和胸部疾病（例如肺炎）。事实上，他的水蛭生意一直非常兴隆，推崇这种疗法在一定程度上也是为了他自己的利益……

后来，非常谦虚但经验非常丰富的弗兰基登上了历史的舞台。医学博士皮埃尔·查尔斯·亚历山大·路易斯（1787—1872年）并没有被布鲁塞丰富的经验吓倒，而是亲自开始调查静脉切开术对肺炎患者的"真实"价值。他从巴黎慈善医院挑选了约70名具有相似临床表现的患者。根据扬·巴普蒂斯塔·范·海尔蒙特（1580—1644年）提出的方法，他将患者分成数量相等的两组。第一组从入院第一天到第四天放血，第二组从第五天到第九天放血。两组人所剩的血量是一样的（约300毫升）。

出乎他的意料，路易斯发现第一组患者的住院时间虽然减少了3天，但仍有44%的患者死亡。而第二组患者的死亡率"仅仅"是25%。如今，经验丰富的临床研究人员已经习惯了这种看似模棱两可的结果，但当时路易斯认为自己的研究结果"令人讨厌、荒谬并且肤浅"。他后来发现第一组中50岁以上的患者略多，于是认为这可能是死亡率较高的原因，由此得出结论：早期放血可能并没有什么害处，疾病的持续时间可能会因此而缩短，但试验效果比之前预设的要少很多。很遗憾的是他没有设置一个没有放血的对照组……

路易斯的出版物在苏格兰的一场激烈争端中成为最受欢迎的攻击武器。1850年前后，约翰·H.贝内特大胆地告诉学生，当时观察到的肺炎死亡率下降完全是由于减少了放血的次数。这使得他被当时的院长威廉·P.艾利森以"临床经验和学习传统"为由公开谴责。这种所谓的爱丁堡之争一直持续到19世纪后期。当时医学界最伟大的意见领袖之一，加拿大人威廉·奥斯勒（1849—1919年）在其著名的《临床内科原理》一书中写道："在本世纪的前50年里，这个行业令人们流了太多血，但在后面50年里我们又让血流得太少了。肺炎是可以通过及时放血挽救患者生命的疾病之一。"直到20世纪50年代，医学界仍提倡在急性右心衰竭和肺水肿的急性期用放血法治疗。

大家可能想知道为什么放血这一方法可以延续这么多个世纪。或许我们应该将医生和外科医生的社会、经济和智力压力结合起来寻找原因。他们几乎没有其他方法来应对有时会危及生命的情况。剩下的就是靠象征主义和神话……谁知道后代又会如何评价我们目前的医学呢？他们能够理解我们因"各种病症"而过度使用抗生素、"具有毁灭性"的放射技术、"有辱人格的"的化疗术，以及我们对复方用药近乎"神圣"的信仰等情况吗？

放血疗法在现代的应用

现代医学也仍然在使用放血疗法。由于骨髓中的一种前体细胞发生突变，一些骨髓疾病与红细胞生成过多有关。这里指的是骨髓增生性疾病，这种疾病包括慢性粒细胞白血病、血小板增多症、红细胞增多症。

虽然红细胞增多症是一种恶性疾病，但对人体产生的伤害较小且病程发展缓慢。这种疾病很少会导致人立即死亡。但是，红细胞生成过多会使血液过稠，从而形成血栓和栓塞。通过反复放血，医生往往可以不使用化疗来控制住病情。

另一种可以通过放血来治疗的病症是血色素沉着病。在这种遗传性疾病中，由于铁代谢发生突变，肠道会将异常数量的铁吸收到血液中。铁会在皮肤和器官中积聚（病患皮肤呈现出古铜色），从而导致肝和心脏衰竭。由于人体不能以"正常"方式排掉铁（尿液或粪便），因此只能通过放血的方式来防范并发症。每放500毫升血液最多可排掉250毫克铁。因此，这些患者（以及遗传其致病基因的家庭成员）被转诊到输血服务机构，每三个月需要献一次血。他们的血液质量良好，因此可以安全地用于其他患者。21世纪初，这种方法引起了争议，因为一些输血中心拒绝接受血色素沉着病患者的血液，认为这是一种携带"疾病"的血。但事实并不是这样。

在因化疗导致骨髓衰竭或骨髓坏损而需要定期输血的患者中，有一些患者甚至输血超过100次，这些患者也存在类似的铁过载症状。这里指的是继发性铁过载，因为铁不是通过身体聚集的，而是通过输血（每袋约250毫克铁）进入患者的器官。如果患者身体内这些多余的铁去除不掉，他们就会像血色素沉着病患者那样，肝功能衰竭和心力衰竭的风险就会增加。患者的激素分泌也会受到影响。一旦骨髓衰竭的问题得到解决且输血疗程停止后，放血术可能有助于预防长期身体损伤。当然，在过去的几十年里，医学界也发明出了所谓的铁螯合剂，这种物质可以与体内的铁结合并通过尿液或粪便排出。但只要这些产品会产生令人难以接受的副作用，放血术就仍将发挥作用。

最后，放血术也被用于治疗卟啉病（见第134页）。这种病是由血液导致的遗传性疾病。放血可以将体内有害的卟啉清除掉（卟啉是生成血红蛋白的原材料，主要会导致脑损伤）。

从显微镜到干细胞

血液在科学研究中拥有一定的特殊地位。原因有很多。首先，人们很容易获得大量血液。此外，血液的特性即使在坟墓中或是历经几个世纪也不会改变，如血型、酶、DNA等。因此，血液是分子生物学的摇篮，也是最早被描述的分子病（如镰状细胞贫血，见第139页）的发现地。此外，血液也是人体生态的一面镜子。饮食和生活习惯、所处的环境、外部污染……都会反映在血液的成分中。

血液组成成分的发现

自古以来，人类就对这种与生死密切相关的红色液体的成分抱有极大兴趣。中世纪早期的放血者试图像检查尿液一样，通过血液的颜色、味道和气味得出各种诊断结果。如果没结果的话，他们仍会根据血液判断患者的性格；如果可能的话，还会以此来预估他的寿命。血液颜色越淡，寿命越短；颜色越深，性格越暴躁……中世纪的人们也注意到，血液有时会沉淀分层，下层为鲜红色，上层为淡黄色；如果让血液静置一段时间，它就会变成固体，一种凝固块状物，颜色为深棕色。

某个沉郁的星期一，荷兰博物学家简·施旺麦丹（1637—1680年）灵光一闪，想到一个新奇的主意，那就是在当时最新的"科学玩具"显微镜下观察一滴血。他观察到血液显然是由数以百万计的红色"微粒"组成的，经常粘在一起，又像一卷硬币。他的"发现"比较令人反感的细节是，他第一次观察（1660—1670年）用的血液是从一只充满人血的虱子内脏中取出的。

类似的发现不断涌现。在意大利，马切罗·马尔比基早在1666年就谈到了漂浮在黄色液体（"血清"）中的红色"颗粒"。马尔比基因为首次将毛细血管描述为动脉和静脉之间的"桥梁"而闻名。

在荷兰奋斗传统的影响下，代尔夫特的织布工安东尼·范·列文虎克（1632—1723年）"解决"了这一难题。列文虎克在分析人体组织微观结构方面经验丰富，同时也是技术娴熟的显微镜专家。1674年，他在伦敦皇家学会展示了第一幅关于他自己的血液成分的图画，更具体地说是他的红色"小球"。在接下来的几年里，他给在皇家学会任秘书的好友德国人亨利·奥尔登堡寄了不少于300封关于这一主题的信。该协会的通信机器完成了剩余的工作——他们将所有内容翻译成拉丁文和英文，而列文虎克作为红细胞的发现者被载入史册。诚然，"细胞"这个词已经很多年没有被使用过了。尽管英国植物学家罗伯特·胡克在1665年将一块软木塞放在原始显微镜下，发现软木塞的蜂窝状结构，于是就给那一个个小格子命名为"细胞"。然而，官方科学在接下来的两个世纪里仍会继续将其描述为红色颗粒或小球。普鲁士人鲁道夫·魏尔肖在1858年左右创造了"细胞"这一术语作为血液和器官的独特构成基础。他曾有一句非常经典的名言："细胞皆源于细胞。"他的发现在保守的科学界引起了不小的轰动。学界很难相信细胞不仅是所有生物的原始组成部分，还是所有生命的基础。神创论者和一些跟随者直到20世纪末仍在抨击他的这一言论，但魏尔肖确实开启了血液生理学的新篇章，也为人类开启了新篇章。

与此同时，显微镜的功能变得越来越完善。虽然列文虎克和施旺麦丹使用的显微镜更像是一块脱框的放大镜，但从18世纪开始出现了双目显微镜，一个镜头在目镜上，另一个镜头则在研究对象上方。随后又出现了消色差透镜，这种透镜最大限度地减少了扭曲。显微镜开始逐渐能够识别小至1微米（百万分之一米）的结构。

起初，医学实验室不愿意将显微镜放在他们的设备器材清单内，但到20世纪初，这种设备成了所有诊所都必备的复杂设备。光谱学、紫外线和红外线、相衬显微技术，以及后来扫描电子显微镜的发明使研究人员的研究能够深入到分子水平，甚至是原子水平。对易得的血液的观察将一次又一次地引领科学潮流。

红细胞

到19世纪末，科学家们渴望量化人类血液的所有成分。红细胞的数量和尺寸、颜色偏差、变形，一切都被囊括进数学公式中。这一研究的主力是德国人，因为尽管深受"他们的"笛卡尔提出的"我思故我在"这一思想影响，法国人仍认为试图在"数学"中"追寻"血液的足迹有损他们的尊严。他们非常重视质量而不是数量，却没有意识到之后可以从各种定量参数中得出影响深远的定性结论。例如，小而苍白的红细胞让人联想到缺铁，而大而颜色深的红细胞则让人联想到维生素缺乏症。

大约从1865年开始，有关血色素的研究就备受人们关注。是什么让血变红？研究表明，红细胞中存在一种复杂的分子：血红蛋白。它由一个"血红素"分子和几个"球蛋白"或蛋白质链组成。随后科学家又发现，这些组成部分出现任何细微甚至非常小的（无论是先天性还是后天性）异常都会对健康产生严重不良影响。这里我指的是镰状细胞贫血或地中海贫血等疾病，这些疾病每年在世界范围内（仍然会）导致数十万人死亡。

科学家们很快还发现，正常的红细胞与器官中的其他细胞不同，它们没有细胞核，它们的保护层细胞膜同样容易产生严重缺陷。例如，细胞膜会变得比正常情况更为脆弱，并导致细胞寿命缩短。这是人们第一次开始讨论溶血以及红细胞过早破裂的现象。

1868年，柯尼斯堡年轻而才华横溢的教授恩斯特·诺伊曼的发现震惊了血液学界，他以一种令人信服的方式证明了红细胞如先前所认为的那样，并不是从肝脏，而是从骨髓中产生的。然而直到1928年，苏联医生米哈伊尔·阿林金才发明了骨髓活检术：在轻微压力下，将空心针插入胸骨（后来也可以插入骨盆骨），早期医生甚至要用锤子轻轻敲击来产生压力，之后也可以抽取一些骨髓并在显微镜下观察其中的红细胞。

19世纪末、20世纪初的研究还表明，脾脏也会分解血液，切除脾脏（脾切除术）可以显著改善某些形式的贫血。那种仍认为成人的血液来自脾脏的观点是错误的。事实证明，人没有脾脏也完全能够正常生活。

1938年，威廉·霍金斯和乔治·惠普尔用狗做实验，实验结果显示，红细胞的平均寿命为110~130天，然后在脾脏中被分解。后来证明人类的红细胞也是如此。

19世纪，内科医生疯狂地找寻贫血的原因，并逐渐将其分成三种重要的类型。

第一种是萎黄病，这个定义不明确的术语主要用于脸色苍白（甚至发绿）且嗜睡的患者。早期显微镜下的结果表明，这些患者的红细胞小而苍白（现代医学术语称其为"小细胞低色素性贫血"）。医生起初尝试给萎黄病患者开一些铁剂来治疗，结果证明医生们"赌"对了。铁（通过红肉摄取）摄入不足或失血过多（例如放血、月经或是距肛门较近的胃肠道肿瘤）通常是患"萎黄病"的原因。

19世纪描述的第二种贫血形式是恶性贫血，这是一种迅速致命的贫血症，因此被称为恶性贫血。恶性贫血常伴有大量瘀伤、出血和炎症。医生不知道是什么原因使红细胞变得异常大且呈深红色，直到1926年，美国人乔治·迈诺特和威廉·墨菲才证明，他们的"恶性贫血"患者在吃了生肝后奇迹般地康复了。几年后，同一家波士顿市医院的威廉·卡斯尔将通过一系列戏剧性的实验证明，许多恶性贫血患者的胃中缺乏一种可以帮助他们从食物中吸收维生素B_{12}的因子。卡斯尔毫不犹豫地吞下一个生汉堡包，一小时后再将胃里的东西抽出来，然后再通过一根胃管将其喂给患有恶性贫血的患者。之后这些患者就痊愈了。很久之后，人们才发现恶性贫血也可能是由于缺乏另一种维生素，即叶酸，叶酸主要存在于绿色蔬菜中。

最后一种形式的贫血也会导致黄疸。早在19世纪，医生就注意到一些贫血患者会排出大量红色或紫色的尿液，身体组织（尤其是眼白）会泛黄。但是当研究者们把尿液放在显微镜下，他们发现其中不含有红细胞。他们只看到"红色染料"，即血红蛋白。所以红细胞肯定已经被分解了。"溶血"这一概念由此诞生。

研究人员很快发现，一些患者的红细胞寿命天生便明显少于正常水平，而其他之前血细胞数量正常的患者的血液可能会突然被分解。在后一组中，他们怀疑血液分解是由外部因素引起的。现在我们知道，抗体可能是造成红细胞死亡的原因，这可能是免疫系统存在问题的表现。黄疸是由血红蛋白的分解产物引起的，血红蛋白在肝脏中被加工成胆红素。胆红素积聚在各个器官中，并在深色尿液（尿胆素）和淡黄色粪便（粪胆素）中被过度排泄。

白细胞

在列文虎克描述红细胞近100年后，1772年，英国人威廉·休森在解剖新生儿的尸体时注意到腺体中存在小"囊泡"，它们与血液中的某种物质相对应。在接下来的100年里，这些透明无色的小"囊泡"仍然是个谜。后来这种物质被命名为白细胞（白血球），人们很快将它们和化脓（脓液）联系在了一起。自古以来，人们就会区分"好"脓液（"优质且值得称赞的脓液"）和"坏"脓液。"好"脓液，即白色且呈奶油状的变种；"坏"脓液是黄色的、带有恶臭，并有可能致死。

1880年，25岁的德国人保罗·埃尔利希想出了一个绝妙的主意，即在血涂片中使用纺织品的染料，比如苯胺及其衍生物，然后再在显微镜下观察。令当时的医生大吃一惊的是，此时突然出现了不同类型的白细胞：一些含有各种颜色的颗粒（粒细胞），一些含有一个大的黑色中央核（单核细胞），还有一些对应于淋巴结中发现的细胞（淋巴细胞）。

在19世纪的最后20年中，我们发现针对这些白细胞功能的研究呈爆炸式增长。这些研究很快表明，粒细胞形成了抵御体内入侵者的第一道防线。不知何故，这些粒细胞最终会大量出现在脓液中，似乎在吃其中的微生物（细菌和真菌）。

经过一系列特殊的实验和观察，俄国人利娅·伊里奇·梅奇尼科夫在1884年左右发现，约有一半的粒细胞在血液中循环，另一半则黏附在血管壁上。在人体即将被感染的情况下，感染信号似乎会到达这些细胞，这些细胞便会从血液循环中脱离（血细胞渗出），向微生物浓度最大的方向爬行（趋化性），并最终在那里将细菌吃掉（吞噬作用）。垂死的和已死亡的白细胞也会形成典型的脓液。

直到20世纪，学界才能够解释这些"信号"。显然它们来自其他的白细胞，这些白细胞作为组织中的"守望者"而存在，尤其是巨噬细胞，或者也可称其为"大食者"。与入侵者接触后，它们会产生一些化学物质来吸引粒细胞，这种物质后来被称为"细胞因子"。后来有研究表明，例如由另一种类型的白细胞（淋巴细胞）在感染早期产生的抗体会与细菌结合，从而使它们对粒细胞来说变得"非常美味"。

从这一发现到解开超级复杂的淋巴细胞免疫系统及其数十个白细胞亚群的秘密，仍然只是一小步。在可以使用特殊的染色技术和荧光技术（流式细胞荧光分选技术）识别白细胞外部的特定表面结构后，一切都得到了极大的简化。

早期的（大约在20世纪初）细胞计数方式仍然相当传统：在显微镜下使用毛细管移液器和特殊的计数室。不同种类的计数导致白细胞不同的"计算公式"，传统方式首先是计算粒细胞，然后是淋巴细胞，最后是单核细胞。如果白细胞总数增多，粒细胞核左移（粒细胞过多），表明有可能是细菌感染；白细胞数量减少，粒细胞核右移（淋巴细胞或单核细胞过多）后来被证明与病毒感染有更大相关性。

在现代医学中，先进的自动细胞计数器（20世纪60年代初期被发明）使我们能够在几秒钟里对以传统方式采集的血液样本进行分级计数。

在计数范围的另一端，1902年旧金山曾报道过一个病例，一名患者似乎体内已经没有了白细胞并因严重感染而很快死亡。他的病因不明。后来又出现了类似的病例，这些病例与药物的使用有关。饱受诟病的是解热镇痛药安乃近（氨基比林），直到21世纪初，这款药物在比利时仍作为处方药，而每年有数十人会因"粒细胞缺乏症"而死亡。

1940年至1945年，在制造第一颗原子弹过程中，人们很快注意到它释放的辐射会导致严重且不可逆的粒细胞缺乏症。广岛、长崎、切尔诺贝利和福岛的数千名受害者因缺乏白细胞而死于大规模感染，不幸的是，我们无法再估算这一数字……

令人欣慰的是，这些悲剧使科学家对白细胞的产生和分解有了更深入的了解。人们逐渐认识到，骨髓是所有血细胞的生产场所，每秒有不少于数百万个红细胞和白细胞从生产线上被生产出来。脾脏最初被认为是一个独特的分解场所，后来证明这个结论只是部分正确。某些类型的白细胞虽然生命周期短，但生命力旺盛，例如粒细胞、化脓细胞在血液中平均存活4~6个小时，而其他类型的淋巴细胞或免疫细胞的寿命则与人体寿命等长。然而所有这些细胞似乎都源自一种共同的前身，即造血干细胞（见第275页）。

血小板

1842年，法国卫生部医疗官员阿尔弗雷德·多内（1801—1878年）在血液中发现了第三种元素：血小板。

多内是狂热的显微镜学家。他证明了巴黎妓女频繁的（职业）感染是由阴道分泌物中的小微生物滴虫引起的，并因此获得了一定声誉。他从其他显微镜专家那里了解到，血涂片中通常会有小的"灰尘颗粒"，有时会遮住图像，专家们认为这应被视为一种污染。通过一系列仔细的观察，多内能够证明这些是非常小（小于一微米）的"扁平"细胞，没有细胞核，但其中充满了小囊泡。

1865年，德国人马克斯·舒尔策首次详细描述了血小板，而意大利人朱里奥·比佐泽罗在1882年指出，较小的血小板以一种奇怪的方式聚集在一起，使血管壁受损。这标志着人们迈出了了解血小板功能的第一步。血小板在血液凝固中起着重要作用，因此它们的缺失会导致致命的后果。人体平均每天会生成1000亿个血小板。在需要的时候，我们的身体可以毫不费力地将产量提高20倍。血小板可以存活4~6天。血管壁受损时，它们是第一道防线的第一排哨兵，可以说它们会打上第一块"补丁"。之后各种血浆因子会以串联的形式相互激活，从而使血液凝固并形成坚固的凝块，可以进一步封上血管壁上形成的孔。然而血小板并不总是能及时挽救生命。它们有时也会"认为"血管中积聚的胆固醇需要被密封，从而更易引起梗死。

如果血液中能够形成针对病毒的抗体，血小板就会"消失"。不幸的是，这些抗体有时会与血小板发生交叉反应，从而丧失止血的能力。骨髓中血小板的生成也可能因下列因素而停止，如辐射（再想想广岛和福岛）、化疗、有毒产品（药物和工业）或正常的骨髓功能被白血病细胞"抑制"。

人类花了很长时间才知道血小板是如何在骨髓中产生的。20世纪70年代，它们与显微镜学家早在1900年左右发现的最大细胞"巨核细胞"有关。血小板似乎只是从这些神秘的"巨核细胞"上被剥离。当来自组织的信号（例如出血）表明需要更多的血小板来填补这个孔时，血小板会在肝脏所产的激素（血小板生成素）的调节下作出反应。

这些不甚悦目的细胞也可能在其他疾病发展过程中发挥了作用。21世纪初期，关于富血小板血浆（PRP）的发现就是很好的例证。富血小板血浆通常是利用全血制备的，通过简单且缓慢的离心从全血中分离出含有大量浓缩血小板的血浆。自20世纪70年代以来，这种技术一直被用于为缺乏血小板的患者输血，这些患者的出血症状会危及生命，例如由化疗或白血病细胞侵入骨髓引起的出血。

20世纪末，荷兰海牙一些聪明的外科医生认真听取了世界大战期间在战地医院工作且经验丰富的医生的意见。在治疗严重的骨折或复杂的肌腱损伤上，他们会在手术伤口周围涂抹一些患者自己的血液以促进愈合。据他们说，这将形成"更好的血液循环"。由于血小板与血液循环相关，根据手术逻辑，富血小板血浆具有相同的效果。海牙的外科医生首先尝试注射富血小板血浆（PRP）来治疗严重的肌腱损伤，后来也尝试用注射来治疗关节炎症。虽然实验室提供的关于可能由这种技术产生的"治愈性"激素（白细胞介素，简称白介素）的数据使人深受鼓舞，但除了短暂的安慰剂效应，结果仍令人非常失望。

从2010年开始，骨科界对富血小板血浆注射的热情已经大幅降温，但在化妆品行业情况却相反。不择手段的富血小板血浆注射作为最新的、超级有效的抗皱、抗衰老快速再生疗法推向市场。当泰格·伍兹和金·卡戴珊这样的名人以吸血鬼般不老的容颜向世人展示血液分离技术的效果时，富血小板血浆注射突然被所有想要永远保持年轻的人当成一种尖端美容医疗科技。卡戴珊在她的皱纹上抹上鲜血（"吸血鬼整容"这一叫法由此而来）或将血液"离心"（离心分离）的照片火遍全球。为美丽而流血……感染和瘢痕等副作用被巧妙地隐藏起来。但这种技术确实比肉毒杆菌便宜很多。

更为疯狂的是，臭名昭著的德国医生芭芭拉·斯图姆在2003年开始开展"血液护肤品"业务，用她自己的话来说，这是一种终极美容疗法。在交了1300欧元后，她抽取一些血液，从中提取出富血小板血浆，用火加热使其产生"强力蛋白"，然后将其与普通的油脂混合，可能还会混合一些用于"去角质"的透明质酸，然后就可以把它涂在脸上了。结果便是她的产品大热，尤其是好莱坞名人对此趋之若鹜……理想情况下需要每三个月找她定制一次护肤品。长此以往，很容易猜到谁是唯一从中受益的人。

幸运的是，研究人员没有被媒体关注的焦点分散注意力，并研发出了一些功能良好的产品，例如"血小板凝胶"。它可被用于治疗糖尿病患者难以愈合的伤口、黏合口腔种植体、眼科甚至是心脏手术。

淋巴细胞

虽然淋巴细胞在显微镜下看起来更像是在血液中流窜的灰色老鼠——它们看起来像结构简单的单细胞，通常有一个大而实心的细胞核和非常少的细胞质，但它们是我们免疫系统的基础。如果没有淋巴细胞，人类就不可能正常生活。为了进一步了解我们的免疫系统，必须追溯到公元前5世纪。很早之前，古希腊的修昔底德就想知道雅典被瘟疫侵袭时，为什么有些人死于瘟疫而其他人没有死于瘟疫。他还提到了一个"非常值得注意"的事实，即那些在瘟疫中感染并幸存下来的人没有再次生病。这种现象在后来被古罗马人称为"豁免权"，他们通常用这个词来表示一个人可以免于服兵役，或是免于纳税。

古希腊人和古罗马人并不是唯一试图控制流行病的群体。在10世纪的中国，天花夺走了成千上万人的生命。为了使人们建立起对这种疾病的抵抗力，从天花患者病灶上取下粉碎的痂皮会被用到健康人身上（通过鼻子或皮肤上的切口）。这种做法大获成功后，便从中国传到了奥斯曼帝国，并在17世纪下半叶沿着当时的贸易路线传到了西方。

普通民众对这种做法持强烈的怀疑态度。由于天花粉在毒力、侵入强度和成分方面差异很大，有时反而会导致接种的人染上天花病，也有些人没能在试验中幸存下来。此外，教会也根据古时的传统对这种看起来"邪恶的"做法加以干预。

1718年戏剧性的一幕出现了，英国驻奥斯曼帝国大使的妻子玛丽·沃特利·蒙塔古夫人和丈夫一起前往伊斯坦布尔。她在一场天花病中幸存了下来，而她的兄弟却死于这种疾病。在伊斯坦布尔，她开始相信中国通过"天花接种"以预防天花的技术。1718年，她指示她的私人医生将这项技术用在她5岁儿子的身上。她想让他免受畸形、水疱和疾病的折磨。她的儿子在接种后幸存了下来并对天花"免疫"，随后玛丽夫人便前往英国宣传这一接种方法。为了给人们留下深刻印象，她让她4岁的女儿在英国国王私人医生在场的情况下"接种天花"。这给私人医生留下了深刻的印象，他便请求国王允许他用天花痂皮给6名被判死刑的罪犯接种，然后再让他们接触带天花病毒的液体。6名罪犯都活了下来，这一"皇家实验"说服国王给自己的孩子也接种了天花。很快整个英格兰都被这项新技术吸引。第一批海外殖民者很快也将这项技术引入美洲殖民地。

然而，作为疫苗的"发明者"而载入史册的是英国科学家爱德华·詹纳。在接种天花的过程中，他巧妙地利用了一种农民们在18世纪末已经普遍应用的技术，即将牛痘伤口的液体涂抹在挤奶工的手上，从而使他们对人类天花病毒产生抵抗力。健康且具有抵抗力的农家少女的浪漫形象因此传遍了世界。

1796年，詹纳完成了一项著名的实验，他将8岁的詹姆斯·菲普斯的皮肤划伤，然后将感染牛痘的液体"接种"在其皮肤上，6周后再用人类天花伤口所产生的病毒进行实验，结果发现这个病毒不再有感染力。他将他的技术称为"种痘"，这个词以拉丁文的"母牛"（vacca）命名。尽管这个技术（再次）受到教会因其违背自然的干预，詹纳很快就获得了广泛的认可。除了英国皇家内科医师学会，他成为当时欧洲几乎所有顶尖学会的成员。英国皇家内科医师学会当时要求詹纳首先要参加古典语言考试，但他愤然拒绝了。

在接下来的100年里，"免疫学"将随着导致"白色瘟疫"的细菌的"发现"而获得进一步发展，这里的细菌指肺结核（与罗伯特相关）和霍乱（与巴斯德相关）。

1870年普法战争爆发时，罗伯特·科赫和路易斯·巴斯德是两位具有传奇色彩的科学竞争者，甚至是敌人。他们互相指责并且从不会多说废话浪费时间。然而，他们都将作为"免疫学之父"被载入史册。

尽管巴斯德和科赫证明了许多疾病的微生物起源，但他们并没有进一步了解血液在预防这些疾病中所起的作用。这并没有阻止巴斯德进一步完善"保护性疫苗接种"的概念，例如使用弱毒株接种炭疽病疫苗（当时炭疽病导致许多动物死亡，有时还会感染人类）。1882年，巴斯德首次在他的出版物中使用了"病毒"一词。他认为有些疾病显然不是由杆菌引起的，而是由更小的物质引起的，为此他使用了"病毒"这个词——它的原意是"毒药"。他这样做时不知道病毒的形态以及它们是如何感染人类的。直到1892年俄罗斯的伊万诺夫斯基提出烟草植物的花叶病是由病毒引起的，这种病毒是一种非细菌生物，体积小到常规过滤器都无法阻止它。

大约在同一时期，微生物学家在19世纪末对感染和防御机制的理解逐渐深入。受匈牙利医生伊格纳兹·塞麦尔维斯的影响，助产士在约1850了解到洗手可以大大减少产妇患产褥热的可能；而在1867年，约瑟夫·李斯特开始要求外科医生在手术室中使用石炭酸作为消毒剂。

实际情况是一些患者似乎比其他患者更具抵抗力。这种现象并没有明确的解释，但是有一条重要的线索。例如，在TBC患者脓液（粒细胞）或淋巴结（淋巴细胞）中的白细胞明显指向血液，而埃米尔·阿道夫·冯·贝林和北里柴三郎在1890年发现，将白喉康复患者的血清注射到其他患者体内，可以有效治疗这一疾病。冯·贝林因此获得了首枚诺贝尔生理学或医学奖。

细胞学家和体液学家这两个流派诞生了，并且在一段时间内彼此敌视。然而，他们很快就发现两种防御形式可以共存并开始密切合作：将细胞免疫和体液免疫相结合。

长话短说，当传染源进入人体时，血液会启动一系列防御机制。特殊的白细胞，即"大食者"（巨噬细胞）潜伏在组织中，在检测到入侵者后，它们将化学信号发送到血液中，以此动员粒细胞。粒细胞反过来又试图"吞噬"入侵者，但它们需要淋巴细胞系统的帮助才能做到这一点。一些淋巴细胞会产生抗体并附着在细菌上（这一观点由埃尔利希在20世纪初提出；他因此于1908年获得诺贝尔奖）。这使得细菌对粒细胞来说更易识别，也更美味。整个防御过程会被血清中的其他几个防御系统进一步加强，包括由布鲁塞尔免疫学家朱尔·博尔代发现的"补体系统"。博尔代还因此在1919年获得了诺贝尔奖。

当然，这个故事极度简化了一个特别复杂的过程，这个过程的面纱直到20世纪上半叶才慢慢被揭开。虽然粒细胞的工作相当简单，但淋巴细胞有数十种亚型。19世纪50年代和60年代，人们将B淋巴细胞与T淋巴细胞区分开来，B代表Blood（血）或Bursa（滑囊）（滑囊最初从鸟类的法氏囊中被分离出来，是鸟类泄殖腔旁边的一个小组织），T代表Thymus（胸腺）（对美食家来说这个词的意思是：牛胸腺）。两种类型都源自骨髓中的相同前体（干细胞），但它们在法氏囊（或人体中的等效物派尔集合淋巴结，一种积聚在小肠和阑尾中的小组织）和胸腺中具有完全不同的功能。B淋巴细胞（简称B细胞）会产生抗体，T淋巴细胞（简称T细胞）则代表"细胞"免疫。他们从"非我"中识别"自我"，并在排异症状中发挥着重要作用（包括在器官移植方面）。

在其生命周期内，B细胞在其表面形成一整套识别分子，使自身能够识别细菌、病毒、真菌、寄生虫，以及外来细胞上的特定投射物（抗原）。

当某人接种了弱毒株（例如流感）时，B细胞就会从血液和骨髓中被召集来，这些B细胞会产生针对这些弱毒株的特异性抗体。在随后暴露于"真正的病毒"（即强毒性病毒）时，B细胞会使人体直接产生极强的免疫反应，从而让人们免受流感或小儿麻痹症的困扰。

如果在人体内输入不相容的血液（基于已知的血型），B细胞就会产生针对外来细胞的抗体，血液将被人体拒绝。T细胞还负责免疫监视。这些细胞从血液运动到淋巴结，然后返回，并识别异物结构，例如正在发育的肿瘤的特殊表面结构。

从统计的角度来看，由于我们的体内每天都会发生数十亿次细胞分裂，即使没有数千次，也有数百次细胞分裂会"出错"并可能形成肿瘤。T细胞通常会清除那些潜在的病变，但有时它们也会被欺骗，让肿瘤逃脱其监视。因此，自21世纪初以来，人们就已经在尝试重新激活癌症患者"进入d睡眠"的T细胞。毕竟，细胞的免疫功能是非常强大的。例如，如果肝移植出现问题并发生（超）急性排斥反应，该监测系统可以在几天内摧毁整个"陌生的"肝脏（2~3千克）。没有任何化学疗法或放射疗法能够以如此有效的方式在如此短的时间内摧毁重达2~3千克的肿瘤……

19世纪70年代，科学家们还首次区分了T细胞的亚型。最著名的就是我们称为T4和T8细胞之间的区别，前者在抗体的生成过程中起到辅助功能，后者则被视为免疫监视中的抑制因子。1981年，T4细胞作为一种非常容易受艾滋病病毒影响的免疫细胞而令人胆寒。后来有研究表明，T4细胞的缺失会导致不可逆转的严重感染和死亡。

与此同时，过敏和超敏反应的概念在19世纪60年代和70年代也得到了发展，其中B淋巴细胞和血液中的一些抗体发挥了重要作用（如免疫球蛋白E，简称IgE）。1973年，伊娃·克莱恩和汉斯·威格泽尔提出了另一种特定的免疫细胞亚型，即"自然杀伤"细胞（NK细胞），其名称本身就清楚地表明了这种细胞用途，即一种杀死异物的细胞。几乎在同一时段，拉尔夫·斯坦曼在1975年提出了著名的树突状细胞，这种组织细胞后来在抗癌斗争中的作用引起了巨大轰动。

当时最具开创性的发现之一是在实验室里生产特定抗体。大多数人的血液中都含有所谓的丙种球蛋白，它是由数千种抗体与感染和免疫反应后的残留物所组成的集合，可用于后续可能出现的攻击。这种抗体由寿命可以维持一生的记忆细胞产生。但在许多情况下，一种特定类型的抗体数量太少，或者它们的产物由于高度受抑制而无法在免疫系统中发挥作用。在实验室中生产针对一种特定抗原（细菌、病毒或肿瘤细胞上的一个特定识别点）的"单克隆"抗体为治疗由病毒或肿瘤导致的感染开辟了广阔的前景。自21世纪以来，这些抗体已经成为对抗肿瘤的"灵丹妙药"。

血液是如何制造的

从20世纪初开始，许多科学家想知道血液是如何制造出来的。德国的诺伊曼和意大利的比佐泽罗在1868年发表的论文清楚地表明，骨头的骨髓中会产生血液，除了成熟的红细胞和白细胞，显然还有前体细胞的存在，它们看起来"更年轻也更有活力"。大约在19世纪末20世纪初，具有德国血统的美国人小阿尔文·马克斯·帕本海默甚至得出结论认为骨髓中所有的血细胞必须有一个共同的前体，而他的朋友兼同事保罗·埃尔利希则顽固地认为至少能在人体内找到两种类型的前体。它们激励由亚历山大·A.马克西莫带领的俄国团队在1909年"发明"了"干细胞"一词（参见第66页）。但是，骨髓是如何知道在不同情况下（贫血、感染、出血）产生哪些细胞的呢？

促红细胞生成素

促红细胞生成素（EPO）的历史可以追溯到1906年。巴黎医生保罗·卡诺和克洛蒂尔德–卡米尔·德弗兰德在一篇轰动性的文章中叙述了他们如何先给兔子大量放血而导致其贫血（几乎将血排空），然后再给它们注射少量健康兔子的血浆来为它们治疗。健康血浆中生成造血素的假设成分被他们称为"血细胞生成素"（hemopoëtine），希腊语中"hema"的意思是"血液"，"poietein"的意思是"制造"。

现在我们知道他们的文章实际上是基于"不可能"的数据。他们不仅使用极少量的血浆用于治疗（其中不可能含有足够的激素），还描述了注射后数小时内产生的惊人造血效果……即使使用最现代的血液生成剂，骨髓产生成熟的红细胞也需要几天时间。难怪他们的结果近50年都无法被复制，但这个想法的种子已经被播种下了。

科学有时也会走上奇怪的道路。第二次世界大战后，核武器、辐射和对骨髓活动的有害影响的医学研究使一切都再次加速。在位于沙漠的测试设施中，士兵会暴露在低剂量的放射性尘埃中，而这经常会导致贫血。当他们康复后，在他们的血浆中，尤其是尿液中，发现大量"古老的"法国"血液激素"。

在接下来的10年里，世界各地的许多实验室都在寻找这种难以捉摸的激素，数千升的尿液因此被用于科学研究。直到19世纪60年代，芬兰科学家伊娃·邦斯多夫和美国科学家艾伦·J.埃斯莱乌将这一激素正式命名为"促红细胞生成素"，这种激素是一种红细胞的生产者。直到1977年，尤金·戈德瓦塞尔才能够完全纯化这一激素并描述出其特性。

人们还逐渐了解了"红细胞压积"的概念，即血液中红细胞的浓度。根据性别和年龄，这个比例在38%~45%。促红细胞生成素可以通过增加红细胞数量来大大提高这个比例。促红细胞生成素主要由肾脏产生，组织中的低氧浓度可以推动这一物质的产生。这种低氧浓度反过来也是贫血、血细胞比容偏低或长期生活在氧气稀缺的高海拔地区的结果。

从20世纪80年代开始，基因革命开始飞速发展。负责产生促红细胞生成素的基因被发现、分离、克隆、植入细胞或细菌中。重组促红细胞生成素大量出现。毕竟，细菌工厂可以不分时日地工作，从不知疲倦，也不会旷工，没有工会……

血液透析的发明加速了这一伟大发现的发展。血液透析是一种血液净化技术，一般被用于患有严重肾病的患者。当患者体内的废物不能再以排尿的方式正常排出体外时，废物便会积聚并最终导致死亡。透析能够延长这些肾病患者的存活时间，但患者也会因此而严重贫血，因为他们受损的肾脏已无法再生产促红细胞生成素。首个将新的重组促红细胞生成素用于透析患者的研究取得了惊人的成效：垂死的患者重获活力，恢复了食欲并能够重新拥有几乎正常的生活。

制药行业意识到这一技术将带来丰厚收益。当时刚成立不久的小型制药公司安进于1985年获得了生产权，但由于成功来得太过突然，安进公司很快就因生产原因而被迫将部分权利出售给强生公司。强生旗下除了奥多生物技术公司，还有杨森制药公司。促红细胞生成素（抗贫血药Eprex）迅速风靡全球，很快不少派生药物也出现在市场上，包括20世纪90年代初瑞士罗氏公司的倍他依泊汀。安进和美国遗传学研究所之间令人尴尬的专利纠纷也使双方损失了很多利润。在提交专利申请8年后，安进公司的专利正式获批，至少在美国是被承认的。美国遗传学研究所后来搬到了欧洲，其专利在1991年获批并立即被该公司卖给了勃林格曼海姆公司（后来被罗氏收购）。

与此同时，那些目睹了经济利益博弈的科学家也在不断完善这一新型药物。毕竟，可用的促红细胞生成素制剂的半衰期很短，这意味着患者必须每天注射这一药物。这对患者和他们的护理人员来说显然是很不方便的。很快科学家们就发现了半衰期更长的衍生物，于是患者每周或每月注射一次药物就足够了。安进公司于2001年自豪地推出了阿法达贝泊汀（在一些自行车圈中被称为"黄蜂"），而罗氏公司则于2007年推出了美信罗（Mircera）。代价则是漫长的专利博弈，而患者却对其背后的专利问题丝毫不感兴趣。

在促红细胞生成素被无限制地使用了几年后，第一个有关严重副作用的报告出现了。首先是在波多黎各，据称当地安进工厂的生产出了问题。结果是一些患者在注射促红细胞生成素后产生了过敏反应，红细胞的产生突然不再受刺激，而是被抑制。奇怪的是，这一情形只出现在皮下注射时，静脉注射时却没有问题（将药物直接注入血液）。最后的结果证明，一切问题是由用于皮下注射的预填充注射器的橡胶封口所导致的。当人们用特氟龙代替橡胶后，问题便迎刃而解。

不用说，安进公司的股票在股市上的表现就像坐过山车一样。树大招风，也会突然有传言说促红细胞生成素致癌（这种说法很快便被证明是无稽之谈），但更现实的问题是，这种药物也可能导致血压问题（尤其是高血压）、血栓病、心脏病发作和心力衰竭。后面的几个问题均有详细的记录，一般情况下均是与剂量过大或用药时间过长等有关。早期运动员为了加速体内氧气运输以提升其临场发挥能力，使用促红细胞生成素不当而导致死亡的报道似乎证实了这些缺陷。后来各种科学学会便制定了严格的促红细胞生成素使用指南。

幸运的是，促红细胞生成素的作用并没有被全盘否定。数以百万计的癌症、肺病和肾病患者因这种血液激素而受益。现在人们还发现促红细胞生成素可能会提高我们的认知能力，大概是因为它在客观上和主观上都改善了患者的生活质量。促红细胞生成素也许是第一个"真正的"健康药物？商业部门梦想中的新理想国度靠这一种药物便足以建成。也难怪市场上出现了很多"促红细胞生成素精制产品"，但波多黎各的戏剧性事件又无法让人真正放下心来。与促红细胞生成素毫无相似之处的较小分子也已问世。这些药物的测试通常是以非法的形式在（体育圈）暗中进行，而不是在医院进行合法试验。然而这些药物中很多都与旧的促红细胞生成素有着一样强劲的功效，并且被制成简单的药丸状。毫无疑问，这类药物的研发会继续下去。

集落刺激因子

在"红色"专家分解促红细胞生成素以获取更多"其中"的红细胞并大获成功的刺激下，20世纪50年代和60年代以后的"白色"专家开始疯狂地寻找"粉红色颗粒"，即白细胞生成素。毕竟围绕细胞核的观察实验表明，暴露于放射性环境之后，红细胞的数量会急剧下降，而白细胞的数量会增多。那些白细胞又是如何再次增长的呢？此外，一些血液学家提出了一种假设，即白血病是由血液和骨髓中的"某种物质"的过度刺激而引起的。

澳大利亚墨尔本大学是第一所寻找这些白色生长因子的高校，更不用说有人与之竞争了。唐纳德·梅特卡夫教授多年来一直在为他的小鼠骨髓寻找刺激因子。有一个值得注意的细节：梅特卡夫对老鼠过敏，而他的整个职业生涯都基于这一动物模型。直到1964年的一天，他的同事兼好友雷·布拉德利拜访了他。布拉德利骄傲地向他展示了一种培育骨髓细胞的新方法。以前大家都用液体培养基来培育小鼠骨髓（通常情况下毫无收获），而布拉德利则通过尝试添加琼脂的方式，开发出一种半固体培养基，细胞可以在其三维结构中自由生长。唐纳德·梅特卡夫当时所见将作为对骨髓研究的突破被载入历史。在他的自传《召唤血液》中，他这样描述这一时刻："我敢说，任何第一次看到这些菌落的人都不可能不感到惊讶和好奇。这些菌落是一种三维的细胞群，其形状和大小千差万别，看起来就像一个正在被一艘快速移动的宇宙飞船所接近的星系。"

现在他们有了一种可靠且可高度复现的技术来找出是什么促使这些菌落生长，又是什么破坏了它们。有关集落刺激因子的研究已经开始。患感染病的人或白血病患者的尿液是最容易获取的研究材料，但事实证明这实际上是不可行的。实验结果证明其中的生长因子的浓度非常低（几纳克），这种方法进入了死胡同。

与此同时，梅特卡夫还培养了其他类型的小鼠细胞（如脾、肺和肾上的细胞），并提出了利用其上飘浮的介质刺激骨髓集落的想法。这种方法奏效了。很快，粒细胞集落因子（主要用于刺激粒细胞生长）和粒细胞-巨噬细胞集落刺激因子（刺激粒细胞和巨噬细胞生长）相继被分离出来。一些肿瘤细胞系似乎也在为白细胞生产大量的这种"粉红色颗粒"。与完全来自肾脏的促红细胞生成素不同，所有器官都可以生产集落刺激因子。

后来梅特卡夫突然被指控抄袭。由利奥·萨克斯领导的以色列魏茨曼研究所的一个研究小组声称，无论是在会议还是在学术出版上，都是他们首次描述此类菌落。梅特卡夫则指责萨克斯利用了1965年费城会议上的机密谈话内容。他在那次谈话中天真地透露了他的实验结果。1966年，萨克斯便在自己的出版物中介绍了这一成果。

这是一个巨大的赌注——提出者有可能获诺贝尔奖。毕竟，分离出正确的生长因子可以挽救无数生命，尽管这种分离需要近20年的时间才能生产出可用于临床的产品。梅特卡夫和萨克斯都没有获得诺贝尔奖，这可能与他们之间相当不健康的竞争有关。

用梅特卡夫自己的话来说，他对竞争并不感兴趣并且早已"超越了这一层面"，他坚信自己才是真正的发明者。尽管如此，他还是忍不住在实验室为他的研究人员挂上了世界地图，上面的彩色图钉指示着其他也正在进行骨髓培养研究的中心……

但实际情况可能更糟。医药行业又一次看到了巨大的商机并开始跟进研究。1984年至1986年是生长因子研究的繁荣期，当时各种人类脑脊液的基因被分离和克隆。大规模（工业化）生产集落刺激因子处于完全开放状态。

突然间，安进公司又一次参与了进来。受到促红细胞生成素成功案例的鼓舞，安进公司迅速申请了重组粒细胞集落因子的专利，美国的纪念斯隆-凯特琳癌症中心同时对该专利进行研发。正如梅特卡夫所说的那样，"令人难过的是"他的团队开始得太晚了……后来他还曾抱怨过他所在的大学为研究投入了3000万美元，而他们的专利每年筹得的资金只有区区200万美元。由于专利在15年后到期，因此他们只能做到收支平衡……

同样在1986年，永田茂在东京正式宣布了成功生产出粒细胞集落因子的消息。日本中外制药公司随后立即申请了专利。世界市场上的竞争非常激烈。除律师以外，没有人能从中受益。最后，在20世纪80年代后期，各方之间达成了一项协议（"庭外和解"），安进公司因此获得了在美国的销售权，中外制药公司获得了在日本的销售权。欧洲公司之间则可以自由竞争，这让欧洲的血液学家感到欢欣鼓舞，虽然每年销售额只有数十亿美元，但没有人因此再抱怨什么了。

临床结果是惊人的。虽然接受化疗的患者有时会出现10天或更长时间白细胞数量较低的状况，但脑脊液治疗法将这段时间的严重感染风险降低了一半。移植后患者的住院时间也同样程度地缩减了。健康经济学家受此激励写了不少抒情的评论。值得注意的是，除了一些过敏和骨痛症状，这种药物几乎没有什么副作用。和促红细胞生成素一样，经过一段时间的衍生品开发，患者不再需要每天注射这一药物，但必须每周或每个周期做一次化疗。

血小板生成素

当然，血液专家也在不断寻找血小板的生长因子。一些集落刺激因子似乎会导致实验动物甚至是人类的血小板数量略微增多，但直到20世纪90年代，科学家才发现了一些有用的血小板生长因子。这并不代表对血小板的需求没有那么大，因为许多接受化疗的患者患有严重的血小板缺乏症（血小板减少症），这可能会导致危及患者生命的大出血。血小板输注是化学治疗师武器库中的标配，但血小板很难获得，而且将其输入人体会导致令人困扰的发烧和过敏反应。

最后，来自小鼠世界的报告令人们松了一口气，患有某种类型白血病的某种小鼠品系中的某个基因显然属于细胞因子家族（所有生长因子的统称），这可能会导致血小板数量增加。整个行业一直在等待这一物质的出现，以支持期待已久的血小板生成素的进一步克隆和生产。然而，早期研究指出这种物质有着潜在的严重副作用，尤其是过敏反应有可能会破坏血小板的生成，而不是起到刺激作用。最终，一些较为安全的血小板生成素需要数年时间才能被生产出来，并可用于有严重出血风险的患者。

白细胞介素

直到20世纪80年代初，免疫学家一直怀着某种怜悯之情看着促红细胞生成素和粒细胞集落因子艰难发展，学界在1990年左右将注意力从淋巴结、脾脏和胸腺转移到血液及其介质上。"白细胞介素"和"细胞因子"这两个术语很快便被用来表示不同类型白细胞之间的细胞间通信。是的，淋巴细胞的"生长因子"也被发现了……其中一些被成功克隆，包括一种T淋巴细胞的刺激物白细胞介素–2，后来这种介素被用于对抗某些癌症。

研究人员很快便意识到，这些白介素越过了血液的屏障从而影响到了其他组织和细胞。大多数白介素似乎不仅能促进某些类型白细胞的产生，还能刺激这些细胞的功能和网络。当然，这种特性可用于对抗涉及白细胞的各种疾病——要么使白细胞恢复正常功能，要么找到致病生长因子的阻滞剂。白细胞介素将在很多肿瘤学家、血液学家、过敏反应专家、免疫学家、风湿病学家、肺病学家的武器库中占据绝对地位。

在针对生长因子的所有研究中，最重要的派生物便是缓慢发展的干细胞研究。如果想要生产出成熟细胞，就必须有前体，尤其是可以产生不同类型成熟细胞的前体：干细胞。

干细胞

1712年，法国博物学家勒内·列奥米尔证明了螃蟹和龙虾的钳子被砍掉后还能重新长出来。1740年，瑞士人亚伯拉罕·特朗布雷将淡水水螅（水螅的一种）切成两半，发现断裂的部位又开始重新生长。这与我们童年听到的经典故事情节非常吻合，当人们粗暴地捉到一只蜥蜴或蝾螈时，它的尾巴通常会断掉。但是别担心，新的尾巴会长出来的。如果你把一条虫子切成两半，你会得到两条新的虫子。开个玩笑，这是不会发生的……

一直让科学家感到困惑的是，人类是如何失去这种再生能力的。尽管如此，现代生理学认为，人类肝脏在一定程度上可以自我再生。那这种能力的基础又源自哪里呢？现在我们知道了，在干细胞中。

1868年，德国生物学家恩斯特·海克尔首次描述了干细胞。他使用"干细胞"这一术语来表示能够培育出完整生物体的受精卵（类似于家谱，所有家族成员都在其分支上生长）。很快他便认可了查尔斯·达尔文的思想，后者于1859年发表了著作《物种起源》，其中称：所有生命"必须"来自一种单细胞生物，一种"原始干细胞"（这种观点使他受到了"宗教"批判）。海克尔的描述与德国科学家对产生血液的中心位置——骨髓——的首次描述非常相近。骨髓的产生也必须有成熟细胞的"前体"。

他的观点直到1909年才被科学界接受。俄国科学家亚历山大·马克西莫夫在一次为当时极有影响力的柏林科学血液学会成员做演讲时，提出了他的著名理论：所有血细胞实际上都来自骨髓的母细胞，并且这些母细胞及干细胞可以产生红细胞、白细胞和血小板。"多能性"概念也由此产生：一个母细胞可以产生几种更为成熟的后代，家谱逐渐获得更多分支，然后进一步分支直到得到最终产品。

　　在那之后，这一领域的研究沉寂了近50年。然而，就在第二次世界大战的最后几年里，许多团队都对辐射——由核试验和爆炸引起的——对各种细胞生长的影响非常感兴趣，更具体点，就是对骨髓的影响。辐射似乎主要影响正在分裂的前体细胞，而不是已经发育成熟的部分。尽管如此，当时的有识之士还是很难相信每天从骨髓中抽取出的数千亿个成熟血细胞（每秒达数百万个，而且终生不断！）可能来自一些造血干细胞，更不用说所有的骨髓在破坏之后能够被一些简单的细胞取代了。

　　1953年，美国人勒罗伊·史蒂文斯发现一名患者的睾丸中长着一种奇怪的肿瘤，这为新的研究热潮开启了大门。他称之为"畸胎瘤"的肿瘤由皮肤、头发、肝脏和肠道、牙齿甚至是骨髓的细胞和组织混合组成。根据当时的科学水平，肿瘤必须来自单个突变的干细胞。"原始干细胞"这一理论已初具雏形。

来自骨髓的造血干细胞

　　即使在今天，造血干细胞仍然是干细胞的原型。它们相对容易从骨髓中被分离出来从而用于研究和应用。这一事实启发了许多科学家使用干细胞替代受损或丧失功能的骨髓开展实验。

　　与血液科学研究类似，这一研究的突破也受到了军事启发。20世纪50年代初，美国国家癌症研究所的埃贡·洛伦兹和他的同事正在寻找一种方法，以保护骨髓免受核试验和爆炸中放射性辐射的有害影响。在完成了一系列精细的动物实验后，他们能够证明，如果用铅来屏蔽脾脏所受的辐射，其中的造血干细胞可以存活，并且实验室的动物也可以在致命剂量的辐射下存活。他们还证明，在受到致命辐射后，预先采集的骨髓细胞可以使完全被破坏的造血系统恢复。

因此，对像西雅图华盛顿大学的唐纳尔·托马斯教授（1990年诺贝尔生理学或医学奖获得者）这样的先驱来说，将这一原则应用于白血病患者实际上只是一小步。毕竟，患者的骨髓也会被过度生长的癌细胞以及传统的化疗和放疗所破坏。1957年，托马斯首次成功将同卵双胞胎中一人的干细胞移植到其患有白血病的兄弟身上。

在大洋彼岸，巴黎的乔治·马特几乎在同一时间发表了实验成果，这个实验是：将捐献的骨髓成功注射到5名在核反应堆中意外受到辐射且骨髓不再具有造血功能的南斯拉夫工人身上。尽管骨髓来自随机志愿者（美国人后来为切尔诺贝利核电站事故受害者重复了这一行为），且人们当时对兼容性要求和排异反应的风险知之甚少，但5名患者中有4名患者在实验中幸存下来。后来证明这可能是由于患者体内剩余的一些能够恢复造血功能的骨髓，而不是因为异体干细胞。

在这些"成功"的推动下，许多白血病和淋巴瘤患者在接下来的10年中接受了移植手术，但结果却是灾难性的。"排异反应"这一概念就此被引入：既指排斥外来细胞的患者，也指明显会排斥患者的干细胞（所谓的移植物抗宿主病）。时至今日，移植物抗宿主病仍是干细胞移植的一大风险，异体造血干细胞输注过程也会将淋巴细胞注入体内，从而使患者拥有一种奇怪的新型免疫系统。在牺牲了数百只实验动物后，科学家才认识到供体和患者之间良好匹配，即组织相容性的重要性。（西雅图华盛顿大学的雷纳·斯托布教授因无休止地利用狗做实验而饱受争议。）

托马斯在一对同卵双胞胎身上做的第一次实验非常成功，这当然是因为两人能够完美匹配（同卵双胞胎体内组织在母体中生长时自由交换物质，他们的组织在免疫学上是完全相同的，因此不可能出现排斥现象）。但后来的移植实验失败了，因为这些被称为"HLA系统"（人类白细胞抗原）的组织彼此不相容。

人类白细胞抗原组遵循简单的遗传规律：一个人从父母那里分别得到一组A、B、C、D抗原（非原始名称），因此孩子的组织类型一般情况下可以是：A2A3 B7B27 C1C3 D13D15，A2B27C3D13来自爸爸，另一半来自妈妈。每个抗原组至少有20~30个变异体，由至少200个基因进行编码，这使得大量的组合成为可能。新出现的DNA分析技术使事情变得更加复杂，并且产生了独特的亚型。

学界很快就发现如果供体和患者之间可以完全匹配（例如8/8），则可以获得最佳的移植效果。从逻辑上来讲，兄弟姐妹之间完全匹配的概率最大，根据经典的孟德尔定律，兄弟姐妹匹配成功的概率是四分之一。当然，前提是他们想捐献一部分干细胞，并不是所有家庭成员都愿意自愿做这件事。这其中发生了无数故事，有的兄弟姐妹会因"过去的矛盾"而拒绝捐献，或在以经济补偿为前提的情况下才愿意捐献。

那些没找到愿意捐献干细胞的人或兄弟姐妹无法与之匹配的人，也许能够在更大范围的人群中找到捐献者，但匹配成功的概率只有五万分之一。这里还涉及一个平均值：根据祖先、迁徙流动、异族通婚等，匹配成功的概率可能是万分之一（例如通常严格受宗教支配而在内部进行繁衍的孤立群体、摩门教徒），也可能是几百万分之一（遗传物质之间复杂混合）。从20世纪80年代起，大型捐献银行被建立了起来，志愿者可以在其中存储他们的组织类型（根据简单的血液样本和白细胞确定），使自己可以进行骨髓以及随后的干细胞捐献。如今各种国际数据库中拥有超过3000万个特征性描述，这能够为几乎80%的病人提供有效匹配。

与此同时，在20世纪60年代、70年代，研究人员在寻找导致这些致命排斥反应的因素时发现了一种细胞，即T淋巴细胞。按照一个简单的逻辑，所有移植都需用纯化的骨髓，所以医生会使用先进的选择技术将T淋巴细胞提取出来。令人大吃一惊的是，疗效并没有改善，反而变差了。患者在接受移植后排异反应确实有所减少，但病情复发的频率更高。这使得20世纪80年代出现了著名的移植物抗肿瘤反应理论。捐献者的新免疫系统显然也将患者体内剩余的白血病细胞识别为异体细胞，并会消灭这些癌症残留物。因此，完全抑制患者的免疫反应似乎不是一个很好的选择。

通常情况下，英国人和美国人在发表研究成果时"忘记"了乔治·马特（开展南斯拉夫骨髓移植实验）。乔治·马特已经在1965年时描述了他的一名患者曾出现过这种抗肿瘤活性症状，并且已经有远见地谈到了"免疫疗法"。他不知道的是，如果没有基因革命，"他"的肿瘤学免疫疗法要经过几十年的时间才能被推翻。

20世纪90年代后期，在H.J.科尔布和西蒙·斯莱文的推动下，研究人员进一步探索了移植物抗肿瘤效应。在传统的移植方案中，患者必须进行非常烦琐的化疗和放疗准备工作，这一目的是"完全"根除白血病。不论是从短期还是从长期来看，这有时会对心脏、肝脏、肺和肾脏造成严重甚至危及生命的副作用。而注入体内的骨髓只是用来重新填充空的骨髓腔。

但如果移植物的免疫治疗无论如何都如此重要的话，那么准备工作实际上可以变得容易得多，毕竟，注入体内的免疫细胞可以接过病毒根除任务。盎格鲁–撒克逊语中有一句老话的意思是"低强度预处理"，在患者圈子里则流行着"微型移植"的说法。通过小剂量化疗来激活移植物，其余的则由淋巴细胞完成。如果白血病仍没有被完全根除，那么医生（从2000年开始）就会增加一些能够杀死肿瘤的淋巴细胞（DLI或供者淋巴细胞输注）。

这种治疗方式不仅能达到好的疗效，而且副作用更少，医生们也开始能够对年长和病情较重的患者进行干细胞移植。考虑到心脏、肺、肝功能能衰竭和其他副作用的风险，这在过去是不可能的。

在围绕移植的"排斥科学"高度发展的今天，我们已经可以通过一些前期处理技术利用半相容的供体来实现干细胞移植。这意味着父母（如果他们的干细胞仍然可用）和每位（亲）兄弟或姐妹都有资格成为捐献者。在这种情况下，血液学家提出了"单倍体相合"造血干细胞移植。

无论如何，异体干细胞移植（"别人的干细胞"）的使用极大地提高了无数白血病患者的生存机会：在20世纪60年代、70年代，医学界期待的治愈率为20%~30%，到21世纪则达到60%~70%。

外周血干细胞

在那个拓荒时代，移植背后的基本原理相对简单：如果患者的骨髓出现了问题，这很容易修复。只要给患者一些其他"健康"的骨髓来代替出问题的骨髓就可以了。不幸的是，捐献者需要承受这种方法的缺点：医生必须对其胸骨或骨盆骨实施数十次全身麻醉注射才能采集到足够的骨髓。移植成功与否直接取决于医生能够采集并注射的骨髓量。

毋庸置疑，大多数捐献者在痛苦地醒来后都有身体僵硬、活动受限和一周内丧失工作能力的经历……虽然骨髓被大量抽出对捐献者自身的骨髓生成没有什么不利影响（体内剩余的干细胞很快便会生产出新的细胞），但有时捐献者心中仍会有疑问。此外，尽管麻醉的风险很小，但这也让一些捐献者望而却步，一份关于捐献期间致命血栓形成的罕见科学报告更是进一步降低了捐献者的积极性。

幸运的是，许多血液学家回忆起20世纪50年代的一些早期动物实验，在一定压力下，比如人体受到严重感染时，来自骨髓的年轻前体细胞（"原始细胞"）可能会进入血液。学界意识到，也许造血干细胞可以从血液而不是从骨髓中获得。前提是这些干细胞必须大量进入血液。

两项技术突破加速了造血干细胞捐献的发展。20世纪70年代、80年代，人们发现生长因子（脑脊液血液激素或细胞因子）可以在一定程度上对骨髓起到刺激作用，从而使干细胞从骨髓溢出并渗到血液中。与此同时，血浆单采分离装置（这一名词来自希腊语"apherein"，原意为"带走"）也被研发出来。这种装置最初是一种将血液分离成血浆和细胞的离心机，在采集到有益的血浆后再将剩余的细胞还给捐献者。而现在这种装置则可以将某些类型的细胞分离出来（例如白细胞或血小板），再将血浆和其他细胞还给捐献者。

干细胞的采集步骤也是一样的，唯一要额外做的就是在捐献前几天给捐献者注射生长因子，然后再把采集到的血液放入血浆单采分离装置。这一步骤还能获得非常纯净的造血干细胞群，这当然与过去注射的"骨髓汤"形成鲜明对比。捐献者骨髓内部的大部分脂肪和骨头碎片被过滤掉了，但人们后来才意识到，最终仍会有脂肪干细胞、来自支持组织的干细胞、血管干细胞等物质被输入患者体内。外周血造血干细胞单采则不是这种情况。

从血液中提取干细胞则相对容易，而且对捐献者没有明显的副作用，这种技术使医学界从20世纪90年代起不再使用骨髓移植，转而纷纷使用"外周血干细胞"。这一技术还对自体干细胞移植（患者自身的干细胞）

的发展产生了惊人的影响。人们认为很多白血病和淋巴结癌患者的存活率降低是因为化疗和放疗次数"过少"。化疗和放疗毕竟不具有选择性，通常会同时杀死健康细胞和癌细胞，如果患者接受其中一种或两种治疗的次数过多，在癌细胞被消灭的同时，患者的骨髓也可能受到影响。而如果骨髓丧失其功能，患者就无法生存。

因此从逻辑上来讲，可以在开始化疗之前采集骨髓并将其放入冰箱（–196℃），随后进行致命剂量的化学放疗，然后再用患者自身的冷冻骨髓拯救患者。然而长期以来，骨髓捐献量的减少和副作用的问题让许多血液学家望而却步。现在有了外周血干细胞，一切似乎变得简单了许多。针对各种病症的数千种自体干细胞移植术大获成功（包括血液疾病和癌症，例如多发性硬化症）。

俗话说得好，"空谈不如实践"。血液学界还需要10年，也就是直到20世纪90年代中期才能确信血液干细胞与骨髓干细胞有相同的疗效。一些狂热的骨髓专家认为，在同种异体移植过程中，血液因含有讨厌的淋巴细胞而比骨髓更令人厌恶。这种观点也许并不完全是错误的。直至今日，10%的移植仍要依靠骨髓，这种方式尤其适用于做了大量预先治疗的患者。

自2000年年初，新的动员药物开始被推向市场，这种药物可以保证在生长因子无法充分发挥作用时，患者体内仍然能够成功生成干细胞。

所有这些都显著提高了侵袭性淋巴瘤患者的存活率，尤其是患有可怕的多发性骨髓瘤的患者，这种病是白血病和骨癌的结合体。直到21世纪初，这种疾病几乎不可避免地导致患者在三到四年内死亡，但多亏了移植，患者的平均存活率至少增加了一倍。一些有资格接受同种异体或供体移植的幸运儿甚至在治疗后能够痊愈。如果奥地利医生奥托·卡勒还在世，一定会对此感到非常惊讶，他在1885年首次描述了这种疾病。当时他尝试用大黄和橘子皮的提取物为他的第一位患者治病（顺便说一句，患者是他的同事）。

脐带血干细胞

后来，人类又一次迎来了灵光闪现的时刻。事实上，早在20世纪50年代人们就意识到，肝脏和脾脏是胎儿血液的生产器官，因此血液的生产并不是从一开始就固定在胸骨、脊柱和骨盆等的骨腔中的。6个月后，造血干细胞才会被永远固定在这些骨腔中，也只有在非常特殊的情况下才会溢出来（见上文）。但是如果血液是在肝脏和脾脏中形成的，并且这些细胞在这两处没有受限，那么它们就可以自由循环并在胎儿血液中自然生成，脐带血也是如此。

来自美国保守的弗吉尼亚州的米尔顿·恩德和诺曼·恩德兄弟是这一领域的先驱和权威专家。1964年，他们与妇科医生预约进行脐带血采集，以便能将脐带血直接输给他们的一名白血病患者。这两位科学家主要是期望能够借此提升濒临死亡患者体内的红细胞数量，实际情况是这些细胞的数量增加了，并且这个数字比他们所期望的要高得多。他们于1972年在著名医学杂志《柳叶刀》上发表的报告显示，他们在为患者注射了500毫升脐带血后，患者的血红蛋白水平增加了一倍。我们现在知道这几乎是不可能的，原因在于：首先，在婴儿出生并剪断脐带后是不可能收集到500毫升血液的（通常是100~150毫升）；其次，红细胞数量不可能在一次输血后便有如此惊人的增长。

尽管意识到了这一矛盾，兄弟俩仍然提出了脐带血中含有造血干细胞的假设。当时骨髓移植正处于早期发展阶段，因此他们的假设遭到了嘲笑。当一些接受脐带血输血的患者早亡，但医生又无法证明这是由捐献者的血型与患者不一致或排斥反应导致的，这种假设就变得更为不可信。

米尔顿和诺曼消失在了历史的风尘之中，后来又重新在广受好评的出版物《柳叶刀》中被提起，并因此被视为脐带血干细胞移植的"发现者"。20年后，在20世纪80年代中期，正如血液史上经常发生的那样，大洋两岸的研究人员又因脐带血移植的技术专利而产生争执。但这一次的争执结果是通力合作，而非以邻为壑或是彼此对抗。

其中一方是美国印第安纳大学的首席研究员哈尔·布罗克斯梅尔和洛克菲勒诊所的阿琳·奥尔巴赫，另一方则是法国巴黎的临床医生埃利亚内·葛拉克曼。后者因其对"难度较高"移植案例毫不妥协的态度而被其患者和同事称为"多事又固执的阿姨"。当时中心有一名5岁的患者患有一种罕见的先天性再生障碍性贫血——范科尼贫血，没有与之相配的供体。据助产士称，幸运的是这位母亲又怀上了第二个健康的孩子。布罗克斯梅尔和奥尔巴赫负责抽取新生儿捐献者的脐带血，检查其相容性并将其冷冻，而葛拉克曼则负责脐带血干细胞的移植。

后来的事就世人皆知了：脐带血中富含相容的细胞，很容易便被收集和冷冻起来，然后通过长途飞行从印第安纳州被运到巴黎，再及时被注射给患者。在漫长且令人恐惧的22天后，骨髓开始工作，没有任何排斥症状。现在，近30年过去了，患者仍然健康无恙。

1989年，这一手术案例的发表预示着干细胞移植历史的新纪元。布罗克斯梅尔、奥尔巴赫和葛拉克曼不仅证明了少量脐带血（仅150毫升）含有的干细胞似乎足以挽救另一个孩子的生命，而且很明显的是，脐带血采集非常安全，不会对母亲和孩子产生任何风险。此外，该项技术非常简单：在婴儿的脐带被剪断且母子相见后，血液学家可以在产科医生或助产士在场的情况下采集脐带血。他们需要做的仅仅是刺破仍附在胎盘上的脐带，然后再让血液在重力作用下流入采集袋。

后来科学家发现脐带血干细胞引起的排斥反应更少，因为其中的免疫细胞仍然不成熟且有些"稚嫩"，所以不会那么迅速地将其他组织识别为外来组织。与成人血液或骨髓相比，脐带血的相容性要求也并不是那么严格。白细胞抗原组的完全匹配（8/8或10/10）不再是必要的，6/10就已足够。不久后，许多绝望地等待世界上某个地方能有配对干细胞的患者，可以在更近范围内找到解决方案。

脐带血就像"货架上"的货物一样易得，并且可以在世界范围内即时配对。在全球可用的脐带血库中简单筛查后，便可以在一天之内得到匹配结果。与此相比，寻找一个成人自愿捐献者有时需要好几个月。捐献者愿意捐献吗？他/她本人是否患病？她会不会怀孕了？我们还能再找到他/她吗？因为毫无疑问的是，在白血病治疗中，几个月的时间有时候简直就像是永恒。脐带血的另一个好处是"天真纯洁"的胎儿的干细胞携带病毒的可能性更小［例如人类免疫缺陷病毒（HIV，又称艾滋病病毒）、巨细胞病毒、人类疱疹病毒4型、寨卡病毒，等等］。

然而，这种脐带血的缺点很快也显现了出来。产科医生或助产士的技术非常重要，如果他们夹闭脐带过晚，脐带中剩余的血液量就会过少而导致无法进行安全移植。经过一系列失败后人们发现，只有在受体每千克体重中注入最少量的干细胞，干细胞移植才能成功。一般情况下，只要患者体重不超过40千克，脐带血量就足够了。但是如果体重超过这一数值呢？

从20世纪90年代后期开始，可以给成年患者同时注射两份甚至更多份的脐带血。免疫三重奏也开始发挥作用。当然，前提是捐献血液的不同部分之间要有最低限度的兼容性。奇怪的是，在双份脐带血移植之后，只有一种脐带血中的干细胞能够长期存活并完全承担"移植"任务。然而这一现象背后的机制仍是未知。

从2000年开始，科学家们曾多次尝试在实验室中繁殖脐带血干细胞，但都没有成功。但从2006年开始，一切都因iPS技术而加速发展。

血液学家最担心的是患者在移植手术后恢复缓慢。如果使用骨髓或成人血，骨髓再生需要7~10天，用脐带血则需要21~25天，这可能是因为少部分细胞仍然"不成熟"。因此在很长一段时间内患者体内都不会有骨髓存在。轻微的感染或出血对患者来说都是致命的。

因为这种方式的排斥率较低，所以在最初存活率似乎有所提高，但脐带血干细胞移植后发生并发症的可能性更大。结果就是：脐带血干细胞也具有相同的效果，但并不会优于"正常"的干细胞。当然，如果患者没有在"成人"数据库中找到捐献者，与此同时建立起来的脐带血库则成了最佳选择。

1992年，纽约医学家巴勃罗·鲁宾斯坦创立首个脐带血银行——数千份经过分类和筛选后的血样可以被用于配型。很快，带有可免费咨询的数据库的全球一体化网络就建立了起来，其中包含近100万个脐带血样本。鲁汶脐带血银行成立于1996年，荷兰脐带血银行也紧随其后。

但很快这些公共银行就会与海岸上的"劫持者"展开"血战"。毕竟，"私营商业脐带血银行"这一概念是从美国传过来的。如果人们为了自己的以后而将脐带血冷冻起来，为什么还要将自己的脐带血捐献给公共银行，无私地供任何人免费使用呢？谁又知道从长远来看这些干细胞会有什么好处呢？

商业人士对此有清晰的定位：回应怀孕者的恐惧，"我的孩子，我乖巧可爱的孩子，一切为了我自己的孩子"。谁又会在乎高昂的采集和存储价格呢？私人脐带血银行要价2500欧元，是捐献者可免费使用的公共银行的实际成本的两倍。外加每年几百欧元的保存费？这也是可以接受的。毕竟，整个过程被描述为是为自己的孩子提供一份人寿保险。这一概念在21世纪初因"以自我为中心"的文化潮流而大受欢迎。

数以千计毫无戒心的夫妇被卷入其中。但当时已有大量数据表明，患者自己的脐带血实际上对治疗晚期白血病毫无用处。白血病病毒其实已经存在于所收集的脐带血中了。换句话说，这种方法就是将癌细胞移植回自己的身体。

商业银行迅速改变了方向。与此同时，有研究表明干细胞也可用于治疗其他疾病，如帕金森病、阿尔茨海默病、心脏病等。因此，私人脐带血存储又有了用武之地，可供"以后"使用。即使当时关于这种假设用途的数据很少，甚至根本不存在，商人们也不介意。为了自身利益，他们也没有考虑到这一事实：根据国际质量标准，脐带血的保质期有限，即脐带血在–196℃的温度下最多可保存20年，而且那些所谓的用他们的产品可以被治愈的疾病也很少，甚至永远不会发生在20岁以前。

全世界的血液学家都曾公开谴责这种欺骗行为，并警告不要将移植物和供体材料商业化。一些经济条件允许的人冻结了他们的脐带血以供自己使用，却因此遭遇了严重的蒙蔽和欺骗。当时一名碰巧怀孕的记者在我的介绍下（带着相机）来到一家私人脐带血银行，想要工作人员为她解释一下她的脐带血在捐献后可能会出现哪些情况，当时那家公司的首席执行官接受了这场备受瞩目的公开采访。他真的不知道脐带血是用来做什么的，对他来说，这显然是一种"和其他任何一种产品一样的产品"，"对一切都有好处"。"没有任何科学数据支撑？""暴利？没听说过！"结果就是，那个首席执行官对我和女记者提起诽谤和诋毁诉讼。在输掉了这场官司后，他就带着鼓鼓的钱包消失在了这场闹剧中。

这一切并没有改变这样一个事实，即全球私人存储的脐带血多于公共存储的脐带血，存储于美国的脐带血多于欧洲。这就是一种资源浪费。更糟糕的是，在向公共银行寻求帮助的患者中，有10%的患者可能会在私人银行找到匹配的对象。"我的血优先"：人们宁愿把自己的脐带血放至腐坏，也不愿意将其捐献以挽救其他人的生命。当美国洛杉矶等地的许多大型私人脐带血银行破产时，丑闻再次蔓延。一部令人痛心的纪录片展示了冰柜公开解冻的过程，成千上万包脐带血因此被丢弃。

有必要私人保存脐带血的唯一例外是高风险家庭，这种家庭内部的成员一般患有严重家族性遗传疾病或是家族内有白血病患者。在这种情况下，来自兄弟姐妹的脐带血可用于移植。父母有时会因此而"强迫"自己再次怀孕并通过胚胎选择以确保可以产下健康且血型相容的捐献者，这种情况是可以接受的。但从未出生就要被当作捐献者的孩子的角度来看，这其中的动机是有问题的。

无论如何，自20世纪90年代后期以来，脐带血实际上改善了中晚期白血病患者的生存状况，这些人没有兄弟姐妹，其他成人捐献者也无法与其匹配。对一些人来说，这实际上是生死攸关的问题，而这要感谢一位不知名的母亲的慷慨……

间充质干细胞

20世纪60年代，当第一批骨髓培养物被置于显微镜下，血液学家大致能够区分三种类型的细胞。第一种是鹅卵石形状的小圆形细胞——真正的造血者；第二种是形成了支持组织的细长细胞；第三种是脂肪沉积物，即脂肪细胞簇（炖牛膝或牛骨髓的爱好者对此非常熟悉。）起初，科学家们对支持细胞有点儿不屑一顾，真正的造血干细胞在临床应用中名列前茅，而脂肪细胞却没有什么市场（人们是这么认为的），那些讨厌的支持细胞似乎不止一次地过度生长。

但形势有所逆转。1973年，亚历山大·弗里登斯坦发现，这些细长的细胞除了可以提供支持，还有其他功能：它们可以分化成骨骼和软骨，并能够"动态维护"骨髓生态位（巢穴或凹槽），使造血干细胞可以在其中茁壮成长。直到1991年，美国干细胞权威专家阿诺德·卡普兰才为这些细胞正式命名：间充质干细胞。从那时起，关于这种鲜为人知的细胞类型的知识开始激增，主要是强调它们对免疫系统的影响。虽然它们最初是从骨髓中分离出来的，但它们在脐带血和脂肪组织中的数量也非常庞大。这种细胞的性质相当中立，因此在注入他人体内后并不会受兼容性的影响。它们作为免疫调节剂的主要功能是"抑制"各种免疫反应，这让它们成为抑制白血病干细胞移植排斥反应以及对抗自身免疫性疾病的理想选择。在这些情况下，患者的免疫系统会攻击并破坏自身的身体部位。人们熟知的例子是多发性硬化症（防御神经传导）、糖尿病（防御产生胰岛素的细胞）或风湿病（防御关节囊）。

自21世纪以来，世界各地的研究中心已经签订了许多间充质干细胞研究协议。

诱导性多能干细胞

直到21世纪，血液学领域的圣杯之一还是无法获得，即在实验室中培养足够多具有增殖能力的干细胞。最好是来自患者本人的干细胞，这样就可以为了"留作后用"而被保存起来。多年来，从骨髓、血液和脐带血中培养造血干细胞的努力并没有取得预期的结果。这可能是由于造血干细胞在进化为成熟血细胞的过程中过度成熟，不再有足够的增殖能力，而让它们回到相对不成熟的状态也是不可能的。

然而，约翰·格登（先后于牛津大学和剑桥大学任教）在1962年就已经尝试过：他用来自同一种青蛙的肠道成熟细胞的细胞核替换了受精卵的细胞核，并证明这个移植卵细胞可以长成一只全新的青蛙。因此，旧细胞可以通过细胞核获得第二次生命并恢复到原始状态。这一证据还表明，我们身体中的每一个细胞无论多么成熟，都含有能够在我们体内制造所有可能细胞类型的信息。人们需要做的仅仅是让基因信息再次发挥作用。

格登因其发现而在2012年获得了诺贝尔奖，但他是一个有争议的人物。1949年，著名的伊顿公学的老师在他的成绩报告单中评价道：如果他能够实现成为生物学研究人员的梦想，那将是"纯粹在浪费时间""这个想法非常荒谬"。他偶尔还会用这件事调侃一下。十多年前，他的研究结果在人们看来仍然非常新奇，但已有几个小组在默默地继续研究他的"动物体细胞核移植技术"。他们的研究最终在广受讨论的绵羊多莉身上达到顶点，多莉于1996年在爱丁堡伊恩·维尔穆特的实验室被"创造"出来。维尔穆特将一只绵羊去细胞核的卵细胞与来自另一只绵羊乳腺细胞的细胞核相结合，再将这一杂交细胞植入代孕母羊体内。一只与乳房细胞供体完全相同的克隆羊就此诞生。这一爆炸性新闻迅速传播开来，很多自恋者都幻想着有一天能够克隆自己，而教会则对这个邪恶的实验感到非常厌恶。

为了使这项实验成功，研究人员尝试了数百次，产生了一些可怕的畸形"克隆体"，但这些都被聪明地掩盖了。此外，似乎没有人能够用人体细胞重复这一过程。直到10年后的2004年，韩国生物学家黄禹锡发表的论文震惊了世界。他利用体细胞核移植术成功地创造了11种人类干细胞系。每一位捐献者的无核卵细胞中都被插入一个成熟的细胞核，从而创造出不断生长的细胞系。结果便是克隆细胞可以源源不断地生长。据其称，这一技术拥有"无限"的应用领域。甚至有言论表明，帕金森病患者和脊髓损伤患者接受移植治疗的时代"即将来临"。

不久后人们发现黄禹锡的实验结果不是真实的。他的实验室研究人员曾披露，他为了自己的荣誉编造了大部分数据。当他发现了收集卵子的特殊方法时，也就是他从神坛跌落的开始。他不仅恐吓实验室的年轻学生捐献卵子以获得更好的实验结果，还在生育治疗方面误导患者。患者同意他使用治疗中多余的卵子，但他并没有告知患者他用于实验的是收集到的质量最好的卵子，然后再将受精的劣质卵子重新植入患者体内。他的实验室也因此而开始发展卵子交易业务。据报道，黄禹锡用胁迫等手段从100多名妇女那里"购买"了2000多个卵子（每个1400美元）。

黄禹锡实际上是一名兽医，他还利用他的技术克隆了牛、狗等各种动物。2005年，第一只克隆狗的诞生让他的朋友和竞争者都感到非常惊讶。这只叫"斯纳皮"的克隆狗与它的父亲（阿富汗猎犬）在基因上完全相同，并由一只拉布拉多母犬代孕生出。他的职业生涯以悲剧告终，他在2005年失去首尔大学的教职后，于2009年被判处2年有期徒刑。然而直至今天，任何人如果愿意花费大约5万欧元，仍可以去韩国（或美国加利福尼亚）将他们心爱的宠物克隆出来。

与此同时，在世界的另一端，马丁·埃文斯早在1981年就成功从正常小鼠胚胎中分离出了"原始细胞"。这种细胞后来被称为"胚胎干细胞"。在受精卵（胚胎）开始分裂后，可以从胚胎中分离出8细胞阶段的细胞，而胚胎似乎不会受到任何不利影响。分离出的细胞仍然具有"真正的"多能性：每一个细胞可以产生约220种不同的细胞和组织。而且在合适的培养条件下，这些细胞可以无限期地存活下去并继续不受限制地繁殖。"干细胞是永生之源"这一概念诞生了。埃文斯凭借这一发现在2007年与其他科学家共获诺贝尔生理学或医学奖。

尽管如此，直到1998年，美国威斯康星大学的吉姆·汤姆森才以相同的方式分离人类胚胎。第一个人类胚胎干细胞系是在试管婴儿的"剩余"胚胎中产生的。

不论曾经还是现在，使用这样的胚胎做研究都是很常见的。通常情况是，患者的卵巢受到刺激时会分离出几个卵子，只有少数卵子会被重新植入体内。当这对不育夫妇想要孩子的愿望得以实现时，通常会有几个胚胎剩下，这些胚胎则成了义务论难以触及的"无人区"。即使父母的知情同意权已经受到了尊重，某些权威仍然无法挣脱道德的束缚，也就是他们"利用"已经算作一个生命的人类胚胎做实验。

保守的宗教团体认为汤姆森的研究是一种可怕的谋杀，并在2001年通过乔治·W.布什总统下达政令以禁止胚胎干细胞的研究。这实际上意味着依赖联邦资金的干细胞实验室的活动受到限制，但那些获得私人资金支持的干细胞实验室可以不受限制地继续开展实验。此外，2001年之前创造的干细胞系仍被允许使用。这种政令虚伪且模棱两可，但无论如何，这些规定促使许多研究人员离开了美国，搬到或返回欧洲、亚洲开展实验。

其中一位研究人员是比利时医学家凯瑟琳·维法利。她于1987年离开鲁汶大学前往美国进行短期学习，最后在明尼苏达大学任教17年。在成长为国际知名的干细胞专家后，她仍然坚信"能够在实验室中造血"这一古老的鲁汶梦想。21世纪初期，尽管这位医学家已经对几千个培养基和实验动物进行了实验，但还是没有成功。然而，突然间出现了一个意外：她发现了意料之外的物质。她的一名研究生负责更换培养基（干细胞每日所需的营养物质），但忘记喂养特定"批次"的小鼠干细胞。通常情况下，这意味着这批干细胞注定要死亡。第二天早上，令人不可置信的事情发生了。通过显微镜观察培养基后，她惊讶地发现并非所有细胞都已死亡。有些细胞的外形发生了很大变化，它们不再是完美的圆形造血干细胞，而是呈现出细长的形状，像是神经细胞。根据（当时已提出的）生物学定律，这种情况是不可能出现的，但后来的几次测试和实验都证明这一结果绝对是真实的。造血干细胞经历了从单能细胞（制造血液）变为多能细胞（制造不同的组织和细胞类型），然后再变回单能神经细胞或神经元的"重新编程"。

她在2002年发表的关于她第一次分离出的细胞（多能成体祖细胞）的论文引起了轰动，尤其是在宗教界。因为如果凯瑟琳的发现是正确的，那么不需要胚胎干细胞也可制造出多能细胞，这些多能细胞可以制造出神经细胞、脑细胞、肌肉细胞、肠道细胞、肝细胞、心脏细胞等，之后胚胎可能不再是研究的必需品，所以这让梵蒂冈如释重负。

与此同时，凯瑟琳回到了鲁汶大学，在她自己的干细胞研究所（SCIL）继续开展研究。她的开创性实验结果还有待证实。她需要将多能成体祖细胞与胚胎干细胞（细胞多能性的黄金标准）进行比较，最重要的是，她仍需要向人类干细胞进军。虽然其他实验室很快就通过实验动物证实了她的结论，但人类干细胞的实验结果似乎正好与之相反。它们很难"直接"转换为多能细胞，而且难以重新编程。

然而突然间，远东迎来了人类干细胞研究的曙光。日本整形外科医生山中伸弥从遗传角度出发，对小鼠胚胎的形成过程进行研究，在2006年得到了惊人的成果：在形成过程中发挥关键作用的基因不超过4个（Oct4、Sox2、KLF4和c-Myc4种转录因子）。通过将这些基因重新引入到成熟细胞中（例如造血干细胞或皮肤细胞），他能够将这些细胞重新编程为胚胎细胞。但有一个不可忽视的细节：日本人做了100次尝试，只成功了一次……

仅仅一年后，威斯康星大学的吉姆·汤姆森（20世纪90年代首次从人类胚胎中提取出干细胞的科学家）成功地在人类细胞中重现了这一过程。一个简单的皮肤细胞可以被重新编程为胚胎细胞，然后随着胚胎细胞的成熟，可以将其"转变为"其他种类的细胞（血液、肌肉、心脏、肝脏、肺、肾脏、大脑、卵子、精子等）。成功生成诱导性多能干细胞（iPSC）标志着医学界获得了"多能性"这一座圣杯。

一种新的医学，也就是再生医学，即将出现。严重缺乏用于移植的器官的时代已成为历史，无限制人工培养器官及组织的方法已经成熟。人们不再需要做残忍的动物实验或耗费大量时间去寻找志愿者。例如，如果想要评估某种药物对人类肝脏的影响，现在可以培养人类肝细胞，用人工培育的"肝脏切片"或"肝脏芯片"开展实验。如果想要研究人类的帕金森病或肌萎缩侧索硬化（ALS，一种致命的肌肉、神经疾病）的遗传原理，医学家可以利用该患者的皮肤或血细胞培养永生化干细胞系并开展广泛研究，而无须再麻烦患者。

早在2012年，山中伸弥就因其研究成果获得了诺贝尔生理学或医学奖。这已经是干细胞研究第二次获得该奖项了……

保守派和宗教团体的反应非常激烈：毕竟目前使用胚胎干细胞做研究看起来完全是多余的。但很快研究人员便警告称，将这些诱导性多能干细胞与胚胎干细胞进行比较仍然是有必要的。因为基因改造和随后干细胞的不断分裂可能会导致突变，没有人能够预测其后果。此外，山中伸弥将艾滋病病毒的逆转录病毒的基因导入了干细胞。没有人能保证这种病毒不会在细胞系中一直存在下去。如果移植这种细胞，也许会导致癌症。

与此同时，除了使用化学移植方法或纳米技术，科学家还尝试将危险性较低的病毒基因（腺病毒）导入干细胞。也有技术通过分子刺激血细胞中"沉睡的"胚胎基因，从而在内部重新编程。格登的认识是正确的：人类返老还童所需的一切都在我们的遗传物质中，我们需要做的只是让它们复苏。这个简单的概念也吸引了一些不轨之徒。

2014年，由小保方晴子领导的另一个日本研究小组在著名的《自然》杂志上发表论文称，通过压力刺激的方式重新编程可能比基因操作简单很多。他们介绍了一种STAP细胞。这一细胞名称来源于"刺激触发采集功能"（stimulus triggered acquisition of pluripotency）每个英文单词的第一个字母。然而这种压力刺激无法被任何实验证实，《自然》杂志很快就将这篇论文撤稿。不久之后，与小保方晴子合作最为密切的研究人员自杀身亡。

与此同时，胚胎干细胞的（少数）支持者没有停滞不前，仍受着几年前将资金投入胚胎研究的商业人士的资金支持。他们声称，他们从胚胎中获得的细胞会"更纯净"，"出现问题的可能性更小"，所以用于移植也更安全。山中伸弥的技术利用的是来自血液或皮肤的成熟细胞，这些细胞受到环境和代谢的无数次影响，然后再凭借它们的"经验"重新焕发活力。因此，如果用这种细胞进行移植，它们将永远带有过去的印记：他们的表观遗传记忆。

21世纪初期，临床研究人员也对这种技术在实际应用中产生的排斥反应表示严重怀疑。理想情况下，每个患者都应该拥有自己专属的诱导性多能干细胞系，从而能够在没有排异反应的情况下接受移植。但生产一个诱导性多能干细胞系至少需要6个月，每个患者需要花费100万欧元。因此当患者病情较为严重时，这种技术并不具有实效性，而且只有少数人能负担得起。

直至今日，研究人员仍在寻找解决这个问题的方法。操纵细胞的免疫状态（"万能方法"）和所谓的超级供体可以抑制排异反应。建立具有数百个细胞系的干细胞库就可满足75%以上的人口的移植需求。但这是未来的事了。

癌症干细胞

关于造血干细胞及其生长、转移方式的研究也推动了癌症干细胞的一系列研究。人们不惜一切代价想要追查每一个肿瘤中的"神秘"细胞，因为所有痛苦都是由这种细胞引起的。

早在19世纪，当有冒险精神的理发师兼外科医生切除动物的肿瘤，将它们制成细胞悬液并注射到其他动物体内"看看接下来会发生什么"时，人们就已经知道肿瘤仅需要很少的细胞便能生长。19世纪80年代"转移"这一概念就出现了。

1937年，雅各布·佛斯和莫顿·卡恩证明了是单个细胞而不是某种传染性病原体将癌症带到实验动物体内的，这引起了极大轰动。自20世纪60年代起出现了一种观点，即癌症表现出与骨髓中可以证明的等级有着相同的层次结构：处于顶端的干细胞会产生不同的异质性亚群。因此，肿瘤并不是一个同质性整体。这也就解释了为什么某些肿瘤（例如白血病）可以很快便有所缓解：体内不再产生明显的肿瘤细胞，但是身体某处仍会有耐药细胞在化疗中"幸存"下来，这会导致肿瘤复发，有时甚至会致命。

自1990年以来，我们就已知道癌症干细胞与其产生的细胞不同，即癌症干细胞不会持续分裂，而且传统的化疗药物对不分裂的细胞不起作用。传统化疗药物想要破坏的是正在分裂的细胞的DNA，或者达到更好的疗效：破坏控制增殖的DNA。这使细胞容易受到化学试剂或辐射的影响。所谓的休眠癌症干细胞——据估计，每25万个白血病细胞中就有一个——在最密集的治疗中也能存活下来，它们会导致病情复发并最终使患者死亡。

顺便说一句，这种"休眠原理"也适用于正常的造血干细胞，干细胞大约5年才分裂1次，在休眠状态下可以在化疗中存活下来，并且在风暴过去后可以继续制造新的骨髓。

一个有趣的细节是，这种造血干细胞的分裂极限约为42次（对此感兴趣的人可以了解一个名词：海弗利克极限），理论上骨髓的生存极限约为200年。这与端粒的长度有关。端粒是存在于人类染色体末端很小的一部分，每次细胞分裂端粒都会缩短一点儿，大约分裂40次后，端粒不再具备能够使DNA成倍复制的能力。遗传学家喜欢将端粒比作鞋带的塑料末端。这种末端是为了防止鞋带脱散。如果取下它们，我们就不可能再系住鞋带了。

癌症干细胞也与上述分裂极限有一定关系。它们在进化过程中保留了端粒酶，这是一种防止染色体缩短的酶。就像另一个极端——可以不受限制、不断繁殖的胚胎干细胞一样，端粒酶可以永生。毋庸置疑，如何破坏端粒成了大量药物研究的主题，人们有望研制出对抗（转移性）癌症的新药。

当然，另一种比较有前景的癌症治疗方式是寻找专门杀死癌症干细胞的化学治疗剂。成熟的癌细胞后代也不需要再被处理了。它们会自然老化、死亡并且不会被替代。所以可以从根本上铲除癌症。

实话实说，并不是每个人都能接受"癌症干细胞"这一词语。也有很多人支持肿瘤的克隆演化学说。这意味着原始癌症干细胞会发生额外的突变，或多或少变得更具伤害性，并对化疗或放疗产生一定抵抗力。这一结果与干细胞理论相同，即异质性肿瘤变得越来越难以治疗。一个值得注意的细节是，治疗本身尤其是化疗可能会造成额外的突变并导致患者死亡。已知的一些白血病和淋巴结癌会受治疗的影响从低级别发展为高级别侵袭性癌症，也许就与这两种原因都有一定关系。

温顺的牛犊和致命的病毒：输血

血液史上最美丽的故事之一就是输血。我们的祖先认为血液是生命之源，充满了神秘的属性。在他们看来，这种红色的"黄金"蕴含着能量、对生命的热情和永恒的青春。直至今日，马赛人仍然会喝用牛奶稀释过的牛血，以从中汲取力量。在马赛人看来，他们如果能杀死一头狮子并喝下它的血，他们就能战胜一切。现代传说中，食用带血的肉（"生嫩带血"）、血肠、猪血汤能够推动能量转移（这里指铁），激发人们对生命的热情。这种理念在替代医学领域非常流行，在其他领域也是如此。

我们发现，古人曾做过这样一种实验：通过（原始或其他形式的）输血将这种红色的黄金从一种生物转移到另一种生物。通常这种实验涉及饮血。例如，罗马竞技场的观众希望通过喝垂死的角斗士的血来获得力量和勇气（古罗马作家老普林尼曾真实记录了这一风俗，后来他于公元79年在庞贝古城的地震和火山爆发中遇难）。这种做法开始流行时，塞普蒂姆斯·西弗勒斯皇帝于公元193年下令将饮用人血作为治疗癫痫和狂犬病的唯一方法（尽管在塞尔苏斯看来，健康的狗或黄鼠狼的血液可能会有一定疗效）。

古罗马人并不是唯一借吸血逃避灾难的群体，在中世纪，维京各部落曾通过饮用海豹和鲸鱼的血来治疗癫痫和令水手们心生恐惧的坏血病（维生素C缺乏病）。玛雅人在他们的金字塔顶上献祭战俘，他们经常会喝掉牺牲者的血或吃掉他们的心脏。这样做不仅是为了说服太阳神在第二天早上再次升起，也是为了吸走牺牲者的力量。

人们在多地发现了真正意义上输血术的使用证据。奥维德（公元前43—公元18年）在他的《变形记》中用了许多章节来刻画阿尔戈英雄伊阿宋的妻子美狄亚。传说她放干了公公埃宋身上的血，并将一种强效灵药灌进血管，从而使他返老还童。嗜血的美狄亚随后又诱导她丈夫的竞争对手、昏庸无能的珀利阿斯国王的女儿们尝试相同的疗法。当珀利阿斯被女儿们排干血液死去后，美狄亚带着这些血液消失得无影无踪。她帮助丈夫赢得了这场战斗。

叙利亚国王贝德-阿达德（约公元前100年）的古老的希伯来故事可能会更真实一些。这个国王患上了麻风病。他的医生多次为他做放血治疗，并用别人的血液为他换血。

埃及第十八王朝一些法老的墓文上也有记载说，他们曾用年轻男性（最好是犹太人）的血液清洗他们的皮肤以治疗皮肤病（可能还有麻风病和象皮病）。年轻的血显然比老化的血拥有更强的治愈能力。

早期的基督教传统也离不开血液：信徒必须象征性地在基督为拯救人类而流的血中沐浴。如今，耶稣的血仍然是圣餐的象征："你们喝下这个……"在中世纪的修道院中，这种血液崇拜有时会导致过度放血或过度忏悔。

教皇英诺森八世（这个名字意味着什么？）有幸成为历史上第一个"真正"接受输血的人。据记载，他的私人医生于1492年建议"抽取一些"非常年轻的男孩的血液，以治疗导致他卧床数周的轻度瘫痪（可能是由脑血栓引起的）。我们不能根据记载的三个牧羊男孩的信息确定他是喝掉了血液，还是在血液中沐浴，或是以其他方式将这些血液注入了自己的身体。但可以确定的是，他和那三个牧羊男孩一样，不久就死了。

真正的输血始于17世纪，当时佛兰德斯的维萨留斯和英国的威廉·哈维先后对血液循环系统及其功能做了相当准确的描述。不久之后，科学家们便开始了第一个实验，即用另一种液体代替流出的血液。然而通过静脉给狗或猪注射啤酒、葡萄酒及牛奶的实验都失败了。

洛尔的狗和德尼医生的精神病患者

1650 年，英国医生理查德·洛尔用狗做了一次开创性实验。他以克里斯托弗·雷恩的实验为基础，发明了一种通过空心鹅毛笔将两种动物的血液循环联通的方法。他将一只狗的血液排空并用另一只狗的血液"拯救"它。他在报告中表明，如果同时打开供体的动脉和受体的静脉，那么从供体到受体的输血效果是最佳的。这样便可以很好地利用两者之间的压差。

输血史上另一个大名鼎鼎的人物是让–巴蒂斯特·德尼。这位来自蒙彼利埃的医生想离开省内幽闭的医疗环境，于是在 1660 年左右满怀憧憬地前往路易十四的巴黎宫廷任职。巴黎法兰西学院傲慢的同事起初对他不理不睬，但这种冷漠很快就变成了嫉妒。

德尼认为，比起放血，输血更能挽救患者的生命。他还支持这样一种论断，即性格特征也可以通过血液而转移，例如将血液从温和的人转移到有攻击性的人，或者从精力充沛的人转移到忧郁沮丧的人。我们不知道德尼是否了解洛尔的实验，但他曾公开表示接受输血的狗能够继承供血狗的训练素质和服从力。与洛尔相反，德尼使用细银管来联通血液循环。他的第一个实验是在不同种类的动物之间转移血液，一切都因命运的转折而进行得异常顺利。1667 年，德尼坚信血液具有使人恢复活力的神奇特性，令巴黎保守的医学机构感到恐惧的是他的下一个实验：将动物的血输给人类。

他的第一个实验对象是高烧不退且连续数周神志不清的年轻人。放血没有带来任何缓解。德尼意识到这个人体内的血几乎流光了，因此决定给他输牛犊的血。患者在实验中奇迹般地活了下来。尽管排出了大量血尿（不相容而被身体排斥的牛犊血），但患者完全退烧了。

消息像野火一样在巴黎街头蔓延。卖给德尼小牛犊做实验的屠夫认为他也可以给自己输一些牛犊血。他真的这么做了。屠夫在输血后幸存下来，并用小牛犊肉宴请了这一输血法的"支持者"。

后来安东尼·莫雷出现了，这个来自乡村的精神病患者以疯狂殴打妻子珀赖因而出名，经常赤裸地走在巴黎的街道上，到处放火并袭击民众。据德尼说，他急需一头温顺的牛犊的血。首先，他以轻柔的手法从安东尼身上放出一些血液（"传统"放血法），然后再从小牛的颈动脉抽出500毫升血液，并通过他的细银管注入安东尼的静脉。安东尼的精神病有所好转并表现得更加"正常"。这令他的妻子珀赖因非常高兴，满心欢喜地带着他回了家。然而很快安东尼又旧态复萌，遍体鳞伤的珀赖因以温和的方式劝服德尼再次为安东尼换血。安东尼又平静下来，但副作用也很严重：手臂的注射部位"刺痛"感极其强烈，并患有严重的肾绞痛，小便呈黑红色。神奇的是，他还活着。

不幸的是，安东尼·莫雷的病情在几周后又复发了。被丈夫打得半残且满身是血的珀赖因大发脾气，要求德尼立即给安东尼大量输血。被安东尼之前的激烈反应吓了一跳的德尼明智地拒绝了，即使他刚好在莫鲁瓦家中得到了一头新为他"准备"的小牛犊，他也不想因此损害自己的声誉。这一次，安东尼没有战胜精神病，浑身抽搐并在当晚死去。珀赖因立即将德尼告上法庭，罪名是"谋杀"她的丈夫安东尼。

尽管德尼许多有声望的同事没有为他辩护（相反，他们拒绝承认哈维的血液循环理论，甚至贿赂珀赖因发起诉讼），他还是被无罪释放了。事实上，法庭已经搜集到证据，他们在安东尼的家中发现了大量的砷，珀赖因显然与此脱不了干系。事实上，作为撤诉的条件，珀赖因要求德尼支付的赔偿费要比法兰西学院承诺给她的多得多。

现在我们知道第二次输血后产生的严重副作用是由安东尼的身体与牛犊血不相容导致的。他的身体已经产生了针对牛犊血液红细胞的抗体，牛犊血迅速在血液中被分解并通过肾脏排出体外。氧化反应使流出的血液呈黑色。安东尼也可能因此而受到惊吓，这完美地解释了为什么他的侵略性会消失，转而变得沉着温顺。德尼早就知道了这一切。

在安东尼的治疗彻底失败后，德尼的输血技术饱受质疑。除了在英国和德国进行的一些"模仿性"实验，这项技术也慢慢被人们遗忘，但究竟是德尼，还是英国医生洛尔和他的同事们首次完成输血，人们对此争论不休。美国范德堡大学的教授霍莉·塔克在她的《血之秘史：科学革命时代的医学与谋杀故事》一书中将这一争论称为"17世纪的英国和法国为争夺科学主导地位而进行的第一次冷战"。类似的争论在之后时有发生。

与此同时，在巴黎，妒火中烧的学院派学者没有忘记污蔑非常受欢迎的德尼。为了维护自己在宫廷的声誉，他们将输血描述为医学史上的巨大失误。笛卡尔（"我思故我在"）等哲学家也加入了讨论，并强调输血只是一种机械性操作，不会使人的性格发生转变，也不会创造出人兽混合体。人们不会像狗一样吠叫或发出哞哞的声音，动物也不会像人一样说话，更不用说能够进行哲学思考了。

反对者播下了疑虑的种子。如果血液中仍然包含着人的灵魂呢？人类绝不能冒这种风险……这件事也传到了仍对此怀疑的英国王宫，甚至有传言说梵蒂冈的一些神职人员受到了青春永驻传闻的诱惑，偷偷输羔羊血而死亡，于是任何形式的输血都被教会和教皇禁止了。此后150多年，尽管有人尝试将牛奶和山羊奶输进人体，但输血仍然是一种禁忌。

分娩的突破

直到1818年，伦敦的妇科医生詹姆斯·布伦德尔（1790—1877年）不想再眼睁睁地看着他的一些病人因产后出血死亡才打破这一禁忌。之前的德尼和洛尔主要想利用输血来改变人的性格特征并使人青春永驻，而布伦德尔是第一个意识到持续、大量的出血与血压迅速下降（虽然当时对此还不了解）和心脏问题导致的死亡有关。他认为输血可以为这些患者提供所需的血液，从而挽救她们的生命。在对狗进行了一些新实验后，他设计了一个能够借助重力将血液从供体转移到受体的精巧装置。后来他给这个设备取了一个合适的名字——"重力仪"。这种装置其实就是一个漏斗，捐献者的血液被置于其中并以敞开的形式暴露在空气中，然后再借助重力通过机械泵将血液转移到出血患者的手臂处。在他撰写的使用说明中，明确了应如何将设备与椅子连接，以确保足够的稳定性……

1818年，布伦德尔在一个晚期癌症患者身上测试了他的技术。每次他都会从不同的捐献者那里抽取400~500毫升（约14盎司）血液。患者在56小时后死亡。这并没有阻止布伦德尔后来用他的助手和患者丈夫的血液（如果分娩时在场的话）连续治疗了10个因产后大出血而垂死的患者。只有4个输血患者"成功"活了下来，其他患者还是逃脱不了死亡，但这一结果可以被视为一种原理论证。布伦德尔也曾使用极少量的血液（100~125毫升），这导致他受到了批评，人们说这种技术行不通，因为大多数女性已经失去了数倍的血液。

当时没有人知道血型的存在，而人体通常因血液不相容发生剧烈的反应，包括高烧、寒战、黑尿和肾栓塞，再加上人体开放式循环系统的感染风险和对操作速度的要求（人们不知道抗凝剂的存在，所以无法阻止很快形成的血块），我们就能明白这是一项艰巨的开创性工作。一些患者会死于输血而不是产后大出血。因此，医学界对这一方法也很怀疑。

后来，詹姆斯·布伦德尔将目光投向了尘世生活。1847年，57岁的布伦德尔止步于医疗实践。此时的他已经积累了50万英镑的财富，这在当时相当可观。对一个妇科医生兼输血技士来说，这已经很不错了……他会在生命的最后一段时间努力提升古希腊语水平。其他人接替了他的先驱角色，努力寻找当时输血的两个最大障碍的解决方法，即血液的凝固和降低感染风险的方法。

夏尔-爱德华·布朗-塞卡（1817—1894年）是毛里求斯的医生，医学界后来用"布朗-塞卡"命名了一种神经系统综合征。布朗-塞卡从日常生活中获得灵感，发明了"脱纤维蛋白"法。将开始凝结的血液用打蛋器打散，然后将凝块筛出，再将剩余的液体输给患者。（人们后来知道纤维蛋白是血液中的一种凝血蛋白，并且确实可以通过这种方式去除纤维蛋白。）遗憾的是，用打蛋器不是一种有效的方法：蛋白质和血细胞会过度流失。此外，这种方法非常耗时，而且会有感染的风险。

19世纪下半叶的普法战争迫使医生们开始使用应急措施，他们重新开始使用手臂对手臂输血的技术。维也纳医生约瑟夫·安东尼·鲁塞尔凭借一种便捷的技术而成为随军外科医生。这种技术就是用一根短银管将捐献者的静脉直接连接到受体的静脉。后来，大概在1908年，著名的法国外科医生亚历克西斯·卡雷尔改进了显微血管缝合术。卡雷尔吹嘘自己曾在一名里昂刺绣师那里接受了技术培训，但在卷入"卢尔德奇迹"的丑闻后，他逃到了纽约。在熙熙攘攘的纽约，这名爱炫耀的外科医生声名鹊起，并在实验过程中发明了一种先进的方法，即通过显微外科用缝线将供体的动脉直接连接到受体的静脉。当他试图挽救一个朋友刚出生的女儿时，他第一次在人类身上尝试了这种技术，这个女孩的父亲则是血液的捐献者。他将父亲的腕动脉与婴儿的腘静脉直接连起来进行输血。孩子在手术后奇迹般地活了下来，新闻界详细报道了这个故事。

尽管他的这一发明不适用于常规输血，但后来在其他外科领域得到了广泛应用。1912年，卡雷尔因其对器官移植的贡献而获得诺贝尔奖。顺便说一句，通过直接连接父女的血液循环，卡雷尔也许无意间创造了首个联体生物。联体生物是一种共享彼此血液循环的生物，双方的血液可以实现双向循环。21世纪，这一技术在人们通过输血寻找青春永驻的秘密时再次出现（见第261页）。

与此同时，输血医生仍需继续与血块做斗争。他们的挫败在美国引起了一场反对运动。是的，你没看错，人们开始大肆宣传将牛奶作为血液替代品的好处。来自奶牛和山羊的奶，各种奶类、母乳……所有种类的牛奶都被尝试过，人们没有得到有益的结果，只产生了大量的副作用。牛奶很快被一种更无害的盐水溶液取代，这种物质至少能够为体内血液流干的患者提供暂时的支持，因为这一过程并没有输入"真正的"血液，所以这对患者来说相当于推迟死亡罢了。

直到1914年，比利时医生阿尔伯特·霍斯汀和阿根廷医生路易斯·贡戈拉几乎同时偶然发现，如果将柠檬酸钠添加到血液中，就可以防止凝血。来自美国纽约西奈山医院的医生理查德·卢因森和理查德·韦尔试图找到合适浓度的柠檬酸钠并将其添加进捐献的血液中，从而使血液可以在数天内保持凉爽且呈液体状。第一次世界大战开始时，索姆河野战医院的军医已经不再需要进一步发展输血技术了。

还有两个障碍

然而，还有两个重要障碍需要在这之前被克服：卫生学和血型。一方面，路易斯·巴斯德（1822—1895年）发现细菌和真菌会导致污染和腐坏；另一方面，约瑟夫·李斯特在1867年引入了"卫生学"和"防腐"的概念。在这两位医学家的影响下，包括野战医院在内的外科手术变得更加安全。詹姆斯·霍布森·艾弗林（1828—1892年）描绘的画面再也不会出现了。这名美国产科医生以将自己的输血设备放在外套口袋里而自豪。这里引用她的一句话："8年来，我每次去产房时都将这个设备装在口袋里，以备不时之需。"这个装置被用在了一名刚刚分娩且大出血的21岁妇女身上。艾弗林用她的"干净"装置给这位妇女注入了大约500毫升的血液。她在实验中幸存了下来，但艾弗林对这一结果并不满意，因为她的病人一直喊着自己肯定会死，而且"病人精神状态的好转并没有我预期的那么明显和迅速，但这也许是由于她喝了大量的白兰地"。

第二个突破要归功于卡尔·兰德施泰纳（1868—1943年）。1901年，这个具有犹太血统的维也纳医生"发现"了血型。为了解决感染的问题，兰德施泰纳研究了血液防御感染的机制，并在实验过程中将他的同事和实验室技术人员的血液混合在一起。他注意到一些细胞在混合后聚集在一起，而另一些则没有。这使他区分出了三种血型：A型、B型和C型（C型后来更名为O型，因此称为"ABO血型系统"）。在兰德施泰纳发表的开创性文章的最后一句话中，他才以免疫学家的身份提到研究结果可能对输血具有重要意义："最后，应该提到的是，上述观察有助于解释给人类输血的后果。"

兰德施泰纳用德语发表了这篇文章，在极端的反犹太主义环境的影响下，直到1907年才有人注意到这位犹太科学家在"不出名"的《维也纳临床周刊》上发表的论文。接下来，美国一些研究人员重拾他的研究并开始建立新的血型系统。布鲁塞尔的免疫学家朱尔·博尔代（1870—1961年）发现，如果将一种动物的红细胞注射到另一种动物受体中，会触发抗体的形成，从而导致溶血，免疫血液学就此诞生。从那时起，人们开始了解到：A型血有抵抗B型血的天然抗体，B型血对A型血有天然抗体，O型血对A型血、B型血有天然抗体。

1902年，科学家们在不会对A型血、B型血产生抗体的人中发现了AB型血。后来，1925年，兰德施泰纳发现了人类的其他几种血型系统（包括M、N和P）。随后还有数十种血型系统陆续被发现。

兰德施泰纳的发现意味着可以通过供体筛查来预防严重后果，有时甚至是致命的输血反应（高烧、寒战、背痛、血压下降、心律失常、尿血）。多亏了兰德施泰纳，我们才能知道O型红细胞几乎可以提供给所有人，而具有AB型血的人是万能受血者。交叉配血实验也因此获得了进一步发展。交叉配血实验是指，研究人员将受体的血清与捐献者的红细胞相结合，并检测受体的反应，例如是否会产生凝块。

德国在第一次世界大战中战败后，兰德施泰纳曾在海牙度过了一段非常凄惨的时光，在那里他只被允许做常规的实验室工作，于是1919年他前往了美国。1929年，他加入美国国籍，并于1930年（在他的开创性实验成果发表29年后）获得诺贝尔生理学或医学奖（而朱尔·博尔代早在1919年就获得了这一奖项）。

1940年，兰德施泰纳迎来了研究生涯中最后一个大发现。在对一名刚生产完的O型血患者异常严重的发热反应进行研究时，他注意到患者的血清使超过80%的供体血液形成凝块，而血液捐献者是患者同样拥有O型血的丈夫。因此，患者体内一定有另一种广泛分布的抗体在起作用。简单来说，兰德施泰纳发现了恒河猴血型系统（兰德施泰纳曾利用恒河猴的血液做实验，并以这一物种命名）。

大多数捐献者的红细胞上似乎存在某种独立于ABO血型系统之外的恒河猴蛋白，可以将其称为"Rh阳性"。一小部分患者（约10%）的红细胞上没有这种蛋白，被称为"Rh阴性"。当把Rh阳性血输给Rh阴性血的患者时，后者便会产生抗体。在随后的Rh阳性血液输血过程中，红细胞被分解，有时会引起剧烈的寒战并导致输血失败。

从科学家们不仅能够检测血型而且能够检测出血液的阴阳性的那一刻起，大多数输血造成的问题就被攻破了。自此以后，很明显，只有O型Rh阴性血的人才是万能供血者。当前，一些急救中心仍然会备有大量O型Rh阴性血用于紧急情况的输血，原因是，通常情况下医院没有时间再去找合适的血型或进行交叉匹配了。

恒河猴血型系统的发现也将解决另一个常见的问题，即子宫内胎儿的溶血问题和新生儿的黄疸。当Rh阴性血母亲与Rh阳性血父亲结合，所怀的胎儿是Rh阳性血时，就会发生这种情况。在怀孕期间，特别是在分娩期间，胎盘血管会出现微裂纹，一部分Rh阳性血胎儿的血液会进入Rh阴性血母亲的血液循环中。然后母亲体内便会产生抗体，这些抗体可以通过胎盘攻击婴儿的血液。结果便是：胎儿患上贫血症，在溶血后出现黄疸。特别是当母亲第二次怀孕的时候怀了Rh阳性血型的胎儿时，这可能导致严重的问题，有时甚至会危及生命，还有可能导致流产。

如果亨利八世知道了这一事实，罗马教会和圣公会可能就不会分裂了。他的第一任妻子阿拉贡的凯瑟琳连续五次流产，无法为他诞下一位男性王位继承人，所以亨利选择违背教皇的意愿与她离婚。一些历史学家认为这可能是由Rh阴阳性不兼容所致。如果那一切没有发生的话……

无论如何，从20世纪60年代中期开始，Rh阴性血型的母亲在第一次产下Rh阳性血型的孩子时就要预防性地注射Rh抗体，以使参与母亲血液循环的婴儿细胞可以在形成抗体前就被分解。结果便是由Rh不相容所导致的婴儿夭折事件几乎不再出现了。

前线的医学突破

第一次世界大战的战场上曾进行了大规模输血。这种实践进一步推动了医学的发展。例如，通过添加营养素（如葡萄糖和腺嘌呤）推动抗凝剂的开发，这种技术可以将血液的存储时间延长至几天，从而不再需要从手臂到手臂的临时性输血。前线的军队医院的外科医生可以从"志愿者"那里抽取足够的血液来满足基础需求，还能存储一些血液。真正的储血库还没有建立起来，当再次发起猛烈进攻时，"新"献血者会被召集起来且经常不得不捐出500毫升血液。

军医也很清楚，血液除了具有携氧功能，还有体积效应。这意味着可以通过输血提高患者的血压。当然，也可以通过输入大量盐水溶液来做到这一点，例如英国生理学家林格曾配出林格氏液（直至今日仍在使用）。如果那时也发明了点滴输液法，林格氏液将能够治疗前线士兵因受伤失血而引发的休克，并能够挽救他们的生命。

第一次世界大战后，输血领域进一步加速发展。1921年，伦敦图书管理员珀西·莱恩·奥利弗（1878—1944年）读到红十字会的一份徒劳无功的呼吁，他们急需两名志愿献血者。为了回应这一需求，珀西创建了世界上第一个无偿献血组织。他招募了一些志愿者，除常规体检外还检测了他们的血型以及是否感染梅毒。这样，这些志愿者就可以在有需求的时候及时响应，病人也因此可以快速得到帮助。

据说，珀西通过收集铝箔来保存档案并对捐献者进行筛选，这是天主教"为战争收集锡纸"行动的前身。当时很多人不愿意去义务献血：人们不会得到任何补偿，而且由于人数太少，他们中的一些人经常被叫去献血。当时的最高献血纪录是由一个码头工人创造的，他的献血次数不少于459次，共计125升。按照目前的献血标准，这个数字是不可能达到的。珀西本人并没有从中获利，他免费将血液送至医院，这是现代红十字会都承担不起的费用。（在比利时和荷兰，病人不需要为输血支付任何费用，但每用一袋血，医院和医疗保险机构都必须向红十字会支付约100欧元的费用。）这不是说珀西是一个圣人。他甚至会召集神职人员或警察来"说服"他的捐献者，并在必要时以略带强迫的方式引导他们到捐助中心献血。

20世纪30年代，珀西组建的大约2500名志愿献血大军很快便被法国所效仿。法国也出现了一位类似的领军人物担起了这项重任，即生于俄国的阿诺特·赞克（1886—1954年）。为了寻找健康的志愿者，他走遍全法国，为法国献血机构的建立奠定了基础。后来，这项行动受到艾滋病病毒的影响而被迫停止。此时，低地国家也在迅速推动献血机构的建立。很快，整个欧洲，包括学识最渊博的外科医生，都被以无偿献血的方式为输血提供支持的可能性吸引。

美国人没有珀西·莱恩那样的道德良知，他们只相信超自由主义原则和传统，于是放开了血液市场。血液被贩卖给出价最高的人，而捐献者则被"无耻地"支付报酬。捐献者"甚至为了不良嗜好去卖血"。起初唯一的限制因素是捐献者是否健康，很快，感染了梅毒的穷人成为输血服务和手术室最忠实的供应商。想要多赚一点儿钱的学生也会找到一些途径，他们不介意献多少血。他们每献一次血就可以获得约50美元，这在当时是相当可观的。美国报纸报道，一些献血人每年会献10~20升血液，献血次数达30~50次……因此，一些献血者会死于贫血、心力衰竭或肺水肿也就不足为奇了。

在发生了一系列丑闻之后，美国的血液捐献服务在组织上变得更加严格，兰德施泰纳也在其中发挥了一定作用。严格的捐献标准、对捐献者进行健康追踪、限制捐献量等措施有助于防止滥用。然而直至今日，美国仍保有有偿献血的传统，现在往往是一些吸毒者试图以献血的方式换取吸毒的钱。而早在20世纪80年代和90年代就有证据表明，输血有感染艾滋病的风险。

苏联也开始行动。自1930年以来，谢尔盖·尤金（1891—1954年）一直用死者的血液做输血实验，到1938年，已经有2000多名病人接受了尸体血。在阿尔伯特·霍斯汀发现了抗凝剂柠檬酸钠后，血液也可以被短期存储。也许"血库"这一概念的第一颗种子是在这里播种下的。尤金会筛查捐献者的血型、是否患有梅毒和疟疾，甚至会从脐带和胎盘中收集血液。

很久以后，由于某些奇怪的原因，声名狼藉的美国医生兼幻想狂杰克·凯沃尔基安在1964年再次将尸体血用在了7名患者身上，根据他的说法，患者没有出现任何问题。他最终会因后来发表的关于协助晚期绝症患者自杀的文章而广为人知。

1937年，苏联已经建立了100多个血液捐助中心。这些中心使用的都是短期储存的血液，因此即使他们对最佳储存条件并不了解，也不会有什么阻碍。这一期间他们向患者输送了数千升血液。对他们来说幸运的是，结果分析在当时还不常见……

这一进程在大多数西欧国家和美国要慢一些。根据当时的估计，每年输血最多可达数百升。政治大地震很快就会改变这种状况：首先是西班牙内战，后来是纳粹上台和第二次世界大战。

早在第一次世界大战时，加拿大国际主义战士亨利·诺尔曼·白求恩（1890—1939年）就对血液和输血的可能性非常着迷，他于20世纪30年代中期作为坚定的共产主义者加入了国际纵队。这一队伍曾与佛朗哥的法西斯军队交战。白求恩率先在巴塞罗那建立了第一个小型储血库，在后方收集血液，并将其装在冲洗过的酒瓶和牛奶瓶中，然后再将其放在摩托车后座冷藏，运送至前线医院。血液大约能保存一周。医护人员首先会将血液配型，但不会检测血液中是否含有传染性疾病（捐献者的保证就足矣）。诺尔曼·白求恩作为一名坚定的共产主义者来到了中国，并协助抵抗日本的入侵，后来在一个偏远的农村因手术感染而去世。

弗雷德里克·杜兰·约尔达（1905—1957年）在巴塞罗那接过了火炬，他重组了血库并将其变成了专业组织，从而使工作更富成效。约尔达的血库会详细检测血液，通过集中控制以防止血液在储存和运输过程中被感染。简而言之，血库正在变得半工业化。例如，只大量采集O型血，再将不同量的O型血混合在一起得到统一的最终产品。1936年至1939年，这个输血中心分发了大约1万升血液，但他的成功只是昙花一现。1939年，当佛朗哥的军队占领巴塞罗那时，著名的巴塞罗那输血中心被迫停止运营。约尔达逃到了伦敦，并向牛津大学医学院首批女毕业生之一的珍妮特·沃恩传授了他的经验和知识。

出于同情和两人的同志情谊，饱受医疗机构谴责的沃恩对约尔达在巴塞罗那取得的成就坚信不疑。她坚信，如果与希特勒之间的战争成为现实，英国也将需要大量的血液供应。

尽管战争威胁真的存在，但直到1939年6月才能筹集到足够的资金用于在伦敦建立储血库，这在医学史册上被视为首次卫生经济分析。根据国防部官员的计算，只要投资2万英镑，每天就可以挽救超过5500条生命！这2万英镑将能够在伦敦各地建造4个储血库。不用说，珍妮特·沃恩和她的同事对这个计算没有异议。血液供应很快便在敦刻尔克大撤退中证明了它的价值，储血库可以为数百名受伤的士兵输血而且不会产生明显的副作用。到第二次世界大战结束时，这4个血库共收集、装瓶、处理约25万升血液。

在战场上，血浆作为血容量扩充剂的角色也被证实。因失血而血压过低会导致患者休克，起初医生仅通过溶液而不是血细胞来帮助他们。血浆在这场战争中则成为野战医院唤醒患者的绝佳武器。作为战备支援的一部分，美国将在不久后开展一场血浆征集运动。这场"向英国供血"运动的背后推手是查尔斯·德鲁，他是第一位获得哥伦比亚大学博士学位的非裔美国人。德鲁是出色的外科医生，直至生命尽头，他都在培训和激励黑人医生，但使他声名大振的主要是他策划了一场极其轰动的运动来激励人们捐献血液和血浆，并且还开发出一种在封闭系统（无菌环境）中将血液分离为血浆和细胞的系统。遗憾的是，他不幸成为输血界屈服于种族隔离的悲剧英雄：在任何情况下都不得将黑人的血输给白人或是存储下来，反之亦然。美国红十字会支持这种隔离政策，德鲁只得被迫接受。尽管这种隔离没有生物学依据，但输血服务机构始终拒绝接受非裔美国人的血液。

或许是在一些非裔美国激进组织的压力下，德鲁提前辞职并到华盛顿的黑人大学霍华德大学任教，在那里他开始了远离聚光灯的教学工作，并鼓励他的非裔美国同胞学习医学。然后，一场灾难突然在1950年降临。在参加完会议回来的路上，德鲁在开车时睡着了，车祸后，多处受伤的他被送往北卡罗来纳州的一家白人医院。医生拒绝为他输白人的血液。尽管医院宣称"采取一切手段医治他"，德鲁还是在不久后死去了，终年45岁。那个白人医生后来发表了以下声明："世界上所有的血液都救不了他。"德鲁在死后很快便成为美国非裔活动家的榜样。尽管我们现在知道，关于他的输血丑闻可能是编造出来的可怕故事，其目的是想要将围绕德鲁和种族辩论的故事推到顶峰。

与此同时，日本对珍珠港的袭击推动了另一项科学突破，以迂回的方式彻底改变了输血技术的面貌。哈佛大学的埃德温·科恩在其中起到了主要推动作用。他是一个脾气冷淡、要求极高的美国人，但在工作中总是充满了未知的能量和热情。他将作为血浆分离技术的"发明者"而永垂不朽。

通过将血浆分成不同的部分，他首次将血浆中的蛋白质单独分离出来。从这一刻起，一袋血浆可以帮助多名患者，例如：纤维蛋白原用于凝血障碍患者，抗体或免疫球蛋白用于易感染的患者，白蛋白用于血容量不足的患者。各种蛋白质也可以被冷冻和干燥处理，储存起来并运送到战场。还有很重要的一点是，一袋血浆可以被多次销售给需求不同的患者。

白蛋白在战争初期最受关注。这并不奇怪，毕竟与红细胞相比，在战斗或轰炸袭击中受伤的患者更需要扩容治疗以保持血管畅通并避免低血压所导致的休克。红细胞则可以在之后补充。白蛋白成了一种极为有效的急救方法，直至今日仍在急诊科创造着奇迹。

遗憾的是，分离出一袋纯化白蛋白溶液需要的血袋不止一个。因此，对优质捐献者的需求呈指数级增长。不久后，精心挑选的战场照片出现在媒体报道中。照片上，悬挂在步枪上的瓶子正在源源不断地向一名受伤的士兵输送血浆或白蛋白，他的刺刀则插在了地上。事实上，白蛋白创造的"奇迹"可能是为了招募更多血液捐献者而打出的广告。

白蛋白在二战战场上的使用量比冷冻干燥的血浆更多。毕竟，蛋白质占用的空间更小，并且提供了现成的解决方案，而血浆粉仍然需要溶解（当炸弹在你耳边飞过时，这种方法并不是很容易）。因此，在制备过程中会对密封白蛋白溶液进行巴氏杀菌，这种溶液被污染的风险比冻干血浆要小得多，当然也比血液要小得多。当时所有溶液都被装在易碎的玻璃中，一开始血浆和血液就被储存在重复使用的牛奶瓶中。直到1950年，人们才"发明"了塑料输液袋，而且这并非巧合。但整个故事也有阴暗的一面。在分离白蛋白时会为了效率而将数百名捐献者的血浆"汇集"到一起，事实证明，这将带来灾难性的后果。毕竟只要混合血浆中有一名捐献者被感染，就有可能污染数千个最终产品。这种情况将被艾滋病的流行所证实。

美国红十字会徽章上的一个永久污点是：红十字会从一开始便拒绝接受来自黑人捐献者的血液、血浆和白蛋白，并且从不会在制备过程中将黑人的血与白人的血混合。这种反常现象直到1960年才结束。

成分输血

正如大家在前一章中读到的，关于血液成分的知识在20世纪30年代呈指数级增长。除了血浆和红细胞，血液中还含有大量的白细胞（在抵抗感染的过程中发挥重要作用）和血小板（在止血的过程中发挥重要作用）。也许血小板和白细胞也可以被单独分离并输注。

20世纪40年代和50年代的核威胁使一切都加速了。玛丽·居里（1867—1934年）的实验证明辐射会破坏或完全损害骨髓（她自己便是长期受辐射影响而伤了骨髓）。早期的原子弹试验将"放射性"的概念引入医学，广岛和长崎发生的可怕核爆炸表明，如果受害者没有死于冲击波或火灾，他们最终会死于辐射所引起的骨髓衰竭、出血和感染。

一个类似的问题也引起了血液学家的注意。他们当时正在利用化疗来对抗白血病，并注意到这种方式的副作用便是会严重损害正常骨髓，这将导致患者再次患上严重的血小板和白细胞缺乏症。

现代化疗的诞生还与"约翰·哈维号"有关，在第二次世界大战期间，这艘英国军舰于1943年在巴里港发生爆炸。德国在一战中使用了化学武器，英国人想以其人之道还治其人之身，所以他们的军舰上携带着芥子气等的化学武器。爆炸释放出了芥子气蒸气，这不仅使幸存水手的肺部和眼睛出了问题，还导致他们的血液中严重缺乏白细胞和血小板。事实上这种气体损害并抑制了骨髓的造血功能。这一偶然的发现推动了一些芥子气的化学衍生物的发展，这些衍生物可用于破坏快速分裂的癌细胞，如白血病或淋巴结癌。芥子气（氮芥）就这样作为最早的化疗药物之一诞生了。

这两个故事都表明，成分输血在当时非常有必要。单纯的红细胞既不能预防也不能对抗由放疗或化疗引起的出血和持续感染。

血液分离师科恩发现了市场的空白，开发了一种从血液中大量分离血小板的技术。这为血小板输注奠定了基础。自20世纪80年代起，血小板输注成为血液学家标准治疗方案的组成部分。

从那时起，将捐献者的"全血"直接输给患者被视作一种浪费。大多数患者只需要红细胞，而不需要血浆、血小板或白细胞。后几种成分可以单独被分离出来、单独储存并选择性地输注。一袋全血将能够服务多名患者。

起初，红细胞、血浆和血小板的分离需要手动操作（也会通过沉淀或离心作用）。从20世纪60年代起，市场上出现了全自动便携式机器，能够单独分离出血浆、血小板甚至白细胞，然后再将红细胞输回人体。人们很形象地将这种技术命名为"单采血浆"，这个词语来自希腊语"apherein"，原意为"带走"：单采血浆、单采血小板、单采白细胞……这种方法能够减小捐献者的压力，同时意味着捐献者可以在短时间内再次捐献。比如，两次红细胞捐献必须间隔三到四个月的时间，否则即使是在献血后服用了补铁丸，捐献者也有可能患贫血症。由于有了血液单采技术，血浆捐献者可以每两周捐献一次。

输血医学连续不断迎来突破。斯坦福大学的朱迪思·格雷厄姆·普尔在1965年发现，当她尝试冷冻血浆时，一部分蛋白质沉淀得更快。她把这种沉淀形象地称为"冷沉淀"。进一步研究表明，该部分存在大量凝血蛋白，尤其是非常出名的Ⅷ因子。

凝血科学家在之前已经发现超过12种蛋白质会在凝块的形成中发挥作用。它们形成一种串联，其中一种蛋白质会激活另一种。如果缺少其中之一，则不可避免地会导致凝血问题。20世纪30年代，已经有研究表明，"血液病"可能是由该串联中缺乏Ⅷ因子或Ⅸ因子所致，这种病后来被称为血友病。血友病也被称为皇室病，因为这种病通过维多利亚女王在欧洲不同皇室家族（俄罗斯、西班牙、德国、英国……）中遗传和蔓延开来。这其实是一个非常重要的细节，皇室利益保证了大公司在这一领域的投资，并吸引了许多迫切渴望获得国际声誉和荣誉的科学家。在医学史上，从未有过在如此短的时间内对一种"罕见"疾病做如此大的投资的先例。凝血因子Ⅷ和凝血因子Ⅸ浓缩物通过单采血浆项目被收集并进一步商业化。为了提高分离（成本）效率，需要"汇集"数千名捐献者的血浆，这在之后会带来严重后果，因为只要有一名捐献者患有艾滋病或肝炎，就有可能会感染数千种产品。

无论如何，血友病患者终于可以通过有效的治疗方法（甚至在家中）治疗出血症状。他们能够自行注射治疗所需的预防性浓缩液，从此过上了"正常"的生活，而没有太多的出血风险。很久以后，基因革命将使在实验室中通过细菌生成Ⅷ因子成为可能，这将使血浆单采术——至少对血友病来说——变得不那么重要。

另外，血浆单采术也能够分离出免疫球蛋白或抗感染抗体，这些抗体可以选择性地用于治疗易感性增加或危及生命的病毒性疾病（例如巨细胞病毒、破伤风、肝炎等）。免疫球蛋白已经发展成一项价值数十亿美元的全球性业务。一袋简单的血液仍在证明着自己的价值。目前，一袋血液可被用在十多个病人身上。

危险：血！

1901年，卡尔·兰德施泰纳描述了主要血型的特征，并以令人信服的方式说明了为什么输血的过程并不总是那么顺利。受此启发，美国输血专家鲍勃·比尔在20世纪70年代后期曾说过一句话——"输血就像婚姻：不应做出轻率、鲁莽或是随意的决定，或是在不必要的情况下频繁输血。"

不幸的是，对二战中的许多士兵来说，他的警告来得太晚了。在第一次世界大战中，输血还只是一种实验，以"纯手工"的方式被少量用于治疗；而在第二次世界大战中，这种方式则变成了一种常规操作，同时伴随着一定副作用。二战期间以及战争刚结束时，军队医院的医生便注意到，接受输血治疗的受伤士兵比未输血的战友更容易患黄疸。当时可以有效部署在前线的部队人数大大减少，大量闲置资金因此也能够被用于解决黄疸问题。对供体进行梅毒筛查显然是不够的。然而，科学家将这一发现与病毒从供体到患者的传播联系起来，还需要30年的时间。

哈维·阿尔特是一位年轻的血液学家，来自纽约一个贫穷的犹太社区。20世纪60年代初，他决定开设一家私人诊所。一封军队的征召信让他的梦想戛然而止。等待他的是一张前往越南的单程机票，而不是蒸蒸日上的医疗事业。在不断地游说和导师——在思创纪念医院工作的"斯科特"史威舍——推荐信的作用下，阿尔特获得了"黄色贝雷帽"①。这群勇敢的研究人员让当局相信，作为美国国立卫生研究院的政府官员，他们的才能会比在东南亚战场的MASH野战医院有更好的发挥。阿尔特最终投身于输血研究事业，这是军事医学领域的一个重要分支。

输血反应对士兵的恢复能力构成了真正的威胁。通常在输血后，患者会因发烧而丧失行为能力，而且在注射后，这些血液很快就会被分解

① 指1970年美国国立卫生研究院发起的培养临床医学科学家的"黄色贝雷帽"计划。——编者

掉。肾脏阻塞、肺积水等症状非常常见，士兵通常死于治疗而不是伤口。另外，输血还会导致黄疸，这种慢性并发症几十年来一直困扰着研究人员。

哈维·阿尔特不断把不同血型患者的血液样本混合在一起，他怀疑一定是"某种东西"导致了两者之间不相容和溶血症。罪魁祸首是蛋白质、抗体还是微生物？最后，他碰巧在一个曾多次输血的血友病患者的血液中发现了一种非常特殊的蛋白质，并且一个土著的血液对这种蛋白质产生了惊人的抗性。这种蛋白质最初被称为"红色抗原"，但很快就被称为"乙肝表面抗原"。

筛查研究结果表明，普通人群中0.1%的人的血液中会存在乙肝表面抗原，但在白血病患者中这一比例为10%。这使研究人员认为他们已经确定了这一抗原就是刺激白血病发展的诱因之一。为了支持这一假设，医学家们对唐氏综合征患者做了大量研究，已知唐氏综合征患者患白血病的风险更大。研究结果显示：在大型专业医疗机构中，30%的唐氏综合征患者体内含有乙肝表面抗原。值得注意的是，在小型机构中，只有10%的唐氏综合征患者的检测结果呈阳性。在长期居家的唐氏综合征患者中，这一比例甚至下降到了3%。乙肝表面抗原显然不是遗传的，而是可能与生活在过度拥挤、卫生条件较差的环境中有关。这一结论再一次符合了当时流行的假设，即白血病是由病毒引起的。

然而，科学家们并没有拼出一幅完整的拼图。直到一位实验室技术人员有了一个意想不到的重要发现。她在华盛顿著名的输血专家尼尔·布隆伯格的实验室工作，在这之前也曾测试过自己血液中的乙肝表面抗原。检测结果为阴性。据同事称，她在测试不久后感觉不太舒服，而且她的同事发现她的面色看起来有点儿发黄。于是她重新做了测试，她的血液突然呈乙肝表面抗原强阳性。显然，她是在处理乙肝表面抗原阳性血样的过程中被感染的。

后来医学家们证明了乙肝表面抗原与乙肝病毒的直接关系，乙肝病毒可以通过体液和密切"接触"传播。这对输血研究来说是一个重要的发现，因为如果乙肝可以通过输血转移，那么所有捐献者都必须接受严格的检测。

20世纪80年代，当丙型肝炎病毒通过输血在美国传播时，血库意识到，为了赚钱而去献血的人可能并不是理想的捐助者，直到20世纪90年代初，这种病毒的特征才能被识别出来，献血者也需要接受预防性检测。当献血者离开输血中心，即所谓的"红门诊所"时，最先遇到的往往是毒贩。他们会为了能注射几剂软性或硬性毒品而卖出500毫升血液。美国绝大多数的血液采集不是由红十字会完成的，而主要是由那些想要赚快钱的私人公司完成的。献血者越多，收益就越大。当红十字会与自愿献血者合作时（虽然不完全是自愿的，这一点后来会变得很明显），有偿献血者会去私人公司，每瓶或每袋血的报酬大约是10美元。这意味着献血者主要来自底层人民，这些人常患有梅毒、肝炎等传染病，或者毒瘾很大。很快，媒体首次报道了因输血而导致的传染病病例。这一消息引起了巨大恐慌，以至于一些献血者认为他们也可能因献血而被感染。

当所有人都忙于解开肝炎的秘密时，1981年突然出现了关于一种特殊综合征的谣言，其特征是患者的易感性增加并患上一种罕见的肿瘤病（卡波西肉瘤）。该综合征几乎只发生在与其他男性发生性关系的男性群体中。人们一开始将该病症命名为"GRID"或"同性恋相关免疫疾病"。当事实证明其他群体也会被感染时，例如接受过一次或多次输血的血友病患者也受到了影响，该综合征被赋予了一个新名称：获得性免疫缺陷综合征，简称"艾滋病"。

1983年，欧洲的吕克·蒙塔尼和美国的罗伯特·加洛证明，一种新病毒，即艾滋病病毒，是造成这种综合征的原因，并且这种病毒可以通过血液接触和其他体液传播。后来，两人为谁是最早发现这一病毒的人发生了一些争执。巴黎团队在6个多月前发表了他们的成果，但美国人更善于通过沟通和游说获得支持。当只有蒙塔尼的团队被授予诺贝尔生理学或医学奖时，争论再次爆发，因为人们发现加洛是在蒙塔尼提供给他的样本中取得"发现"的，但他巧妙地隐瞒了这一点。而蒙塔尼也受到了科学界的抨击：巴黎的大部分研究都是由他的合作者弗朗索瓦丝·巴尔－西诺西完成的。蒙塔尼只是担任了实验室负责人和行政经理，而且还"忽视"了巴尔－西诺西的直接主管吉恩－克劳德·舍尔曼的功劳。幸运的是，至少巴尔－西诺西也同获诺贝尔生理学或医学奖。

直到大西洋两岸就病毒血清检测产生的授权费分配达成协议后，欧美之间的冲突才会结束……人为财死，鸟为食亡。

与此同时，输血界出现了轻微的恐慌，1982年首次有报道称：有3名血友病患者感染了艾滋病（此时艾滋病病毒刚刚被发现），除了注射凝血因子，他们不可能因为任何其他方式感染。由于这些凝血因子是由大量"汇集起来"的供体的血浆制备而成的，因此无法准确确定病毒的来源。1983年，一名白血病患者在接受了献血者的血小板后突然出现了艾滋病的所有症状，该献血者在10个月后也患上了艾滋病。还需要两年时间才能开发出针对这种综合征的筛查检测，这种检测法可以识别出HIV阳性捐献者并不再接受他们的血液。

据估计，从1980到1985年，仅美国就至少有1.2万名接受多次输血的患者成了血液污染的受害者。在每周或每月注射一次凝血因子的美国血友病患者中，至少有75%的人感染了艾滋病病毒。为了正确看待这件事，还应该指出，1987年在对美国所有记录在案的艾滋病病例普查中，只有1%~2%的病例被证明是由输血引起的。当然，1%~2%也已经是一个很大的数字了。

在艾滋病流行的早期，无知引起了很多恐慌。各地输血服务机构因应对不利、松懈使得毫无防备的患者染上了致命的病毒，这些机构因此受到人们的指责。数名输血医生因粗心大意、过度逐利和缺乏道义而被判入狱多年。当人们已经知道输血存在传播致命病毒的风险时，一些医生没有充分筛查血液供应而继续使用风险极高的血液。其中臭名昭著的无疑是巴黎医生米歇尔·加勒塔。出于纯粹的经济原因，在知情的情况下，他仍继续将受污染的血浆浓缩物出售给血友病患者。尽管当时的巴氏杀菌法更安全，但同时更昂贵。1992年，米歇尔·加勒塔被判处4年徒刑和50万法郎的罚款。对贸易视而不见的政客们却逃脱了惩罚。

目前献血机构会严格筛选捐献者，因此患者在输血后患艾滋病的概率约为三百万分之一。遗憾的是，由于病毒有一个所谓的"窗口期"，这一风险不能降到零。意思就是说，捐献者可能已被感染，但筛查测试还检测不到病毒，因为捐献者的免疫系统还没有足够的时间生产出可检测到的抗体。即使现在可以使用DNA技术，包括著名的NAT检测（核酸扩增检测），检测结果仍然不是百分之百确定的。

如果说这次的艾滋病病毒输血悲剧有一个积极的方面，那就是血液和血液制品的捐献再次被视为一种医学干预措施，这不是一项常规工作，而是一项今后将受到"健康预防原则"约束的有风险的活动。这意味着无论多小的风险都会被排除在外，比如，即使在血液需求增加的情况下，也必须严格按照规定拒绝具有已知危险行为的捐献者。在一些国家，例如比利时和荷兰，这意味着除非男同性恋者已经12个月没有发生过性行为，否则不得献血。其他国家的规定则更灵活，例如，在意大利男同性恋是可以献血的，前提是他们没有表现出危险行为（有多个伴侣）。这些规定都引起了激烈的讨论。

艾滋病病毒并不是唯一备受关注的病毒。如果其他病毒也像艾滋病病毒一样可能具有无法检测到其存在的窗口期，血液以及血液供应也很容易受到影响。这通常与外来传播者有关，由于移民人数的增加，这种病毒会随世界旅行者和波音747的货物一起被传播。西尼罗河病毒就是一个很好的例子。

最初，西尼罗河病毒仅在中东传播，人们认为这是一种通过蚊子传播的脑膜炎。直到1999年，该病毒在纽约被发现并发展成一种小规模流行病，大约50名患者被感染。好在其中大部分人都康复了，但据估计，在接下来的两三年内至少有10000人被感染。许多人感染了西尼罗河病毒，但没有表现出任何症状，这自然增加了通过献血传播的机会。幸运的是，发展迅速的筛查检测使疫情戛然而止，但出于预防原则，比利时和荷兰献血机构拒绝曾在纽约停留较长时间的捐献者的血液。

同样的情况也发生在1980年到1996年间在英国停留超过6个月的潜在捐献者身上。这种病毒与"疯牛病"有关，是克雅氏病的一个变种，这种病不是传统意义上由病毒、细菌或寄生虫引起的，而是由一种发生了异常折叠的蛋白质——朊病毒——引起的，朊病毒会通过食物链进入人体血液。

自古以来，绵羊会患上一种快速致命且不断进化的大脑退化疾病，这一疾病被称为"痒病"（也被称为"白质脑病"）。尤其是在英国，绵羊内脏将在食物链中继续被用作牛的饲料，因此牛经常会患上"狂躁综合征"，出现协调障碍，如频繁跌倒、迷失方向等症状。然而，牛从被感染到出现症状之间的潜伏期很长，因此在食物链下一个环节的人类可能在此期间被感染。

问题是，在人类中也是如此，从食用被朊病毒污染的肉类（污染位置主要位于靠近骨头的组织和神经末梢，如主肋骨和T骨）再到神经衰弱病情发展的潜伏期有8~12年。英国医学家曾成功追溯4名克雅氏病患者的病因。这4名病人在5~8年前被输入了一名感染了朊病毒的献血者的血液，该捐献者同样死于这一疾病。

令人毛骨悚然的是，目前仍然没有有效追踪感染朊病毒的捐献者的方法，也没有方法能够对捐献的血液消毒。虽然将在这一时期居住在英国的捐献者排除在外的方式能够降低风险，但降到零是不可能的。

事实远不止于此。2019年，美国明尼苏达州出现了关于"疯鹿病"的报道，这种病也可能是由朊病毒引起的。携带其他病毒的昆虫也免费搭乘大型波音飞机或空客飞机从热带秘密飞往西部的净土：通过埃及伊蚊传播的基孔肯雅病毒、登革热病毒和寨卡病毒，或通过采采蝇传播昏睡病的克氏锥虫，或利用南美寄生虫传播的恰加斯病。目前输血机构至少会对15种不同的潜在传染因子进行检测。几个世纪以来，人类已经因持续不断的迁徙而付出巨大的代价，未来这种情况仍将持续。

在马路、飞机、轮船、火车上，无数升血液在健康或不太健康的旅行者身上流动，它们都可能直接接触到人类血液世袭的敌人——蚊子。

由于蚊子的嗜血，它们每年间接造成了数百万人死亡。恐怕只有彻底消灭蚊子，或者人为操控使它们不再繁殖，抑或是使蚊子本身能够抵抗寄生虫和病毒，使它们即使吸血也不再传播疾病，我们才能根除所谓的血源性疾病。

现在人们已经不会再像以前那样对输血充满热情了，因为除了感染风险，血液是一种活组织这且会导致各种免疫现象发生的事实仍无法改变。比如，经典的过敏症（一个典型的故事便是刚吃过草莓的献血者和对草莓过敏的患者），但有时患者也会出现危及生命的肺部问题（TRALI，也叫输血相关性急性肺损伤）或排斥反应（GVHD，也叫移植物抗宿主病）。每袋血液含有约250毫克铁，更不用说多次输血可能导致的铁过载（以及随之而来的肝脏和心脏损伤、青铜病和血色素沉着病），以及老年患者的心脏超负荷。

现代血液监测系统能够尽可能避免管理错误，但有时仍会给患者输错血，或是使血库受到污染。输给患者的每一袋血仍具有一定的风险，并在一定程度上增加死亡的风险。欧洲每年至少会进行2000万次采血，而统计数据表明，少数患者会因输血而死亡。

最后，还有一个持续的威胁，即输血史上的黑暗篇章可能会被改写。比如在美国，血液供应仍然依赖完整的商业供应链。这是一项价值数十亿美元的业务。每年不少于1200万个单位的红细胞被卖给美国医院。这些医院承受着相当大的经济压力。他们必须为患者提供最便宜的产品，甚至也要从中获取一些利润，但同时要确保一切都非常安全。然而商业血库却不愿意引入昂贵的新技术或是开展针对新污染风险的试验。这一点在2015年寨卡病毒出现时显现出来，由于缺乏可靠的筛查测试，波多黎各的所有输血机构都不得不暂停供应血液。此外，手术和移植技术进一步提升、代替输血的药物的出现也使得美国血液供应的市场额在2010年到2016年下降了约25%。医学无疑在朝着积极的方向发展，但商业血库的营业额也因此承受了巨大的压力。结果便是压缩血液检测成本，因此质量损失的风险也就更大。于是，20世纪80年代艾滋病的情景可能即将重现。

人造血液和血液替代品

血液是人体的组成部分之一，甚至是最重要的组成部分，并且人们很快就发现过度失血会不可逆转地导致死亡，所以人们很快就开始寻找替代品。

虽然在法老时代喝血被认为是一种治疗手段，但很快人们就发现患者体内的血液循环并不会因此恢复。然而3000年后，印加人仍然相信喝下被献祭的敌人的鲜血可以增强或是恢复自己的力量。

直到1628年，威廉·哈维才首次确定了人体心血管系统和血液循环理论，并提出血液的直接替代品这一构想。人们尝试了数十种物质，包括尿液、羊血、牛奶，甚至是啤酒和鸦片溶液。当然，大多数患者在做完这种手术后身体状况变得更糟了。

19世纪末，盖拉德·托马斯曾做过一系列臭名昭著的实验。在他1878年的出版物中，托马斯自信地称他的"乳汁注射"（给静脉注射牛奶）可以挽救无数生命。他认为牛奶和人类的淋巴液非常相似（不得不承认，这两种液体从表面上看是有些相似……），所以两者是可以相互替代的。他还提到，他给3名垂死的病人注射了大约150毫升的新鲜牛奶。

其中一名患者幸存了下来，另外两人死了，但托马斯仍理所当然地将他们的死归咎于治疗以外的原因。

在接下来的几个世纪里，找到一种安全的血液替代品——既能补充血容量，又能保证氧气运输——成为创伤外科学尤其是军事医学的"圣杯"。1882年，西德尼·林格发明了第一种可以作为血液替代品的液体，至少在体积上可以做到这一点，这种液体被称为"林格氏液"。这种溶液是一种包含氯化钠、氯化钾和氯化钙的无菌蒸馏水，后来又加入了乳酸和其他缓冲液。实验结果证明，这种溶液可以立即改善大出血病人的低血压。有了这一溶液，换血的一大难题就得到了解决：保证血容量。事实证明，氧气运输能力的替代要难得多。

从20世纪初开始，人们已经充分认识到，红细胞在将氧气从肺部输送到组织的过程中起着至关重要的作用，尤其是红细胞（血红蛋白）的含量在其中发挥着重要作用。合乎逻辑的下一步不再是使用细胞模拟物，而是从细胞中分离出血红蛋白分子，以将氧气输送到各个组织。这对医学家们来说似乎非常有吸引力，因为人们可以通过这种方式摆脱血型的困扰（附着于细胞膜上，血红蛋白周围的鞘）而兼容性和缺乏献血者的问题也就迎刃而解了。

早在1933年，威廉·安伯森就用猫做了实验，首先将猫大量放血，然后给猫注射含有游离血红蛋白的林格氏液。许多猫在这一过程中死于肾损伤，但这一组研究人员继续将他们的血红蛋白溶液输到14名"大出血"患者身上。一半受试者死于不可逆的肾损伤。安伯森明智地停止了他的实验，并消失在历史的长河中。

然而这种想法依然存在，而且还因为第二次世界大战及有大量资金支持的军事工业综合体对"人造血"（人造血红蛋白，一种氧气运输分子）的研究而有了发展的势头，尽管在这种情况下这是一个有点儿不幸的选择。如今，人们已经制造出了用于休克治疗的容积替代品，如白蛋白［甚至是冻干的形式，不需要在战场上进行溶解（见上文）］，但氧气运输仍然是一个问题。

首先，人们发现了从红细胞（基质）的其余内容物中纯化血红蛋白的方法，虽然该方法只在实验动物身上得以实现，但它仍意味着溶液将不再直接阻塞肾脏。然后，重要的是要找到一种方法，使注射进患者体内的血红蛋白溶液不会过快溶解，从而使输血的效果能够维持更长时间。最后，三个独立的研究小组（两个来自美国军方）均决定在自己的工业合作伙伴的支持下开展更大规模的人体研究。很快，三个小组之间就会有一场谁能够最先进入市场的竞赛。

规模最大、实力也是最强的无疑是百特国际公司。这家公司利用了美国军方的技术并于1985年获得技术专利，这种技术能够将破损的红细胞作为高度纯化、过滤且无基质的血红蛋白（HemAssist）的来源。后来，军方和百特国际公司起了争执，最后分道扬镳。

第二个研究小组是诺斯菲尔德医疗公司，他们也使用了军事研制的人类血红蛋白制剂（PolyHeme）。这个小组的商业化研发稍晚一些，直到20世纪90年代才开始开展相关研究。

生物制药公司则使用牛血并从中纯化血红蛋白。在第一代和第二代产品的研发均失败后（因毒性过大而放弃），这家公司终于生产出通过了动物实验的第三代牛血红蛋白Hemopure，从2000年开始这种制剂可用于人类。

很快，在经历了最初的热情后，人们开始质疑这种药物的安全性。这三种产品均不符合规定的安全标准。将这些携带氧气的血液替代品的数据放在一起评估时（这是一种在整合分析中将实际上无法结合的事物结合起来的统计技巧），与接受常规输血的患者相比，接受实验产品治疗的患者的死亡风险增加了30%，治疗期间血压异常升高和心脏病发作的风险增加了2.7倍。

2009年，百特国际公司停止了所有针对血红蛋白替代品的研究，诺斯菲尔德医疗公司于2009年破产，生物制药公司也陷入困境。尽管没有获得美国食品药品监督管理局的批准，但多年来这些公司仍将它们的产品销往南非、俄罗斯等国。

与此同时，其他投机者也开始行动，HemoBioTech、Sangart和Oxygenix公司都研发出了能够运输氧气的血红蛋白替代物。有些公司重新开始研究血红蛋白的"外包装"。因为如果造物主在创造人类时将血红蛋白藏在一个小盒子（红细胞）中，那一定是有目的的。也许是因为他知道游离的血红蛋白分子会对人体有非常大的伤害。现在人们正试图将血红蛋白分子放入人造脂肪球（脂质体）或微观颗粒（纳米袋）中。人们的目标是创造真正的人造细胞，除了血红蛋白，其他分子、酶和自由基清除剂也可以被注入这种空袋子中。这些清除剂必须吸收掉氧气产生的自由基并消解掉所有氧化损伤。可以说，人类创造出的替代品已经越来越接近原始产品了。

当然，血液学家一直以来的梦想仍然存在，尤其是血液的培养（在培养皿中培养血液）。从20世纪60年代初的第一批细胞培养开始，人们就一直在尝试通过刺激脊髓或脐带血的方式诱导干细胞产生成熟的血细胞。物流的问题难以忽视：据估计，生产一个单位的血液（其中估计含有2万亿，也就是2的12次方个红细胞）需要几千升培养基，容纳所有培养基至少需要半个足球场这么大的空间……令人沮丧的是，将近50年后，也就是2010年，影响胚胎形成或基因表达的诱导性多能干细胞才被用于临床，在这一突破之后人们才能够生产出几毫升"真正的"血液。近年来一切都在加速发展：高效生物反应器的出现已经基本解决了物流问题，第一袋人造血已经上架销售。就目前来说，成本仍然太高（制造100毫升血液大约需要1万欧元），而且培养时间太长（从几周到几个月不等）。但现在已经可以制造出供所有人使用并且完全兼容的血液。毕竟，干细胞来自包括O型Rh阴性血在内的万能捐献者，并且能够保证其中不含有肝炎、艾滋病或其他病毒。

由于这些红细胞没有细胞核，因此对制备过程中必要的基因改造的反对意见也消失了。传统的供体血液会混有老的和年轻的红细胞，而人工培养则能够产生大量年轻的红细胞，因此我们可以预测人造血的输注将会"继续发展"并且能够减少患者的输血次数。

然而，我们离真正的血液替代品还很远。除了氧气的运输，血液还必须对我们的免疫系统、对凝血负责，对蛋白质、脂肪和营养物质的运输负责。因此，在世界范围内，每年对可输血或血液成分的需求仍在1亿个单位左右。

第二章

从皇室诅咒到大屠杀：血液病

维多利亚的血友病

1838年6月28日，一位年轻的公主在威斯敏斯特教堂加冕，成为英国女王。作为强大的大英帝国的元首，18岁的维多利亚女王是当时最受欢迎的未婚女性之一。萨克森－科堡－哥达家族非常乐意通过联姻加强与强大的维多利亚宫廷的联系。他们成功了：维多利亚被表弟阿尔伯特的魅力所折服。阿尔伯特是比利时第一位国王利奥波德一世的表弟。他们于1840年2月10日结婚。顺便说一下，这并不是萨克森－科堡－哥达家族与王室的首次联姻。有时人们会嘲讽，这个家族通过联姻和诞下后代所取得的成就比拿破仑或查理五世在战场上所取得的还要多："在战斗中，他们通常是失败的一方，但在床上却是胜利的一方。"

也许大家早就发现贵族家庭多年来一直坚持着内部通婚的原则，并尽可能避免"外部"血液流入家族。这种不惜一切代价保护纯正贵族血统的通婚将产生严重的后果。毕竟遗传性血液疾病是直接传播的，而且会代代相传。最著名的一个例子便是血友病在欧洲王室中的传播。

血友病是一种由于缺乏Ⅷ或Ⅸ因子这两种至关重要的凝血蛋白而导致的遗传性疾病。这种疾病的特征是血液无法正常凝固，即使是极小的伤口或事故也可能导致危及生命的出血。负责产生这些凝血因子的基因位于X染色体上。如果它们受损或发生突变，就会导致凝血障碍。几乎只有男性才会得这种病，原因很简单，每个女性都有两条X染色体。如果一名女性从母亲或父亲那里继承了有缺陷的染色体，她还有一条正常的X染色体可以弥补。她自己都可能没有意识到自己是缺陷基因的携带者，从而会将疾病传染给她的儿子。

血友病很早就出现了人类的历史中。2世纪的著作《塔木德》中曾描述，如果已经有两个兄弟死于割礼，那么第三个男婴不能够接受割礼。大约在10世纪，阿拉伯哲学家、医生阿布卡色斯曾提到，一个家庭中所有的男孩都因轻伤和无法抑制的"出血"而死亡。

然而，直到19世纪初美国人约翰·康拉德·奥托才描述了这种疾病会在三代人中遗传的性质。直到20世纪50年代，所有影响因子及其偏差才被破译出来。除了一些非常罕见的异常和假性血友病类型（例如听起来非常奇特的血管性假血友病），医学家们还区分了两种血友病类型：血友病A（缺乏Ⅷ因子）和血友病B（缺乏Ⅸ因子）。

后来各研究小组又根据格雷戈尔·孟德尔（1822—1884年）的发现解开了血友病的遗传机制。他是来自摩拉维亚（当时属于奥匈帝国）的毫不起眼的僧侣，比维多利亚女王晚三年出生。在教师资格考试失败后，他便专注于豌豆的种植和培育。将黄色和绿色的母本和父本进行杂交会结出有斑点的黄绿色子代，这是众所周知的。子代的遗传特征一半来自父亲，一半来自母亲。

"血友病"（hemofilie）的字面意思是"血的朋友"，这一术语最早出现在1828年苏黎世大学医学生弗里德里希·霍普夫发表的论文中，由希腊语词根"haima"和"philia"构成。他选择这两个词根的原因至今仍是个谜。血友病也经常被称为"皇室病"。这个名字的由来就清楚得多了。

再来看看维多利亚和阿尔伯特。陷入热恋的两人于1840年成婚，但随后灾难发生了：维多利亚是一种神秘的出血性疾病的携带者，之前她家族中的人"从未"患上过这种疾病。当时的媒体大肆传播维多利亚的母亲可能与血友病患者有婚外情的谣言，但这是不可能的，因为血友病患者很少能够活到成年并产下后代。随后，人们对维多利亚的前8~10代人做了广泛的遗传搜索，但未能发现任何血友病患者。尽管如此，人们仍未找到确凿的证据来解释维多利亚的缺陷基因：她的一条X染色体要么是意外损伤，要么是发生了新的突变。5万~10万个胚胎中会有一例出现这种情况，从而导致30%的人患上这种疾病。这可能是她父亲肯特公爵爱德华的精子发生了突变，也可能是她母亲的卵子发生了突变，使她成为隐性基因的携带者。

无论如何，维多利亚女王共生了9个孩子，其中6个是女儿，3个是儿子。最小的儿子奥尔巴尼公爵利奥波德王子因关节和肠道出血而备受折磨。他在30岁时死于一场大出血。据说他当时正参加尼斯狂欢节一场极尽奢华的派对。

当时的医生会使用一些奇特的疗法来治疗血友病。他们会在经常疼痛的关节处大量放血或是用水蛭吸血，从而排出"脏"血。这种方法通常也会导致各种（戏剧性的）后果。1651年，尼古拉斯·卡尔佩珀在他的《助产士指南》一书中提道："除非将血抽干，否则这一疾病永远无法被治愈，因为必须先把沉船中的水抽出来才能防止其泄漏。"

维多利亚的两个女儿爱丽丝和比阿特丽斯都是这种疾病的携带者。比阿特丽斯与巴腾堡的亨利王子成婚，而爱丽丝嫁给了黑森和莱茵河畔大公路德维希四世。比阿特丽斯有4个孩子，爱丽丝则与大公有7个孩子。爱丽丝的7个孩子中，至少有3个会将血友病基因遗传给德国皇室的后代，多位皇室男性后裔因此早逝，同时还有谣言称，他们是皇室私生子。这一基因继续以隐蔽的方式在德国贵族阶层中传播开来（黑森州、莱茵河及相关地区），并且不时地在某个成员身上重新出现（传闻称维多利亚女王的玄孙女，丹麦和希腊的玛格丽塔公主也是血友病患者，但这种说法未被证实）。

维多利亚的外孙女、爱丽丝的女儿阿历克丝的悲剧命运将成为欧洲皇室举办沙龙时谈论的主要话题。她在1894年嫁给了俄罗斯沙皇尼古拉二世。他们育有4个健康的女儿和1个重病缠身的儿子，这个儿子是阿列克谢，他是皇位的唯一继承者。

现代史上最具戏剧性的一幕将围绕这位皇子展开。他一出生便受到了最好的照顾，体育活动是绝对禁止的。两名水手德雷伦卡和纳戈尔尼时刻保护着皇子，以免他受伤。毕竟，这位皇子是皇位继承人，因此必须不惜一切代价来保护他的安全。

被宠坏的阿列克谢非常傲慢，他设法弄到了一辆自行车，后来又偷偷找到了一艘独木舟。他最喜欢的消遣之一便是坐在独木舟里从二楼的楼梯上滑下来……结果便是他的关节多次流血，伤口长期不断流血，还有令人触目惊心的瘀伤。慢慢地，阿列克谢的行动受到身体状况恶化的限制，他承受着难以言喻的痛苦。他虽然接受了无数"真实"和"替代性"药物治疗，但似乎都无济于事。

他的母亲变得越来越绝望，直到她遇到了修道士拉斯普京。这个普通的西伯利亚农民外表狂野，曾因偷马而受到惩罚并在额头上留有一个大瘢痕。他身着丑陋且未洗过的长袍，身上散发着山羊的臭味，经常用手吃饭，然后再用他那令人印象深刻的胡须擦拭。他喝起酒来和龙骑士一样勇猛，以把别人喝到桌子底下为豪，有着前所未有的性欲。但他也有一双美丽、有洞察力且引人注目的蓝眼睛，这使他受到了很多女性的青睐，他还吹嘘自己能够同时让多个女性达到高潮。他是否也对沙皇皇后有过这样的尝试，便不得而知了。但至少他能让她相信，他可以用催眠术治愈她的儿子，使他从痛苦中解脱出来。他也许是通过心理暗示和放松训练使阿列克谢的痛苦得到了一定程度的缓解。更重要的是，他禁止王子服用宫廷医生和庸医开出的所有药物。的确，自此以后皇储出血的次数有所减少。这真是奇迹啊。

也许我们可以简单地解释这一奇迹，阿列克谢服用的之前医生开的止痛的草药混合物（包括杨树或柳树皮），类似阿司匹林，现在我们知道，这些药物会防止血液凝固，因此只会加重他的病情。而拉斯普京只不过是帮阿列克谢止住了当时的出血。无论如何，拉斯普京获得了沙皇和皇后的绝对信任。他利用这份信任，贪婪地提升自己在圣彼得堡的影响力。拉斯普京对辉煌的渴望，或者说是堕落，将成为沙皇制度垮台的关键因素之一。

拉斯普京最终得到了应有的下场。几名贵族以美丽的伊琳娜公主为诱饵，邀请他参加一个奢靡的派对。然而菜肴中含有毒药。当他们发现拉斯普京不受毒药影响并继续狼吞虎咽时，策划这场阴谋的尤苏波夫王子和巴甫洛维奇大公采取了其他行动。他们朝他的胸部开了两枪，保险起见，还朝他的头部开了两枪。最后，贵族们决定将他扔进冰冷的运河。后来的尸检结果显示，他被扔到水里时还活着。

血液再次成为影响历史发展进程的向量。当然，血友病并不是导致俄国革命的根源，但可以想象一下，如果没有血友病，历史又会如何发展：沙皇没有被围绕他的皇位继承人的恐惧所麻痹并且能够在关键时刻果断决策，或者他的皇后不是如此不谙世事并且不受拉斯普京的负面影响。

无论如何，人们称沙皇尼古拉二世为"血腥尼古拉斯"不是没有道理的。他对人民苦难的漠不关心，至少加速了他的垮台。在他的加冕典礼上发生了踩踏事件，大约有15万名穷苦民众被挤伤，而原因竟是没有为围观者准备足够的礼物。据编年史的记载，超过70万名民众参加了庆祝活动，但皇室仅为40万名民众准备了礼物。即使当时关于这件事的报道闹得沸沸扬扬，沙皇和皇后仍参加了英国大使馆举办的招待舞会。

尼古拉斯也应对"流血星期日"负责。1905年1月22日，因日俄战争而筋疲力尽的俄国人民走上街头抗议皇室的剥削和贫穷的现状。他们要求沙皇制定新宪法并进行民主选举。不谙世事的沙皇派出守护宫廷的武装士兵应对抗议，并命令他们在必要时开火，这再次导致了数百人（有人说是数千人）的死亡。

维多利亚的基因也曾引发过其他戏剧性事件，例如在西班牙皇室。根据古老的传统，维多利亚的第二个女儿比阿特丽斯与巴腾堡的亨利王子成婚属于"低嫁"。他们共同孕育了4个孩子：3个男孩，其中一子利奥波德患有严重的血友病；1个女孩，是血友病的携带者，这位公主后来与西班牙国王阿方索十三世结婚。在他们的7个孩子中，有2个孩子即阿方索和贡萨洛，患有血友病。为了让这两个孩子的生活尽可能愉快，这对夫妇不惜一切代价：给家具装上护垫从而使其不再有尖角，用布或床垫将公园的树木包裹起来，危险的玩具则被禁止带入宫殿。但孩子们会长大，父母不能一直保护他们。后来，兄弟俩都年纪轻轻便死了，一个在19岁去世，另一个要晚一点儿，是在31岁的时候。

很长一段时间以来，人们都对血友病的传播方式以及导致这一疾病的原因不甚清楚。也难怪许多人将这种疾病视为"皇室血统的诅咒"。虽然有人怀疑这种疾病是由父母遗传给孩子的，但当时还没有发明遗传咨询，贵族纯正血统的延续仍然被贵族家庭视为最高利益。事实上，只有男性会受到影响，但这种疾病却是通过女性遗传的。这对当时的科学家和医生来说是一个巨大的谜团。将血友病病因及其遗传机制解开的人会名垂青史。

其实早在之前人们就发现了与血友病相关的病症。从19世纪中叶输血术出现开始，研究人员就发现将完全新鲜的血液从健康献血者身上转移到患者身上，不仅可以补血，似乎还能暂时抑制出血。因此健康血液中一定存在着某些能够抑制出血的物质。大约从1940年开始，当血液可以被分解成各种成分时，人们发现血友病患者的血浆中明显缺少的凝血因子能够在正常的血浆中找到。

英国人罗伯特·格温·麦克法兰揭开了人体中不同类型的凝血蛋白及其相互作用的秘密，他将此称为"凝血级联"。这些凝血因子以罗马数字表示，从因子Ⅻ开始，一直到因子Ⅰ，即完全形成的凝块。在凝血级联被发现之后，从献血者血浆中分离出各种凝血因子的技术迅速发展。在低温下沉淀的馏分之一，即冷沉淀，相对容易分离并含有大量Ⅷ因子。终于，血友病患者可以指望得到有效的治疗。他们可以定期为自己注射人体所必需的冻干凝血因子。通过这种方式，他们可以防止流血，最终过上几乎正常的生活。

从20世纪90年代起，凝血因子制剂开始被用于筛选病毒，医学家们发明了血液病毒灭活技术（例如通过紫外线等方式）。并且凝血因子可以由基因工程细菌产生。超纯产品的大量供应，意味着血友病患者可以在更有效的预防计划中更容易地接受每周足够剂量且成分安全的凝血因子，而无须继续依赖血浆捐献。患者的给药频率也从每周3次减少到1次，随着技术的进步，不久后患者每月做一次皮下注射就足够了。

当然，人类最终的梦想是预防血友病。这在今天已经成为可能，即通过在体外受精时选择不携带致病基因的胚胎并将它们移植回子宫（这一技术也叫作"体外植入前选择"）。但如果我们能通过基因疗法治愈这种疾病就更好了。使用现代技术（通过病毒或CRISPR基因编辑技术，参见第298页）可以替换掉致病基因，并将正常的凝血因子基因放到正确的位置。2018年，这些技术被用于治疗血友病B（又称乙型血友病），初步结果显示，该技术具有巨大前景。

卟啉病和疯王乔治三世

血友病并不是唯一对欧洲皇室历史产生影响的血液疾病。卟啉病是一种遗传性疾病，其特征是血红蛋白（红细胞内携带氧气的红色物质）合成出现障碍。这是一种非常罕见的疾病并且会遗传给男性和女性后代。这种疾病对某个小群体来说是一场巨大的灾难，特别是当这些群体出于宗教或政治原因而"彼此"联姻时。

目前人们已经发现了不同类型的卟啉病，但它们的特征都是因血红蛋白失去活性而导致有害物质（血红蛋白的未使用成分）的积累。这些有害物质不仅存在于血液中，而且存在于肝脏、皮肤和大脑中。于是问题便产生了。最常见的类型是急性间歇性卟啉病，顾名思义，这种病常有较长无症状期，然后会突然发作并且有间歇期。但这种卟啉病的发作往往是由药物或酒精引起的，患者会出现剧烈的肠绞痛，并伴有剧烈呕吐、抽搐、烦躁不安和肌无力等症状。在发作过程中，患者还会出现严重的精神障碍并患上严重的抑郁症，同时伴随着精神病发作、情绪激动、出现幻觉、有攻击性等症状。

有害的分解产物也会进入尿液，在发作时尿液变为紫红色。卟啉病也正是由这种颜色而得名。"卟啉"在希腊语中的意思是紫色。

这种病通常需要很长时间才能被诊断出来。患者腹部因手术而瘢痕累累，而医生却找不到发病原因：是阑尾炎？结肠炎？是肾结石或胆结石？可以想象，17世纪的医生完全不知道他们的病人患的是什么病。他们常常以为是中毒所致，并费尽心思寻找其背后的阴谋。

几个世纪以来，英国王室一直饱受急性卟啉病的困扰。我们之前曾提到过不幸的英格兰王后亨利埃塔（见第31页），在她之前这种疾病已经在英国王室中存在了一段时间。最早的病例或可追溯到都铎王朝。苏格兰女王玛丽·斯图亚特（1542—1587年）以其不稳定且阴郁的性格而闻名，她饱受肠绞痛和呕吐的折磨，并在多次所谓的"毒杀阴谋"中幸存下来。患有急性卟啉病也有可能是她输掉王位之战的一个原因。她最终被伊丽莎白一世女王下令斩首。

英国国王乔治三世（1738—1820年）可能是卟啉病通过王室成员影

响历史进程的最出名的例子。乔治三世因严重的胃绞痛而闻名。他曾下令让40名医生为他寻找病因。除了肝脏有些毛病和非典型性痛风，并没有什么重要发现。然而有朝臣注意到，他犯病最严重时，他的尿液完全变成了紫色，呈现出一种"波特酒的颜色"。他的一些祖先和他的儿子，即后来的乔治四世，也出现了尿液变色的症状。

令人特别担忧的是国王的精神病发作了，他不能忍受光或噪声，并且患有严重的失眠，时常意识混乱甚至出现幻觉。乔治三世非常出名的一个故事是，他有一次把他花园里的树木误认为是普鲁士的掷弹兵。他还出人意料、频繁地撤换首相。这种行径使当时的政客严重怀疑他是否有能力继续执政。

整个故事发生的背景大约是1780年到1820年的法国大革命、美国独立战争期间。你可能想知道，如果这种红细胞分子中的微小遗传缺陷不存在的话，历史又将会如何发展。或许我们也会错过文森特·威廉·梵高的画作。也有传言说，他的精神错乱可能是卟啉病导致的。他最喜欢的苦艾酒就像画家必不可少的松脂或安眠药一样，会引起癫痫发作。

除了急性间歇性卟啉病，卟啉病还有其他8种类型，它们不仅会引起内科疾病，还会导致皮肤病，最著名的一种可能就是"狼人"病。这种病还有一个奇特的学名，叫作"迟发性皮肤卟啉病"。这种类型的卟啉病的特征是皮肤对光过敏、起水疱、多毛、指甲脱落、在暴露于光后尿液会变成深紫色。患者的形象与文学作品中描绘的狼人形象非常类似。卟啉病患者同样也是吸血鬼传说中的原型：无法见光、长有狼毛、牙齿畸形（犬齿！）、渴望血液……之后的章节将详细介绍这些内容。

通常情况下，迟发性皮肤卟啉病不具有遗传性。某些药物、酒精、化疗或感染丙型肝炎可能会引发这种疾病。这种疾病会使患者变得非常虚弱、与世隔绝，除了避光，几乎没有什么有效的治疗方法。

还有一种卟啉病与南非有关，这种疾病由杰弗里·迪安命名。这名英国医生于1947年前往南非寻找工作，也有可能是为了发财。很快，他就碰到了一些腹痛剧烈、严重呕吐、颤抖、烦躁，有时甚至会突然精神错乱的可怜病人，没有人能解释原因。这些症状几乎只发生在"布尔人"（南非殖民者）的白人后裔中，并且这些病人都患有严重的皮肤病，例如皮肤上会出现青铜色瘢痕和暴露在阳光下时出现严重的水疱。可用的止痛药和麻醉剂，如巴比妥类药物，似乎会引发这些症状而且会使症状加剧。酒精或禁食一段时间也会引发这种疾病。由于患者的尿液呈紫色，医学界很快得出结论：这一定是急性卟啉病和皮肤病（迟发性皮肤病）的临床混合体。医学家们给这种病起了一个不太原始的名字——混合型卟啉病。

尽管迪安对遗传学和DNA知之甚少（他至少比这一发现早50年出生），但他意识到，他面对的是一种会直接遗传的疾病。唯一待解决的问题是这种病的起源是什么。布尔人是一个相当封闭的群体，只允许在家族内部通婚，通常彼此都有亲戚关系。难怪这种疾病会在这一群体中肆虐，每个家庭有7~8个孩子患病则成了一种常态。但这种病是如何传入这一群体中的呢？杰弗里曾在他1963年出版的著作《卟啉病：一个关于遗传和环境的故事》中提到，经过一番搜寻，他最终找到了一两个"罪魁祸首"以及荷兰东印度公司。

17世纪，荷兰南非殖民地开普敦的早期殖民者群体面临女性长期奇缺的问题。这对他们来说不是什么问题，因为商业化的荷兰东印度公司可以为他们提供必要的"商品"。他们在荷兰只要花钱就可以买到孤女，然后再将她们运送到殖民地。杰弗里发现，两位被运送至殖民地的孤女的很多后代都患有卟啉病，这两个女孩的名字很可爱，分别叫"小爱莉安娜"和"小维乐敏"。可能有新西兰血统的小爱莉安娜嫁给了来自荷兰代芬特尔的殖民者格里特·詹松，并育有8个孩子。其中有4个孩子患有卟啉病。因此她被认为是南非型遗传性卟啉病的始祖。小维乐敏是小爱莉安娜同母异父的姐妹，她和一个不知名的男人生下了儿子，这个儿子患有皮肤病，这为历史学家提供了更为丰富的素材。

小爱莉安娜的故事很特别，因为历史上很少有关于"建立者效应"的记载。"建立者效应"是数千名患有相同疾病的人都遗传了同一位原始母亲的致病基因。从科学的角度出发，故事是这样的：小爱莉安娜的一个患病的儿子亨德里克在醉酒后跟人打架并杀了人，于是被驱逐到了巴达维亚。他乘坐的船只在澳大利亚西海岸失事。亨德里克活了下来并将卟啉病基因和这一疾病带入澳大利亚。

因此，除了带去好运和繁荣，荷兰东印度公司也被认为对卟啉病的"遗传漂变"负有一定责任，可以说他们给殖民地带去了一个有毒的"礼物"。甚至在日本也发现了以荷兰致病基因为"母本"的卟啉病。我们不能将责任完全归咎于小爱莉安娜、小维乐敏和亨德里克。荷兰东印度公司的官员急于让当地妇女怀孕也可能是造成这一疾病传播的原因之一。

镰状细胞贫血和莱纳斯·鲍林的发现

　　毋庸置疑，镰状细胞贫血是人类历史上首个分子疾病。这种影响全球数百万人并且导致每年数十万人死亡的疾病，源于分子水平上的一个小缺陷，实属首例。人体11号染色体上的 β-肽链上数百个氨基酸中的一个错误氨基酸会导致红细胞变形，因此，在低氧张力（例如，在组织的毛细血管中）影响下，这些血红细胞变得非常僵硬，并变成镰刀状，这些不够灵活的红细胞无法穿过微小的毛细血管。血液微循环被迫终止，人体组织开始坏死，垂死组织出现可怕的大面积溃疡，并伴有极度疼痛和慢性贫血等症状。感染及心脏疾病成为患者死亡的主要原因。

　　镰状细胞贫血通过遗传在撒哈拉以南的非洲传播，通过移民传入西西里岛，通过"进口"（或者用一个不那么委婉的术语：奴隶贸易）也使美国的黑人患上这种疾病。

　　从父亲和母亲那里遗传这种疾病的人（所谓的"纯合子型"）受到的影响最大，这些患者通常活不到40岁（至少在西方世界是这样的）。那些仅作为携带者（被称为镰状细胞"特征"）而受到影响的人很少甚至不会表现出任何症状。镰状细胞并非没有用处。由于这些细胞具有特殊形状，患者的红细胞对疟原虫的感染具有抵抗力，这也就解释了为什么这种致命的异常可以持续数个世纪而不会因自然选择而消失。根据古生物学数据可以得知，镰状细胞贫血早在1万年前就已经存在了，当时智人不再定期迁徙，而是选择适宜定居的环境并促发了农业革命。这一时期携带疟疾的蚊子在定居点的死水中自由生长，从而使疟原虫被带到各处。

直到20世纪90年代初期，人们首次在显微镜下发现典型的镰状细胞时，才对带给患者无数痛苦的"非洲"贫血病做了更为详细的描述。揭开镰状细胞贫血背后更深层次病因的功劳应归于莱纳斯·鲍林（1901—1994年）。这名派头十足的美国化学家是历史上少数能够两次获得诺贝尔奖的科学家之一，而且他本来是有可能第三次获奖的。1954年，鲍林因在化合物和蛋白质结构方面的研究成果获得了人生中第一个诺贝尔化学奖。后来在1962年，他还因致力于打击核武器和维护世界和平而获得诺贝尔和平奖。然而，他主要是因为镰状细胞贫血的研究成果而名声大振，但他并没有因此获奖……鲍林利用他的化学知识证明：镰状细胞贫血患者的血红蛋白会表现出与正常血红蛋白完全不同的特性，并且在缺氧的情况下这种血红蛋白的性质也会完全改变。他非常欣赏年轻人才，并在世界各地做报告时为他的实验室招揽有前途的研究生进行这项研究。

1949年，内科医生哈维·伊塔诺、乔纳森·辛格和伊伯特·威尔斯在《科学》杂志上共同发表了一篇著名的论文，这篇以"镰状细胞贫血，一种分子疾病"为标题的论文至今仍非常出名。鉴于当时人们的认知水平，这可以算是一项真正的壮举（沃森和克里克直到1953年才描述了DNA双螺旋结构），并且使莱纳斯·鲍林至今仍被视为分子生物学之父。通过密切观察出现镰状细胞贫血的家庭，他和他的团队很快发现无症状携带者（杂合子）如果结婚，那么他们的孩子中有四分之一会表现出明显的症状（纯合子）。直到1956年，弗农·马丁·英格拉姆（1924—2006年）才发现了11号染色体上的精确点突变。

鲍林不想仅仅停留在这个发现上，他想要根除这一疾病。他认为这种疾病太严重了，"不能让人们自由恋爱"。1962年，他从优生学角度出发提出了一项剥夺杂合子生育权利的预案。他甚至认为应该对这些患者做标记（比如额头上刺个文身，我真不是在编造！），这样他们就能认出对方，当然也就不会结婚。如果他们已经孕育了孩子，那么就必须堕胎。这种观点使鲍林饱受黑人群体的批评，尤其是当民权运动从20世纪70年代开始发展的时候。

与此同时，鲍林也开始参与政治活动并投身于和平运动，他强烈反对核武器的发展。通过自己的研究，他展示了核辐射对人类DNA产生的影响。很快他便被美国视为共产主义者并被加州理工学院解雇。不用担心，他成立了自己的研究所，但这一次他提出了一个"非主流"的正分子疗法。他开始意识到，大多数疾病都可以用已经存在于体内的物质来治疗，但只有大剂量才会有效。对他来说，从这一研究成果再到发明大剂量维生素C疗法，还只是一小步。世界各地都有他的追随者，例如佛兰芒名医勒孔特相信如果能够摄入几千克的维生素C，人类寿命将延长至1000年，仅仅因为这源于一位双料诺贝尔奖获得者的言论。

毋庸置疑，莱纳斯在晚年沦为同行的笑柄并成为科学道路上的独行者。如果他能见证基因疗法在21世纪的兴起，无论这种疗法是否会与干细胞移植相结合，他都会感到幸运。也许，人类有朝一日是有可能治愈镰状细胞贫血的。如果他能够活到那个时候，他就能够微笑看着医护人员进行胚胎选择，这样双杂合子的夫妻就可以生出健康的宝宝。也许这样就能使他重新审视优生学？

地中海贫血，一个古老的全球性疾病的"成功"

α血红蛋白的一个或多个基因中的小突变或表达错误也会造成严重后果。一个典型的例子是不同类型的地中海贫血（thalassemia），顾名思义：出现在临海地区的贫血病（源自希腊语thalassa）。人们很早就描述这种疾病，特别是在地中海周边国家或地区（意大利、希腊、土耳其、北非），而且在中东、印度次大陆、东南亚，以及远至太平洋的岛屿上也有数千名患者受此影响。据估计，全世界有1亿~1.5亿地中海贫血携带者，每年有3万~5万名新生儿患有该疾病。

与镰状细胞贫血一样，异常基因的携带者（杂合子）通常没有或者很少有症状。只有当孩子从父亲和母亲那里均继承这一基因时（纯合子），才会导致血红蛋白生成障碍。患者的红细胞比正常人的红细胞小，颜色更为苍白，并且会在脾脏中迅速分解，因此贫血是不可避免的。这会影响孩子的正常生长发育。后果呢？骨骼畸形（因骨髓生成异常而膨胀）、器官损伤和早夭。一些患有严重地中海贫血的胎儿甚至无法存活并胎死腹中。

地中海贫血无处不在。例如，古生物学家在史前时代、中世纪及在这之后的坟墓中发现了与地中海贫血相符的骨骼畸形。公元前3200年的埃及木乃伊也有着典型的因膨胀而导致的骨骼畸形。然而直到1995年，科学家在分析了16世纪犹太儿童骨骼后，才找到关于地中海贫血的历史起源和分布的明确答案。还有一个更惊人的发现，即地中海贫血的不同类型，因为当时人们已经知道血红蛋白的数百种不同突变可能导致相同或相似疾病。

6万~7万年前，当智人离开熟悉的非洲向各地迁移时，也带上了这种遗传突变。他们首先沿着尼罗河迁移，然后要么从左边到达欧洲，要么从右边到达蒙古和美国，或者从埃塞俄比亚通过红海到达亚洲和澳大利亚。也许地中海贫血还有其他类型。这些疾病的历史传播模式与疟疾非常相像。大约6万年后，人们才能证明地中海贫血患者确实对寄生虫有抵抗力。这是人类在不断迁徙过程中自然选择的结果——适者生存。

其他因素也在这种疾病"成功"发挥效用的过程中起到了推动作用。在原始社会甚至今天，有血缘关系的亲戚之间彼此通婚的现象在一些较为封闭的地区很常见。因此，一种不会立即致命的突变可以代代相传。此外，受影响人群的卫生和饮食习惯得到改善，地中海贫血患者的预期寿命也接近正常值，因此他们也能够诞下后代。19世纪和20世纪的大迁徙导致这种受了影响的基因在全球范围内传播。

这种大迁徙有助于将不同形式的地中海贫血作为单独的疾病精确划分。这一研究成果要归功于美国儿科医生托马斯·M.库利，他于1925年在希腊和意大利移民的后代身上发现了一种特殊的贫血类型，其特征是"脾脏异常大并且骨骼严重畸形"。这种疾病最初被命名为"库利氏贫血病"，但很快"地中海贫血"这一词语就开始被广泛使用。研究人员还需要几十年时间（直到1946年）才能发现这种贫血是血红蛋白异常导致的。后来在20世纪60年代，人们对遗传原理有了进一步的了解，20世纪80年代，人们才知道是哪些突变造成这种贫血的。

20世纪40年代之前，重病儿童的治疗效果一直不理想。他们的脾脏经常会被切除，虽然这在一定程度上改善了他们的生活质量，但并没有提高生存的可能性。只有当地中海贫血患者能够通过预防性输血定期接受健康血液，这种情况才得以改变。通过稀释他们的"病态"血红蛋白并用正常血红蛋白将其取代，重病儿童的生存机会大大增加。此外，他们不再发育迟缓，骨骼畸形症状消失，脾脏体积也得到了控制。突然间，"地中海贫血患者"的预期寿命变得与未受影响的同龄人一样了（这无疑也与卫生及生活条件的改善和感染控制有关）。

然而，这种大量输血法并非没有风险。每袋血液含有大约250毫克的铁，这些铁会逐渐积聚在患者的肝脏、心脏、胰腺和生殖器中而导致血色素沉着病（另见第41页）。几年后患者还会产生肝脏衰竭或心力衰竭，或胰岛素和激素的生成量下降等症状，这再次威胁到患者好不容易才得以提高的生活质量。

当时解决输血副作用的方法给许多研究人员上了一课。首先是瑞士汽巴–嘉基公司，他们注意到一些细菌会利用非常强劲的铁离子（螯合剂）来促进铁的生成，去铁胺便是其中之一，因此该公司决定将这种产品商业化。结果证明该产品是成功的，但缺点是必须以注射的形式注入患者体内。儿童必须每晚接受注射，去铁胺在夜间缓慢滴注入皮肤并可以产生数周的耐受力，但不能持续数月或数年。

因此人们开始疯狂地寻找去铁药物。1987年在英国罗伯特·希德博士的实验室发现了一种物质：去铁酮。事实证明，这种药丸制备起来非常简单，各地学术中心也制造了自己的产品。制药业对这种药物不再感兴趣，因为任何人都可以并且被允许生产这种药物，导致没有什么利润可言。当这种药物还出现一些副作用时（导致患者白细胞数量减少），去铁酮的命运就已经被注定了。大约20年后，诺华公司推出了铁螯合剂药丸（恩瑞格）：高效，副作用很少，甚至是没有副作用，而且……价格非常高。

医学家从地中海贫血历史中吸取的第二个教训是重视预防计划的作用。早在20世纪70年代，人们就在高风险地区（包括意大利、塞浦路斯和希腊）提出了试点计划，以提醒人们疾病携带者与另一携带者结合的风险。毕竟这种结合将导致四分之一的孩子在出生时就患有重病（"纯合子"），这种重症儿童的预期寿命有限且要承受多年的巨大痛苦。在撒丁岛，良好的家庭咨询服务确保了出生时便患有最严重地中海贫血的儿童数量在短短几十年内减少了90%以上。

自21世纪初以来，西方世界也只有少数人才能够做胚胎选择。如果知道自己携带这一基因的双杂合子夫妇结合，并且仍想有一个健康孩子，首先要通过激素刺激使女性产出多个卵细胞。这些卵细胞随后在实验室中与男性的精子结合，从而"制造"出多个胚胎。然后通过遗传选择（DNA分析）确定这些胚胎是否存在致病基因。受影响最小的胚胎（根据孟德尔的遗传定律为四分之一）被植入子宫内，其他胚胎则被"去除掉"。基因疗法很快将被引入这一过程中。

白血病，化疗的开始

白血病的近代历史始于1854年德国和英国研究人员之间的一场激烈辩论，他们都很年轻、雄心勃勃且非常自我。苏格兰的约翰·休斯·贝内特（1812—1875年）和德国的鲁道夫·魏尔肖（1821—1902年）分别发现了许多脾脏巨大且血液颜色明显变淡的患者。贝内特于1845年发表了一份此类患者的详细尸检报告，其中使用了大量显微镜观察数据（这在当时并不那么常见，因为大学还没将显微镜科学视为"真正的"科学）。他使用了"白细胞血症"（Leukocythemia）一词，这一术语来自希腊语中的"leukos"，意思是"白色"，"cythemie"意为他在显微镜下观察到的核细胞。

28岁的魏尔肖对一系列患者的"白"血做了描述，患者的白细胞似乎比红细胞多，他将这种迅速致命的疾病命名为"白血病"。1850年，伦敦的亨利·富勒发现一个孩子会反复自发性出血，并患有牙龈炎且不断高烧，腹部也因脾肿大而膨胀，事情开始变得有点儿复杂了。这个孩子的病情急剧恶化。在医生推测其患有白血病后，孩子不到两个月就在家中死去。这个孩子之所以没有住院，是因为当时人们普遍认为小孩子是"传染病的携带者"，应该出院治疗。当时伦敦每年约有5万人死亡，其中2.1万人是10岁以下的儿童。当时结核病、霍乱、白喉、佝偻病和伤寒病肆虐，营养不良也很常见。所以人们对白血病毫不关心。

1854年，贝内特和魏尔肖不再争论关于这种新疾病的亲子关系。贝内特会说流利的法语和德语，这对一个苏格兰人来说很不寻常，他轻而易举便让媒体站在了他的一边（社交媒体压力），而魏尔肖不得不公开承认他的发现比贝内特晚了几个月。

当时医学界还不承认白血病是一种新的独立疾病。有人认为这是一种"特殊的疟疾"，"由于长期感染或炎症导致的慢性衰竭"或是"由脓肿所致的化脓"……

但是医学一直在向前发展。大约10年后，第一份关于这一新疾病不同亚型的详细报告面世，这一研究成果基于变异的白细胞类型和显微镜下的详细识别。急性白血病可在几天到几周内致命，但也有慢性白血病，可让患者存活数月。同时，使用保罗·埃尔利希（1877年）的染色技术，还可以区分髓样（源自颗粒状白细胞或粒细胞）和淋巴样（源自单核淋巴细胞）。

很明显，这种新疾病在短期内是致命的。但疾病又是从何而来呢？恩斯特·诺伊曼于1868年在柯尼斯堡发现了血液和骨髓之间的联系。骨髓疾病（后来演化为"骨髓癌"）的概念诞生了。然而，诺伊曼的发现在短时间内难以被医学界接受，但他确实得到了意想不到的支持。朱里奥·比佐泽罗是帕多瓦大学才华横溢又非常高调的博士生，他在1869年证明了血液中的红细胞和白细胞都来自骨髓中的"前体"，并提出了他的骨髓造血功能理论。

一个意大利男人[1]居然敢这么说！巴黎的乔治·海姆教授对这种在科学上毫无根据的话感到非常愤怒。在他看来，血液又如何能从固态骨头

---

[1]　指朱里奥·比佐泽罗，他于1846月生于意大利，于1901年去世。——编者

中流出并进入血液循环系统呢？直到20世纪初比佐泽罗的"疯狂"想法才被广泛接受。

与此同时，人们对导致这种骨髓损伤的原因一无所知。当时在西方世界非常流行的一个理论认为白血病是一种"慢性感染"，可能是疟疾（当时在西方世界仍然普遍存在）的后遗症。1890年，俄国的奥布拉斯托夫发现了在乌克兰发生的两例迅速致命的急性白血病病例，据说其中一名患者将他的疾病"传染"给了一名护士，越来越多的人开始支持传染理论。后来在20世纪初，法国和美国两地的病例进一步支撑了这个理论——在一个封闭环境中同时出现的白血病"集群"被报道出来，表明了"传染"的可能性。即使在今天，感染或以特定病毒为病原体的理论仍然非常流行，尽管我们现在知道环境的影响（包括辐射、苯、颗粒物……）或遗传因素可能起着更重要的作用。

19世纪的实验室研究人员对此争论不休，而临床医生也越来越沮丧。除了用于治疗发烧的奎宁，用于治疗腹泻、止痛的吗啡和鸦片，用于治疗贫血的铁，以及用于治疗外伤的碘之外，他们手里没有可以拯救白血病患者的药物。于是医生们开始尝试输血，但由于凝血问题或严重的排斥反应，输血通常是致命的。自19世纪初以来，托马斯·福勒于1786年发明的含量为1%的砷溶液被广泛用于治疗各种感染和慢性疾病，临床试验证明这种溶液对一些白血病患者也有效。这种溶液似乎可以减少患者的白细胞数量，但效果是暂时的，而且砷有很多副作用（值得注意的是，大约100年后，三氧化二砷将作为一种治疗非常特殊的白血病亚型的"有效"疗法卷土重来）。

威廉·伦琴在1895年发现了X射线，开辟了新的视角。研究人员很快意识到，让患者接触这种类型的放射性物质会导致白细胞数量迅速下降。然而，红细胞和血小板的数量也在下降，而且这种下降是不可逆转的，这个事实让人们的热情慢慢冷却下来。无论如何，放疗对局部肿瘤（例如淋巴结）的疗效似乎比对血液型疾病（白血病）的疗效更好，因此放疗很快就被医生们放弃了，至少对于白血病的治疗是这样的。

在接下来的40~50年里，白血病被认为是无法治愈的。医生们，甚至包括麦克斯韦·温特罗布在内的著名血液学家，都在为一种纯粹的姑息治疗辩护，他们认为这种疗法"不会让已经饱受折磨的儿童承受更多痛苦"。幸运的是，1943年"约翰·哈维号"军舰的爆炸将扭转这一局面。这次爆炸使科学家追踪到一种可以破坏正常的、快速分裂的细胞的化学物质。这种物质也有可能用于对抗白血病。

在对患有白血病的小鼠做了一系列成功的实验后，1946年，军事研究人员决定向一名患有淋巴细胞癌的48岁银匠注射氮芥。巨大的淋巴结肿块像阳光下的雪一样融化了。淋巴细胞癌主要分布在腺体和脾脏。病人在治疗后只存活了3个月，因为除了淋巴结，他的骨髓也被完全破坏了。

由于这属于"绝密军事研究"，所以这一实验结果只有在战后才会被公布。事实证明，大规模应用这种物质并不是那么容易。氮芥的副作用通常超过其产生的积极效果。从1950年到1960年的10年间，对副作用较小的衍生物的研究，推动了诸如白消安、苯丁酸氮芥、美法仑和环磷酰胺等产品的出现，这些所谓的烷基化物质已成为现代抗癌疗法中不可或缺的成分。

叶酸拮抗剂的发明也证实了意外发现可以在科学中发挥重要作用。

这种疗法将在抗癌化疗中形成一个新的类别。大约在1931年，在英属印度工作的英国医生露西·威尔斯注意到：她在当地纺织厂工作的病人经常患有贫血病，这可能是长期营养不良导致的。当地医生通过使用酵母提取物来改善这种贫血病。这种酵母提取物被称为"酸制酵母"，是啤酒酿造过程中产生的副产品。威尔斯认为这种提取物中一定含有重要的营养因子或维生素。10年后，她的怀疑得到了证实——在提取物中发挥作用的营养因素是叶酸（B类维生素的一种）。

由于啤酒酵母的提取物可以治疗贫血病，研究人员也尝试用酸制酵母治疗白血病。然而令他们大吃一惊的是，这产生了相反的效果：病人的病情并没受到抑制，却似乎受到刺激而迅速恶化。因此，测试叶酸拮抗剂或抑制叶酸作用的药物只是一个合乎逻辑的小步骤。这个实验推动了一系列药物的研制，其中最著名的是氨甲蝶呤，这种药物将会产生惊人的效果。氨甲蝶呤仍然是现代白血病治疗的基础药物之一。

白血病治疗的下一个重要阶段是可的松的分离和合成。1949年，这种风湿病的新疗法所产生的"奇迹般"的研究结果被发表。就像战争期间发现的"奇迹疗法"抗生素一样，这种药物很快也将成功地用于治疗白血病儿童。医学家在1943年战争期间开发了一种抗结核药物——链霉素，这种抗生素将在20世纪50年代后期被证明不仅能够治疗白血病，还对各种其他癌症有效。因此，意大利和法国团队几乎同时从链霉菌属细菌中分离出的抗生素柔红霉素和阿霉素，它们将很快成为许多抗癌方案中不可或缺的药物。

然后是长春花的故事。自古以来，印度次大陆的草药师就一直在使用长春花的提取物治疗糖尿病。为了找到一种有用的胰岛素替代品，

1960年左右，一些加拿大研究人员决定在一些实验动物身上测试这些提取物。结果却令人十分失望：长春花提取物不会改变血液中的糖含量，但确实会使接受治疗的动物的白细胞数量急剧下降，而且通常是致命的下降。医学家们模仿氮芥的治疗方法将长春花应用于患有白血病的动物。结果是：他们成功提取出长春花生物碱，后来又对这一物质进行了化学合成。直至今日，这种药物仍然在一些抗白血病治疗方案中发挥着先锋作用。

20世纪60年代初期，医学界在儿童白血病治疗方法上取得了重大突破。这种被逐渐应用于治疗白血病的新型药物似乎只能在短期内发挥效用。患者一次又一次地复发，并对连续服用的药物产生抗药性，因此很少有患者能活过6个月。而且这种药物有着不可避免的副作用。

受到结核病治疗经验的启发，医生通过反复试验学会了组合使用抗生素来抑制人体的耐药性，从1960年到1965年，联合化疗法逐渐成熟起来。这一方法的先驱是美国孟菲斯的唐纳德·平克尔和美国国家癌症研究所的埃米尔·J.弗莱雷希、埃米尔·弗莱三世。

结合不同的方法总是会带来风险。副作用呈指数增加的可能性也会提高。这就是为什么研究人员首先用两种产品（例如长春花和泼尼松）设计了一种相对较轻的攻击疗法。这种方法也叫"诱导法"。随后再将这两种药物与其他两种非交叉耐药性药物混合使用，最后是进行为期2年的非卧床持续性治疗（通常使用药物）。医学家们还开始关注如何治疗难以被化疗辐射到的部位（如大脑、睾丸或卵巢）。

因此，无论是否做局部放射治疗，医生都会将药物直接注射到脑脊液中。结果是：10年后年轻的白血病患者的身体状况得到明显改善，治愈率也从1960年之前的不到1%上升到1970年的50%，2000年甚至达到80%。从此以后，儿童白血病被视为癌症治疗中效果最显著的一种疾病。然而，肠、肺、肝、胰腺等实体瘤的治疗过程则更加艰难且进展缓慢。成人的白血病和其他骨髓癌也是如此，其中一些疾病会使用与儿童相似的化疗方案，但治愈率仍然低得多，为30%~40%。这与密集化疗的副作用有很大关系。

幸运的是，治疗效果在不断提升。骨髓或干细胞移植的出现使化疗失败的患者有可能完全康复。原理很简单：如果将化疗剂量增加到大剂量是可以破坏具有抗药性的白血病细胞的。但是这样不仅会杀死白血病细胞，还会破坏正常骨髓的功能。如果骨髓的功能被破坏，人的生命将无法持续，因此必须在化疗之后注射新的健康骨髓。

总的来说，骨髓和干细胞移植已将成年白血病患者的康复率从20世纪末期的30%左右提高到了如今的60%~70%。供体细胞含有免疫细胞，这些细胞可以识别并破坏患者体内白血病细胞的残留物。通过操纵免疫系统，我们或许能够进一步提高康复率。报告显示，儿童白血病的治愈率目前已经接近90%。由此可以预见，战后血液学家根除导致儿童死亡的白血病的梦想是有可能成为现实的（参见第五章"CAR-T细胞疗法"）。然而，我们必须始终意识到，过去50年来所有这些惊人的成就都是在先进的西方世界取得的。在撒哈拉以南的非洲，白血病儿童的生存概率仍然非常低。此外，美国食品药品监督管理局2018年的一份报告指出，即使在西方，少数族裔的白血病治愈率仍低于"非西班牙裔白人"，这是因为他们能够获得医疗保障和新药物的机会较少。

受污染的血液

每年仍有数百万人死于血源性疾病。对寄生虫、细菌和病毒来说，血液是理想的温床、便捷的运输工具，也是极好的储存库。跳蚤、蚊子和蜱虫依靠人类或动物的血液生存，它们是导致致命感染有效传播的罪魁祸首，有时甚至会使这种感染上升为一种流行病。

黑死病

一个很好的例子就是鼠疫，即黑死病。这种疾病曾在中世纪暴发，很久之后又在中东和西欧蔓延，造成2000万~3000万人死亡。1350年，这一数字几乎占西欧总人口数的一半……

当时的医学界考虑到了各种因素。英格兰都铎王朝最先提到著名的"瘴气"因素。这种气体在有毒的空气、蒸气和风的共同作用下形成，根本原因是城市人口居住密度高、贫困群体卫生条件差。当时除了人畜粪便，被宰杀的牛、猪、鱼的内脏也被随意丢在街上。

中世纪的一起"臭名昭著"的诉讼案的文字记录被保存了下来，案件涉及城市的卫生问题，居住在某条街道附近的居民投诉两名房主面向街道建造了两个厕所。厕所中的排泄物会顺着外墙流下来，所以粪便会刚好落到毫无戒心的路人头上。而房主只得到了轻度警告和"如果臭味太严重的话"就进行清理的命令。这件事说明了当时传染病的产生条件以及疾病在人群中传播的速度。

早期的教科书建议不要站在瘟疫患者的下风处，因为这可能会导致疾病蔓延。医生们戴着特殊的尖头面具，上面有一团用醋浸泡过的棉絮，他们试图通过这种方式清除空气中的病毒。现在我们知道鼠疫是由鼠疫耶尔森菌引起的，这种细菌很少通过空气传播，通常通过血液传播，除非鼠疫耶尔森菌已经扩散到患者肺部并被咳出。中世纪的黑死病也许起源于跳蚤，它们最初选择老鼠作为血液来源，但在这一动物宿主死后，它们就会将人类作为血库。

一旦鼠疫细菌在人体血液中定居，就会导致典型的腋窝和腹股沟淋巴结肿大，淋巴结逐渐变大、变黑、裂开并散发出可怕的恶臭。白细胞在其中发挥了致命作用，这种被编程的细胞开始大量分裂，但很快就被快速分裂的细菌所淹没。鼠疫的潜伏期只有几天，通常在一周内便会导致死亡。

最近的科学研究成果表明，鼠疫的流行可能是由其他感染所引起的，例如疟疾、炭疽或伤寒。也许在中世纪时就已经有埃博拉病毒的一些变种存在，这种病毒可以像鼠疫一样引起出血性皮肤损伤，并且可以通过各种体液迅速传播，具有高度传染性，而且会迅速致命。因此，直接因鼠疫而死的人数可能比人们普遍认为的要少。但耶尔森菌是一种非常顽强的细菌，可以在土壤中存活多年，现在我们仍能在中世纪的万人坑中发现这一细菌的DNA。

目前鼠疫仍未被根除。美国每年仍会报告数百例与之相关的病例。这种病毒仍然来自跳蚤的宿主——啮齿动物，不仅是老鼠，还包括土拨鼠、松鼠、兔子等。幸运的是，这些菌株已不如中世纪时的强大了。它们很少会通过人传人的方式直接传染，并且很容易用现代的抗生素治愈这一疾病。

可怜的中世纪医生陷入了一个巨大的谜团。他们甚至频繁使用占星术来解释这种病，例如火星、土星和木星落于水瓶座时会出现鼠疫，更常见的是利用宗教，比如说鼠疫是上帝对恶人的报复。

中世纪时人们还没有治疗的概念。人们利用新鲜的草药混合物（尤其是使用大量大蒜、藏红花、芦荟和桃金娘，越有异国情调越好）和饮食控制（比如不吃水果和蜂蜜，清淡饮食）来对抗鼠疫。对因食肉太少而患有缺铁性贫血的人群来说，这些方法当然是靠不住的。现在一些营养大师推荐的抗癌食品与之类似……此外，鼠疫的受害者也经常被放血或是洗胃。我想已经不用给大家解释这样做是否能够缓解他们的病情，结果当然是不能。

富人们则选择离开鼠疫肆虐的城市，一直等到最坏的情况过去后再返回。意大利佛罗伦萨的美第奇家族就是其中最为著名的代表……

当时人们也会使用不同形式的隔离措施（"隔离"这一概念起源于意大利语"quaranta"，意思是"四十天"），但相较于鼠疫的蔓延速度，这些措施通常都过于滞后了。一些医生也建议尽可能离瘴气的来源地近一些，从而对鼠疫产生免疫力。他们已经注意到，从事清理粪便或焚烧内脏等肮脏职业的工人往往对这种疾病有抵抗力。这有点儿类似于20世纪预防风疹的方法，父母故意让自己的孩子去看望感染风疹的孩子，让他们直面病毒并以"温和的方式"获得免疫力。这就是当时人们增强孩子免疫力的方法。

直到19世纪后期，一场鼠疫使西方人口大量减少，巴黎巴斯德研究所的瑞士研究员亚历山大·耶尔森后来成功分离出这种细菌。一开始这种细菌被命名为"巴斯德氏菌"，但后来医学界认可了耶尔森是这一细菌的发现者，并将细菌更名为"耶尔森菌"。1900年，科学家们还发现跳蚤是鼠疫在啮齿动物之间或人与人之间传播的必要载体。

后来的DNA研究结果表明，耶尔森菌在大约5000年前的青铜时代就已经存在，并且也可能与6世纪到7世纪以及14世纪和17世纪的流行病（伦敦鼠疫）存在一定联系。

正如上面所说的，鼠疫仍与人类共存，这种疫病在21世纪撒哈拉以南的非洲和亚洲仍经常出现。动物同样会受到影响，某些物种甚至面临灭绝的危险，例如美国草原犬鼠。最近我们还了解到，这种疾病并不经常通过啮齿动物传播，而主要是通过跳蚤在人与人之间传播。传统上的治疗方式包括抗生素和必要的预防性卫生措施。

疟疾

一些血液传染病比智人还要古老得多。最近一项对疟疾史前起源的研究发现，这种寄生虫甚至在大约1亿年前的恐龙时代就已经存在于昆虫体内了。美国俄勒冈州立大学的小乔治·波伊纳尔甚至认为，恐龙并不像人们所熟知的那样因流星撞击而突然灭绝，它们的灭绝是一个较为缓慢的过程，疟疾可能在其中发挥过作用。

无论如何，疟疾从一开始就一直给所有生命造成了极大威胁。爬行动物、鸟类和包括灵长类动物在内的哺乳动物，它们都曾被吸血寄生虫传染。而人类也许才是这些寄生虫最喜爱的……

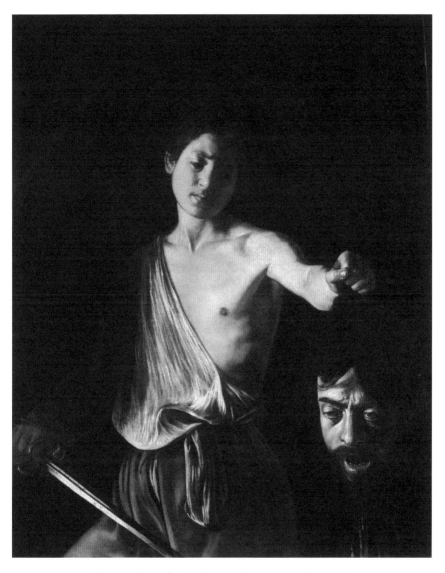

《大卫与歌利亚》，卡拉瓦乔，博尔盖塞美术馆，罗马

正如《塔木德》和《旧约》所述，犹太民族的历史是一部血泪史。大卫用石头砸中歌利亚的头部，将他打倒，这位巨人随后被残忍地斩首。

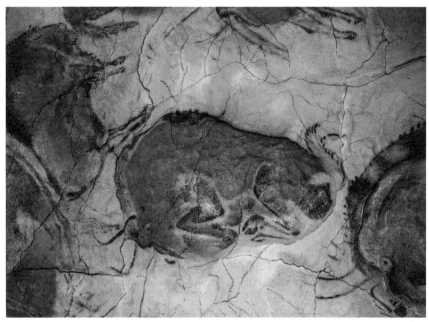

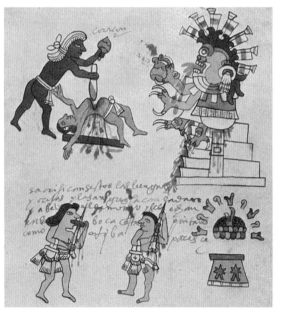

↑ 西班牙阿尔塔米拉洞穴中野牛壁画的复制品

在狩猎的过程中，原始人类发现了血液与生命之间的密切联系。

← 《图德拉法典》中的一页，美洲博物馆，马德里

西班牙殖民者的编年史中描述了一幅可怕的场景，在金字塔的顶端，被选中的牺牲者的跳动的心脏被切下来，大量血液从楼梯流到金字塔底端的平民处，左右两边流下的血液均用于饮用。该手抄本的诞生可以追溯到16世纪中叶。

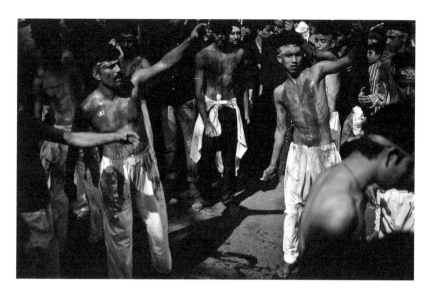

印度西孟加拉邦加尔各答的穆斯林游行

在伊斯兰教历第一个月第十天的阿舒拉节，什叶派以血腥的方式纪念侯赛因，即在公共场合用鞭子鞭打自己至流血受伤，或用锋利的斧头砍伤自己。

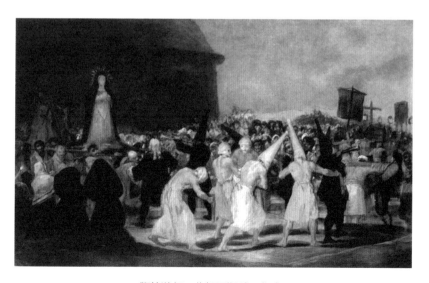

鞭笞游行，弗朗西斯科·戈雅，

皇家圣费尔南多美术学院，马德里

通过自我鞭笞的血腥忏悔是永恒的。这是为了宽恕自己的罪行、践行苦行主义或绝对服从的原则。

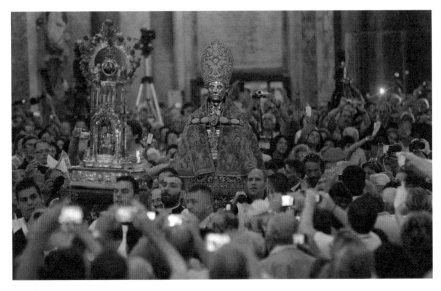

↑ 圣热纳罗，那不勒斯的守护神

每年9月19日在那不勒斯大教堂举行的年度游行中，信徒们等待着圣热纳罗的圣血再次液化。

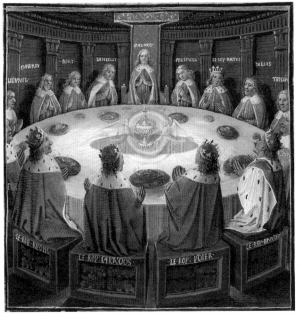

← 描绘圆桌会议的微型画，出自《兰斯洛特》，埃弗拉尔·德斯平克等人，法国国家图书馆，巴黎

亚瑟王和他的骑士们看到了带有金色华盖的圣杯，象征着亚利马太的约瑟夫的圣杯或是……胜利的号角。

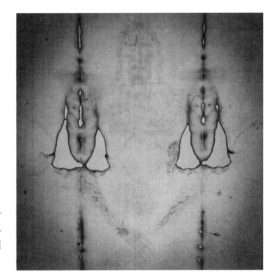

都灵裹尸布，都灵大教堂
无疑是被研究最多的耶稣基督遗物，含有人体血液的痕迹。出现时间可以追溯到1300年左右。

《圣弗朗西斯接受圣痕》，乔托，卢浮宫，巴黎
1224年，也就是阿西西的弗圣朗西斯去世前两年，在一次深度冥想中，他的手、脚和肋部因圣痕而流血。

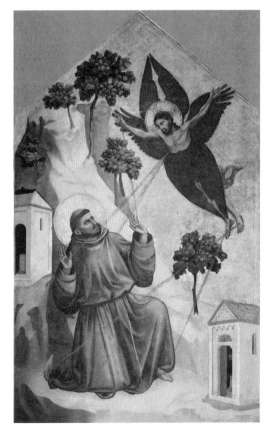

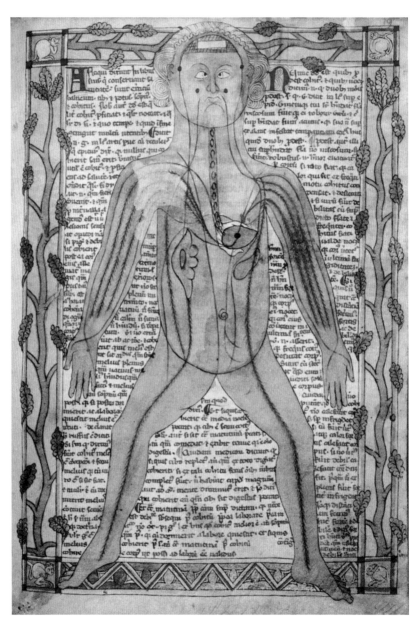

中世纪手稿中盖伦关于血液循环理论的插图，
博德利图书馆MS Ashmole 399，牛津大学

盖伦当时仍不了解循环这一概念。他认为血液在不同系统中的静脉和动脉中如潮涨潮落般流动。

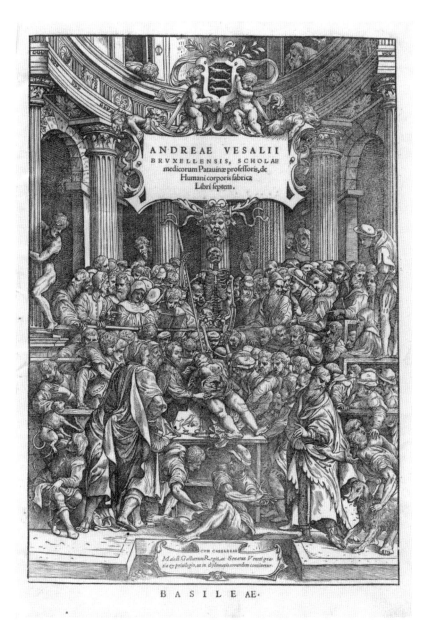

ANDREAE VESALII
BRVXELLENSIS, SCHOLAE
medicorum Patauinæ professoris, de
Humani corporis fabrica
Libri septem.

CVM CAESAREAE
M aieſt. Gallorum R egis, ac Senatus V eneti gra-
tia & priuilegio, ut in diplomatis eorundem continetur.

BASILEAE.

《人体的构造》的扉页，安德烈亚斯·维萨留斯

维萨留斯巧妙地利用"新型"印刷术和扬·斯特凡·范·卡尔卡等艺术家的画作，
以图像的形式广泛传播他关于人体解剖学的想法。

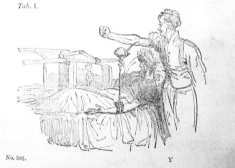

THE LANCET.

Vol. II.]   LONDON, SATURDAY, JUNE 13.   [1828-9.

OBSERVATIONS

ON

TRANSFUSION OF BLOOD.

By Dr. Blundell.

*With a Description of his Gravitator.**

STATES of the body really requiring the infusion of blood into the veins are probably rare; yet we sometimes meet with cases in which the patient must die unless such operation can be performed; and still more frequently with cases which seem to require a supply of blood, in order to prevent the ill health which usually arises from large losses of the vital fluid, even when they do not prove fatal.

* The instrument is manufactured by Messrs. Maw, 55, Aldermanbury.

In the present state of our knowledge respecting the operation, although it has not been clearly shown to have proved fatal in any one instance, yet not to mention possible, though unknown risks, inflammation of the arm has certainly been produced by it on one or two occasions; and therefore it seems right, as the operation now stands, to confine transfusion to the first class of cases only, namely, those in which there seems to be no hope for the patient, unless blood can be thrown into the veins.

The object of the Gravitator is, to give help in this last extremity, by transmitting the blood in a regulated stream from one individual to another, with as little exposure as may be to air, cold, and inanimate surface; ordinary venesection being the only operation performed on the person who emits the blood; and the insertion of a small tube into the vein usually laid open in bleeding, being all the operation which it is necessary to execute on the person who receives it.

The following plate represents the whole apparatus connected for use and in action:—

Tab. 1.

No. 302.   Y

← 詹姆斯·布伦德尔博士关于输血的论文，1829 年发表于《柳叶刀》

这位伦敦妇科医生是最早使用人血进行输血的人之一。许多妇女因分娩时无法止血而生命垂危，她们能够活下来，布伦德尔博士功不可没。

↓ 中世纪的放血术。15世纪的法国微型画

这位医生只能通过放血、催吐、使用泻药和灌肠来"治愈"所有疾病。

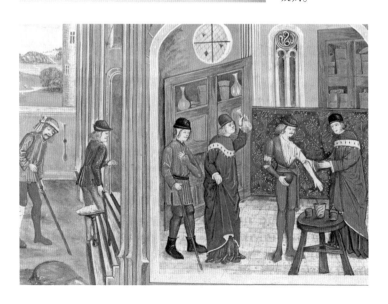

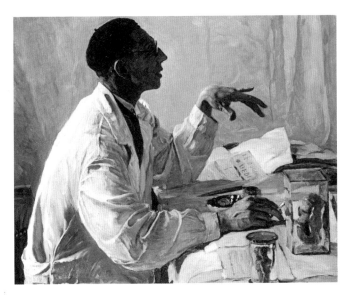

谢尔盖·尤金的肖像画，米哈伊尔·涅斯捷罗夫，
特列季亚科夫画廊，莫斯科

尸体输血的先驱，于1930年创建了第一个用尸体血输血的俄罗斯血库。

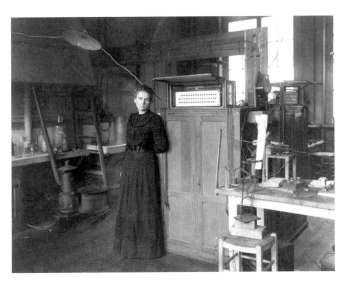

1912年，居里夫人在她位于巴黎的实验室中

玛丽亚·斯克沃多夫斯卡·居里死于骨髓损伤（和白血病？），在没有防护的情况下暴露于她"发现"的放射性辐射，才导致她患病。

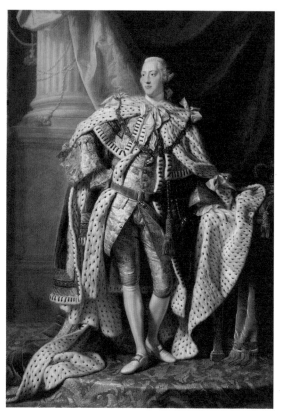

↑ 乔治三世，艾伦·拉姆齐，南澳大利亚美术馆，阿德莱德

这位"疯狂"的国王患有卟啉病，这是一种遗传性的造血障碍，并伴有脑损伤。

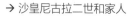→ 沙皇尼古拉二世和家人

罗曼诺夫王朝的尼古拉斯·亚历山德罗维奇与携带血友病基因的英国维多利亚女王的外孙女阿历克丝成婚。皇太子阿列克谢遗传了这种使人慢慢衰竭的疾病。目前尚不清楚他的四个姐妹是否是这一致病基因的携带者。

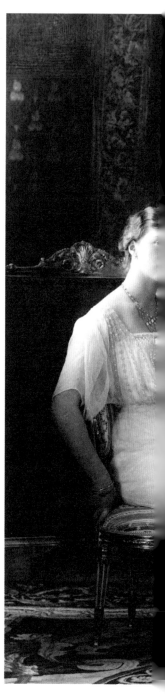

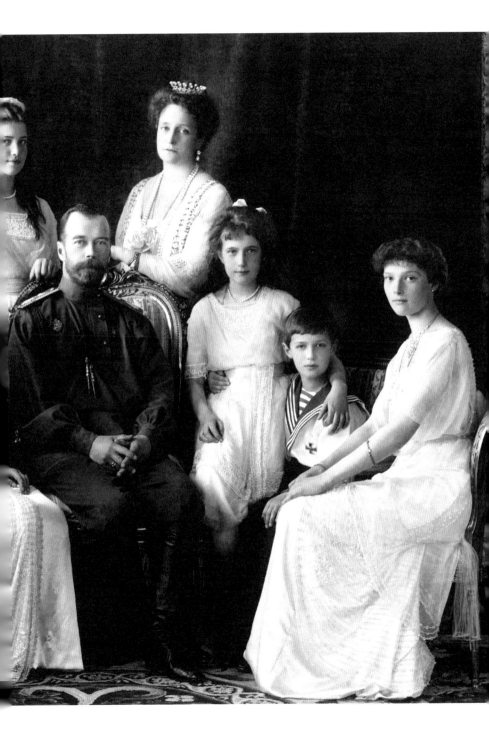

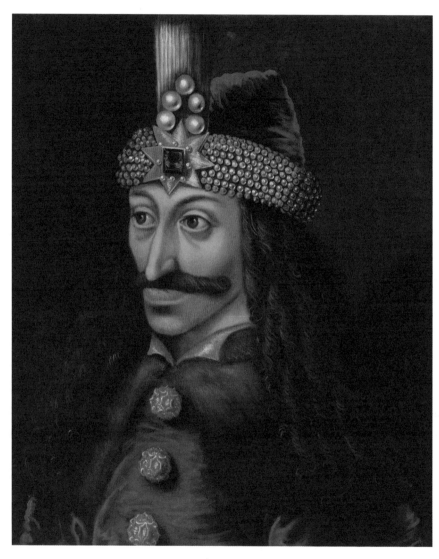

《弗拉德·德古拉》，维也纳艺术史博物馆，维也纳

这位特兰西瓦尼亚王子的名字取自他父亲的绰号"德古拉"，也是"龙"的意思，他因用"木桩"将战俘折磨致死而出名。小说家布莱姆·斯托克以德古拉的传说为基础创造了"吸血鬼伯爵德古拉"。

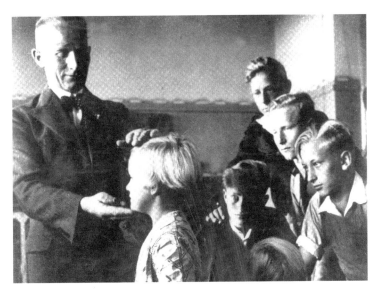

生命之泉组织在法国拉莫尔莱埃创办的生育农场

1935年，党卫军首领海因里希·希姆莱启动了"生命之泉"计划，以保持雅利安血统的纯正以及雅利安民族的生存繁衍。

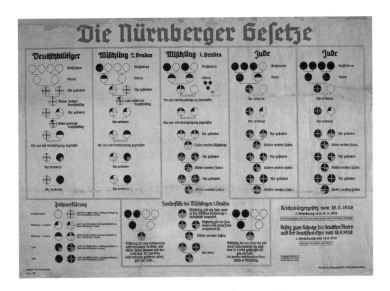

《德意志血统和荣誉保护法》，1935年

德国犹太人因纽伦堡法案失去了公民身份，该法案禁止非犹太德国人和犹太人之间发生性关系和结成婚姻。这份海报呈现出"血腥耻辱"。

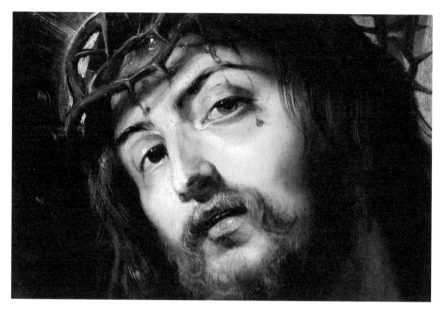

《头戴荆冠的耶稣》（细节），彼得·保罗·鲁本斯，艾尔米塔什博物馆，圣彼得堡
在这幅画作中，头戴荆冠的基督被鞭打、嘲笑并被示众。从中世纪早期开始，人们就以逼真和血腥的细节对基督受难的画面进行描绘，这一主题在基督教艺术中占有重要地位。

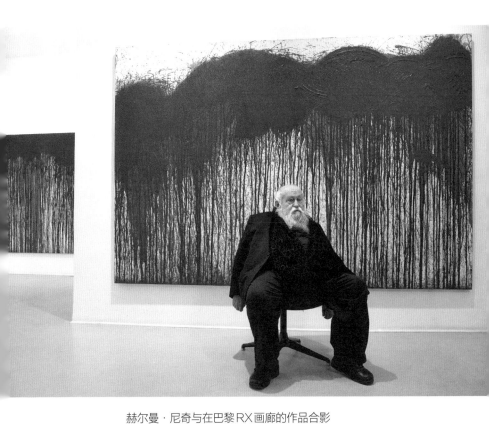

赫尔曼·尼奇与在巴黎RX画廊的作品合影

奥地利艺术家赫尔曼·尼奇的"神秘狂欢剧院"震惊了当时保守的社会,他曾在"舞台上"切开动物的尸体,并将他的模特浸入血液中。

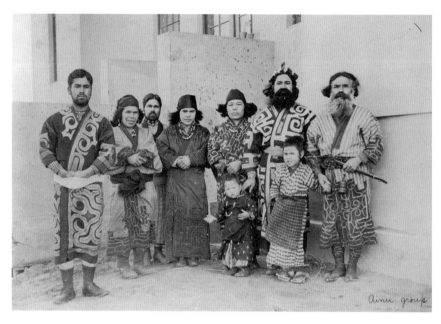

阿伊努人在1904年圣路易斯世界博览会上，密苏里州历史博物馆，圣路易斯

阿伊努人在日本最北端的北海道岛上，他们是蒙古人的后裔。他们在外表（和血统？）上与其他日本人大不相同。

2015年，世界卫生组织估计全球约有2.14亿人感染疟疾，估计每年有65万人因此死亡，主要集中在非洲。非洲约有20%的儿童死亡是由疟疾引起的，每两分钟就有一名儿童死于这种疾病。

首次关于疟疾的精准描述可以追溯到公元前2700年的中国，但古希腊人和古罗马人的"沼泽热"[①]也为人所熟知。这种病主要在温暖潮湿的环境中滋生蔓延，欧洲北部和寒冷地区似乎没有受到任何影响。然而疟疾也常在西欧的沼泽和咸水中出现。古罗马城是建在沼泽地上的城市，其周围的山丘被视为疾病的温床，地中海的整个沿海地区也是如此。因为腐烂的沼泽地里弥漫着臭味，所以当时的人们误以为疟疾是由沼泽上空"有毒"的气体（mala-aria）传播的，于是人们就用"malaria"这个词指代疟疾。

人们很快发现，疟疾患者出现发烧症状后会经历一个典型的过程：要么是不规则发作，要么每三至四天一次。如果患者在第一次发作后幸存下来，疟疾通常会在几个月后复发。有时患者小便呈深红色或几乎黑色，这种"黑水热"往往预示着患者不久后便会因病死去。后来证明，发烧的模式因寄生虫类型而异，黑色尿液往往意味着最危险的类型。这种类型的疟疾经常会导致可怕的脑部症状（如嗜睡、焦虑不安或麻痹）。

疟疾是如何传播得这样迅速而广泛的？昆虫和智人一起从非洲迁移到今天的欧洲并带去了这种疾病。青铜时代，人类开始在西欧的沿海地区和湿地耕作。寄生虫在微咸水（一半淡水，一半盐水）中找到了理想的栖息地。后来，人类建造堤坝，填海造陆，蚊子很快就在由此产生的圩田中找到了自己的家。

[①] 一种由钩端螺旋体引起并由家畜传染给人类的传染病。——编者

11世纪的编年史中提到"间日疟"给低地国家的沿海居民带来了一场巨大灾难。前往圣地的朝圣者和十字军除了出售赎罪券和大肆抢劫，还可能会带来疟疾寄生虫。16世纪至18世纪出人意料的高死亡率也与疟疾有很大关系。但这种神秘疾病确切的产生原因仍是个未知数，更不用说它是如何传播的了。原始的治疗方法包括草药混合物、施法术、朝圣、祷告、抚头顶祝福礼……我们现在知道柳树皮提取物中包含的活性物质与后来的阿司匹林非常相似，它作为一种退烧剂非常受欢迎，但并不能够治愈病人。

17世纪，从秘鲁回到欧洲的传教士带回了另一种草药——金鸡纳树皮。这种金鸡纳树的树皮对轻度疟疾有一定疗效，所以医生经常给病人开这种药。后来人们发现金鸡纳树皮中含有奎宁，所以它确实有退烧和抗寄生虫的特性。但18世纪到19世纪欧洲疟疾病例数量急剧下降可能主要是由于沼泽被排干，以及人口也逐步向城市迁移，而不是因为医学的进步。

直到1880年，在阿尔及利亚，法国军医夏尔·路易·拉韦朗注意到他的一名发烧患者的血液中含有一种奇怪的内含物。这种物质似乎会移动，也会分裂，这激起了他寻找寄生虫致病原因的热情。这个想法遭到许多同事的反对，他们无法相信疟疾可能是由红细胞内如此小的东西引起的。

幸运的是，拉韦朗的发现很快被印度患者所证实。疟原虫被"发现"了，但没有人知道这些寄生虫是如何进入人类血液的。这个问题只能留待苏格兰医生罗纳德·罗斯解决。罗斯对他的英国朋友热带医学家帕特里克·曼森的发现很感兴趣。曼森在一些昆虫的胃里发现了寄生虫。当罗斯被军队派往印度后，他便有机会在大量患者身上验证他的假设——

疟疾是由昆虫传给人类的。但实验进展得并不顺利。蚊子繁殖幼虫，然后成年的蚊子叮咬病人并使他们感染疟原虫，寄生虫又是如何从胃里被带到唾液腺，然后再将寄生虫注入下一位受害者的体内，这个传播过程很难被证明。他至少花了5年时间才能够证明寄生虫能从受感染的蚊子那里到达麻雀身上，使麻雀感染。直到1898年，动物学家巴蒂斯特·格拉西才在意大利的罗马证明了蚊子能够将疟疾传染给人。

格拉西有奇特的原则。他曾把自己当作实验对象。他在罗马附近疟疾高发的沼泽地区抓到蚊子，然后赤身裸体地躺在房间里，把蚊子放出来咬自己。在第一次测试中，被感染病毒的蚊子咬伤的不是他，而是住在他隔壁的母亲，所幸没有造成任何不良影响。后来格拉西对可以传播疟疾的蚊子的不同类型，以及疟原虫在蚊子和人体血液中的生命周期做了详细的描述。

虽然格拉西说意大利语，但他还是在当时的科学界声名大噪，这对罗斯来说有点儿不公平。罗斯甚至指责格拉西利用间谍从他的实验室窃取数据，并称他为"意大利强盗"。德国的著名科学家罗伯特·科赫也参与了这场论辩，他告诉媒体是他在1898年的非洲之行中"通过证明疟疾是由蚊子传播的，从而一劳永逸地解决了疟疾问题"。罗斯、格拉西和曼森的成果都没有被他提到。正义降临在1902年：罗纳德·罗斯在那一年获得了诺贝尔医学或生理学奖。曼森和格拉西没有获奖，罗斯认为他们没有理由能获这一奖项，因为他已经完成了所有的工作。

与此同时，人类继续因这种病而丧命。在第一次世界大战中，协约国和德国双方在南欧、中东和西线的数万名士兵不是死于子弹或弹片，而是死于疟疾。在包括马其顿在内的一些战场上，死于疟疾的士兵比在战斗中丧生的士兵还多。

正如历史上经常重演的那样，军事上的紧急情况敲响了科学的警钟。疾病确切的传播过程逐渐被解开。并不是所有的蚊子都要为此负责，只有需要血液产卵的雌性按蚊才会传播这一疾病。数十种疟原虫也被发现了，并且其中四种可以向人类传播疾病（间日疟原虫、卵形疟原虫、三日疟原虫和恶性疟原虫）。受感染的蚊子的唾液腺中携带寄生虫，当它们叮咬人类时，转移到受害者血液中的不仅有唾液，还有寄生虫。寄生虫接着会从血液转移到肝脏中，并在一周的时间里生产数万个后代。然后这些寄生虫会蜂拥进入血液，进入（富含蛋白质的）红细胞中，在那里它们继续繁殖。最终红细胞破裂，并导致发热等症状。

其他红细胞被感染，蚊子再次叮咬人类并吸入被感染的血液，整个循环会不断重复。根据疟原虫的不同类型，红细胞每隔一到三天就有节奏地破裂。最危险的恶性疟原虫经常导致患者产生黑水热（红细胞大量破裂并释放红色的血红蛋白分子，从而使尿液呈黑色），大脑中的微小血管也会受损（脑型疟疾）。如果感染不断复发，就会出现贫血症状，身体状况也会不断恶化，最终导致死亡（尤其是新生儿）。

有些人天生对疟疾感染有抵抗力。这种免疫力与特定血型（A型血，尤其是达菲血型）有一定关系，寄生虫需要通过红细胞表面的血型分子才能进入其中。在一些疟疾经常暴发的地区，这种抵抗力较强的血型更为常见。此外，红细胞的一些遗传性异常（如镰状细胞贫血或地中海贫血）也可防止寄生虫侵入红细胞。这就解释了为什么镰状细胞病能够历经自然选择（适者生存）而长存（见第139页）。与无数其他传染病一样，有些人如果能在首次疟疾病毒攻击中幸存下来，那么就能够建立起对疟疾的天然免疫力。

疟疾的治疗主要包括控制症状（如退烧）和避免身体状况的恶化。

17世纪，人们提取出奎宁，后来又发现了可以直接杀死寄生虫的氯喹。20世纪，氯喹、旅行者所熟知的甲氟喹和氯胍药丸也被发明出来。中国医学家又从中国凉茶中将青蒿素分离了出来，这种茶在远东地区被用于治疗疟疾的历史已有2000多年。显然，患者对这种产品产生耐药性的风险较小。

然而，在贫穷和偏远地区仍有成千上万人死于疟疾。1950年，世界卫生组织发起了一场规模宏大、雄心勃勃的预防运动。他们希望通过抑制蚊子的生长（蚊帐、杀虫剂、缩减沼泽面积）和使用抗寄生虫药物（氯喹药丸）来彻底消灭疟疾。人们在这一期间喷洒了数千千克滴滴涕，分发了数百万颗药丸，但2011年世界卫生组织不得不承认该运动彻底失败了。蚊子和寄生虫的抵抗力越来越强。人类的生存环境也因难以降解且会致癌的滴滴涕而长期受到严重破坏。该产品被"禁用"多年后，在西方国家的一些乳腺癌活检中仍发现了滴滴涕的痕迹。

从那时起，人们开始致力于研发疫苗和对疟原虫具有抗性的转基因蚊子。疟疾在西欧的再次出现，特别是通过移民流动和旅游业（"进口疟疾"），这有望推动制药业的发展。

精神疾病

血液和心理研究，乍一看这似乎是一个疯狂的组合，但当我们回顾血液的历史时就不这样想了。

血液作为生命能量和力量的象征经常出现在精神分析中，尤其是在梦的解析中。毫不稀奇的是，血液有时被用来解释大师的生动想象。如果血液出现在梦中，那么它便象征着做梦者的生命力，也可能象征着无比的激情和热烈的爱。如果梦见流血，这种现象被解释为"流血的"心理创伤，意味着做梦者试图向外界隐瞒着什么。如果梦到大量流血，那么做梦者离油尽灯枯不远了……

失血也常常象征着爱的缺失。如果梦中有其他人正在流血，这可能表明做梦者有潜在的攻击性，会伤害到他人；这也可能意味着流血的人的生命正在走向枯竭。

如果一个人梦到自己喝血或是被迫喝血，则可能预示着能量的缺乏，而且做梦者想要从其他人也就是献血者那里获得能量。如果一个人浑身是血的话，那就意味着他难以表达自己的欲求不满，更不用说满足了。从弗洛伊德的观点出发，具有象征意义的血液对精神创伤也有一定影响，而精神创伤会导致神经症。

在古代，精神疾病常被认为是病人被恶魔附身。一个可能的补救方法是颅骨钻孔，这样被污染的妖魔血液便可以从体内排出。这又与希波克拉底提出的四种体液（血液、黄胆汁、黑胆汁和黏液）相吻合。这四种体液在正常人体内的比例是平衡的，但其不平衡会使人变得躁狂、歇斯底里、易怒、忧郁或变成黏液质体质，现代医学将这些症状归为精神病、抑郁症和神经症。古希腊和古罗马医生像对待所有其他疾病一样对待精神错乱，尤其是通过放血恢复体液之间的平衡。当时的医生认为喝血能够控制症状，因为血液可以转移人类或动物捐献者的性格特征。癫痫症在当时也被认为是一种精神错乱，温热的角斗士的血在当时是一种非常受欢迎的药物。

大多数精神病患者和智障人士在过去都会被隔离在家中并远离公众

视线（以免被监禁或折磨）。有时候这些精神病患者也会非常受人尊敬，例如村镇里会有一些"聪明的疯子"被人们当作上天的使者，然后再给大家表演一些神神秘秘的把戏。有些人则被当成了宫廷小丑，这些可怜人可以自由地向国王说出有时令人痛苦的社会真相。

中世纪精神病患者的境况更可悲。当时人们认为患有精神病的妇女会吸食无辜儿童的血或与魔鬼发生了"肉体关系"，很多妇女都被当作女巫活活烧死在火刑柱上。患有精神病的妇女会被送进医院或监狱，她们被迫经常承担繁重的劳动并定期接受放血以"克制自己的欲望"。

在法国大革命之后，人们才越来越意识到精神疾病实际上只是一种身体疾病，因此必须对其实施医学治疗。但这并不意味着精神病患者立即就能够接受很好的治疗。例如，1812年，美国精神病学家本杰明·拉什坚定地认为精神错乱是大脑中血液过多造成的。为了解决这个问题，他建议为患者大量放血，使用泻药和催吐剂，将患者浸入冰水中或是快速旋转患者。可以抑制"冲动之血"的镇静剂（鸦片制剂）直到19世纪后期才被发明出来。

在西格蒙德·弗洛伊德（1856—1939年）的精神分析理论中，童年被压抑的性冲动会通过潜意识表现在后来的精神问题中，对血液和放血的迷恋发挥了重要作用。从20世纪起，许多精神问题都被归因于严重的社会问题；而从21世纪开始，基因解释变得更为普遍，比如孤独症谱系障碍。但对血液的迷恋依然是其中的一个原因。

2008年到2012年，在佛兰德斯地区进行的研究表明，不少于20%的中学生会因精神上的无助而割伤或抓伤自己，这也可以看作一种自残。看到血液溢出并承受痛苦会减轻其他无法言喻的痛苦，比如一段失败的关系、被别人拒绝或是受到欺凌。一些年轻人在伤害自己的过程中能够体验到一种陶醉感，仿佛只有这样他们才能使自己平静下来或是表达自己无法言说的感受。他们认为自残也是一种吸引别人注意的方式。是的，血液是一种文明病。

很多情况下，自残也是一种纯粹的模仿行为。2016年，流行艺术家碧昂丝在一场音乐会上不小心将自己的耳环从耳垂上扯下来并流了几滴血，很快推特上就出现了青少年歌迷的模仿热潮："如果蜂王流血了，那蜂群必须联合起来，用我们的血重塑女王的精神。"几名年轻的歌迷甚至为了追随偶像的脚步而割腕，而他们的偶像却召集了一大群医生为她撕裂的耳垂进行消毒和缝合。

有两种典型的精神病综合征都对血液极度迷恋，值得特别注意的是：拉斯特尼综合征和明希豪森综合征①，不管是不是"代理型"。

拉斯特尼综合征

杰出的巴黎血液学家、法兰西学院成员让·伯纳德于1967年首次提出了拉斯特尼综合征。他将一名患者的故事与巴贝·德·奥雷维利于1802年出版的晦涩小说《无名的历史》中女主人公的经历进行了比较。在小说中，拉斯特尼和她的母亲费尔蒂夫人住在诺曼底一座荒凉的城堡里。这位美丽而聪明的女士与世隔绝又超凡脱俗，是出了名的梦游症患者。有一次她晚上梦游时，一件不幸的事情发生了：她被一名传教士强奸并怀孕了。她的母亲怀疑她并不像表面上那样纯洁，于是切断了她与外界的联系。

---

① 做作性障碍，又称明希豪森综合征，曾称孟乔森综合征。——编者

拉斯特尼没有注意到她的子宫中孕育了一个新生命，也没有意识到她将生出一个死胎。她的女管家注意到她变得非常苍白虚弱，似乎有点儿痴呆，而且越来越抑郁。最后她孤独而死。在为她下葬时人们发现了一件可怕的事情。她外套下的内衣沾满了血迹：拉斯特尼在数月前便不停地割伤、刺伤自己。人们在她的胸口上发现了不少于18根针。一直到生命的最后她仍在自残。传教士承认了自己的罪行，被他的上司派去"躲藏起来"（这有什么新鲜的？）并孤独地死去。

每个血液学家都知道一些类似的故事。这些故事通常围绕（年轻）女性展开，她们往往是从事护理或实验室工作的宗教人士，长期因不明原因的贫血而被送往不同的医院。尽管脸色苍白、身体虚弱，但这些女性仍顽强地坚持完成自己的工作，英勇但徒劳地尝试着为"同胞和同事"牺牲自己。她们常常以坚定的信念扮演"壮士"的角色，并用巧妙的方法来掩盖自己的失血。她们经常会刺伤自己的阴道或肛门，而不是胳膊或腿，因为那样会立刻引起人们的注意。有时必须使用一些技巧才能了解真相：就像在1981年，在修道院院长的同意下，一名年轻的修女从血液科被转到圣拉斐尔大学医院的地下室做（多余的）放射学检查，人们还在房间里检查了她的行李箱（显然是在征得院长同意后），在里面发现了（使用过的）针头、带血的管子和注射器。

这种精神疾病现象背后的动机通常很复杂。这些人通常都是抑郁症患者，她们认为通过"牺牲"或让自己成为工作中不可或缺的一部分，便可以使自己的处境不再那么艰难。有时她们又想把自己塑造成苍白处女的理想形象，温顺且服从上帝的意志。无论是否与吸毒或毒瘾有关，这些修女有可能纯粹是因为患有精神疾病才如此自残。但这种精神疾病很少涉及施虐和受虐仪式。

流血自残可以被看作一种行为艺术，但也是绝望的抑郁和自杀的先兆。自残也是一种求救的呼声，意味着自残者渴望得到关注和认可。在一些另类的音乐圈中，自残形成的伤口被美化成一种群体内部的迷恋。

目前尚不清楚男性是否也会出现拉斯特尼那样的症状，尽管有报道称有时男性囚犯也会秘密地放血（主要是从肛门），他们通常会因"无法找到病因"的贫血而被关进监狱医务室，在那里，对待囚犯的方式相对"更人道"，并且囚犯逃脱的机会也更大……在一战的战壕里，也有些士兵为了撤离前线而让自己受伤流血。这些懦弱的逃兵最终难逃死刑的下场……

明希豪森综合征

卡尔·弗里德里希·冯·明希豪森（1720—1797年）是天才的故事讲述者。他以捏造自己在俄国与土耳其人的战役中立下赫赫战功的故事而闻名。比如：为了刺探敌人的堡垒，他曾让自己被炮弹击中；为了将信息安全带到，他曾跳上敌人的炮弹。在故事中他还用自己的马尾辫和靴子上的环将自己从沼泽中拉了出来，一枪打倒了7只鹧鸪，还踏上了横跨地球的旅程……

这个自恋的人什么也没做，只是以他自己的名字作为主人公，然后再把古老的民间故事和传说串联起来。很明显，他很希望听众能把他的名字挂在嘴边。

1951年，英国精神病学家理查德·阿舍提出"明希豪森综合征"这一术语，用它来形容那些幻想自己患有各种疾病的患者，他们通常还有自残行为。他们觉得血流得越多越好。当这种疾病被发现时，患者的症状会默默地消失，患者再次发作后又会去另一位医生那里看病（反复就医），医生则会再次对患者做必要的检查。有时他们会向医生施压，一次又一次要求医生为自己检查。

很多患者都曾从事医疗工作，而且是装病的"专家"，比如为了能排出不明原因的红色尿液，他们会抽血，然后将排出的血液重新注入膀胱，或者为了咯血而事先"吸入"血液……更奇怪的方式是像教堂里的圣母一样神奇地流下血泪。有时患者会用指甲刀在指尖划出伤口，然后再擦到眼睛周围……

1977年，曾有研究发现，明希豪森综合征患者会通过"代理"或"中介"做出一些令人毛骨悚然的事。这通常是虐待儿童的一种特殊形式，施暴者会在孩子身上留下的伤口，然后寻求医疗帮助。有时父母也会受到孩子的虐待，但这种情况很少发生。

作为精神病患者的施暴者本人坚持要求医生检查"生病或受伤"的孩子并提供和医疗干预，如果医生不立即按他说的做，患者就会变得非常愤怒。明希豪森综合征患者也经常换医生，以防止自己的行为被揭露。孩子往往会因此留下终生的创伤：他们相信自己患有慢性病或非常容易受伤，所以不得不服用大量药物而且常常不能上学，"因为他们病得太重了"。如果陷入离婚纷争，明希豪森综合征患者最恶毒的一种做法是诬告自己的孩子被性虐待，比如以流血的床单作为证据。

第三章

人类学之血：血与社会

政治血液

从古至今，鲜血就一直在人类政治历史的发展过程中扮演重要角色。它通常在社会组织中发挥着决定性作用，并且被视为一种解释和证明血统起源和差异的媒介。直到现代，"血统"这一概念才被创造出来并持续存在下去。套用乔治·奥威尔的话："所有动物一律平等，但有些动物比其他动物更加平等。"

同时具有象征意义的鲜血也经常被用作施加政治压力的手段（"血腥政治"）。想想第一次世界大战中佛兰德斯地区前线士兵的口号："我们的鲜血流在了这里，我们的权利就在这里。"

在政治和金融术语中，血作为一种隐喻发挥着重要作用。从"大屠杀"到"鲜血、汗水和泪水"，从"流动性"再到"华尔街的鲜血"，血液都作为一种隐喻而出现。奥巴马在国会演说中明确表示："信贷流动是美国经济的生命之血。"

有太多在政治上获得成功的国家都是建立在血腥之上的，而其中大部分国家的存续在很大程度上是依靠对"被征服"民族的血腥压迫。此外，强调军事以外的文化优势（"开化蛮夷"）并尽可能保持统治阶级的纯正血统也是很重要的。

几个世纪以来，这一原则通常是难以延续下去的，因为被征服的人民很快就融入了主流文化和习俗，最终会变成征服者的同胞。公元193年至211年在位的罗马皇帝塞普蒂米乌斯·塞维鲁实际上是被同化的利比亚人，而公元218年至222年在位的罗马皇帝埃拉加巴卢斯则是叙利亚人。在阿拉伯帝国，埃及人、伊朗人、柏柏尔人迅速把控重要位置，成了这个多民族国家的精英。

另一方面，西班牙、英国、法国、奥地利等欧洲国家也将它们的文化、西方价值观和思维模式强加于北美洲、南美洲、印度、东欧，以及中国，同时小心地保护着它们的哈布斯堡、科堡、维多利亚等家族的血统"纯洁"。幸运的是，通常"无意的"失误会导致新血统的出现，这种新血统的出现确保了智人在避免近亲繁殖的前提下能够生存繁衍。

无论世界上的血统多么多样化，每一种血统的人都认为自己是独特而优越的，有时会把对血统的区分推崇到荒谬的地步。

阿尔瓦的血腥会议

1566年，低地国家在路德和加尔文著作的影响下爆发了圣像破坏运动，这不可避免地激起了极度信奉天主教的西班牙人的血腥镇压。信徒们迫切需要回到正确的轨道上，而恐怖和流血行动则被证明是一种很好的选择。当时的尼德兰总督玛格丽特·德·帕尔玛是查理五世的私生女，也是西班牙国王菲利普二世同父异母的妹妹。菲利普二世过于软弱，因此无法将新教扼杀在萌芽中。让菲利普二世感到担心的是，威廉·范·奥伦治和包括埃格蒙特伯爵与霍恩伯爵在内的一些有影响力的佛兰德斯贵族开始接受新教并获得了一定影响力。

菲利普二世找到了一位忠于维护西班牙王室贵族的真正信仰和特权的合适人选——"铁血公爵"阿尔瓦。这位公爵被誉为当时西班牙最优秀的军事指挥官，在查理五世统治时期他已经展现出了自己的冷酷和嗜血。

阿尔瓦的使命很明确：根除异端并恢复纯正的天主教血统（这里当然是蓝色血统）。1567年，阿尔瓦率领10000名西班牙和那不勒斯士兵攻进荷兰。威廉一世与当地许多贵族和知识分子逃往国外（包括德国和英国）。由于菲利普二世只给了阿尔瓦6个月的时间来平息叛乱（最终用了6年才平息），阿尔瓦在到达荷兰5天后就成立了"除暴委员会"。这是一种宗教法庭，不是由教会设立的，而是由世俗权力机构成立的。除了西班牙人，一些天主教荷兰人也担任法官。根据宗教裁判所的"优良"传统，指控和酷刑是法律武器的重要组成部分。

10000多人因叛国罪被送上法庭，大约1100人被判处死刑（实际上是强制执行的），数千人被流放。所有罪犯的财物都被没收，这当然能够充实西班牙属尼德兰的国库，而且忠于西班牙王室的人也会从中获益。

很快，除暴委员会开始被人们称为"血腥会议"。最出名的受害者是埃格蒙特伯爵和霍恩伯爵，他们在布鲁塞尔的帕尔登马克区被公开斩首。尽管两位伯爵都属于哈布斯堡王朝金羊毛骑士团的领袖人物，并且曾跟随查理五世作战，但有人怀疑他们曾同情圣像破坏运动的参与者，更糟糕的是他们开始接受新教信仰。这是对权威的冒犯，必须树立起典型，所以两位伯爵就失去了自己的项上人头。二人的坟墓很快便获得了神话般的地位。在死刑现场的观众用鲜血浸透了衣服，以作为两位伯爵的遗物……

阿尔瓦的嗜血反而让叛乱者变得更有力量。新教血统也开始复仇，一群被称为"海上乞丐"的尼德兰私掠者发动了叛乱，包括登布里尔地区在内的许多天主教神职人员被杀死。为了反击，阿尔瓦在梅赫伦等城市发起了血腥屠杀。毫无疑问，1572年在巴黎发生的圣巴托洛缪大屠杀给他提供了支持。异端和胡格诺派的鲜血将巴黎的街道染成了深红色。

阿尔瓦于1573年永远地离开了荷兰。直到1583年走到生命尽头，他仍坚持认为"自己没有流过一滴违背良心的血"。在成千上万的受害者看来，这个嗜血公爵的良心是"灵活"可变的……

种族血统

在从狩猎采集到农耕社会的过渡过程中，种族主义对待血统的态度已经如种子一般被种下。"我们与他们"的概念、为了最好的土壤和最好的工具而竞争、达尔文的适者生存理论等，这些都涉及群体固有的遗传特质和群体之间的较量。

印度的印度教教徒相信是宇宙力量创造了种姓制度，婆罗门在智力和文化上优于种姓低的贱民，肮脏的血液会在最低种姓中流通，为了防止堕落，种姓之间要有明确的界限。在中东，某一民族会因宗教而高于其他民族。在当地人看来，外邦人并不具有纯正的血统。殖民者也认为自己在道德和文化方面优于美洲原住民，或者以自己的肤色（黑色对白色；红色对黄色）作为某些遗传特征的象征，这些特征成了其社会等级分化的依据。

人们会援引自己"血液"和"血统"的纯洁性来证明他们的优越性。动物也有"纯种"和"混血"之分，比如繁殖赛马就非常看重血统。为了保持某一群体或种姓的最佳品质，人们制定了维护纯正血统的严格规定，如异族通婚是不被允许的。例如，1449年，西班牙天主教会颁布了臭名昭著的《血统纯净条例》，想通过血统将"血统纯正"的西班牙人与"血统受到污染、玷污"的犹太人和阿拉伯人区分开来。这是对摩尔人和占领西班牙大部分领土的人的回应。受影响的主要是犹太皈依者，他们在宗教裁判所的压力下皈依了天主教，所以必须不惜一切代价避免将他们的血液与纯正的天主教西班牙人的血液"混合"。在将近500年后，纳粹将这一原则运用到了极致。

1853年，法国外交官、诗人和作家约瑟夫·阿瑟·戈宾诺（1816—1882年）在他的《人种不平等论》中提出了种族血统理论。在没有任何科学依据的情况下，他将白种人（高加索人）归为具有优越性的"高贵"血统。雅利安人的血统尤其高贵，犹太人的血统也值得一提，毕竟这一民族是《圣经》的编纂者……

戈宾诺的书被多次重印和诠释，最终还将成为20世纪初德国殖民者在纳米比亚实施的一次鲜为人知的种族屠杀的"正当理由"。基于血统纯正和种族优越论，他们谋杀了大约8万纳马和赫列罗部落成员。这就像是在为后来欧洲中心上演的大屠杀进行彩排一样……

纳粹:"鲜血与荣誉"

在谈大屠杀之前,我们必须先向优生学迈出可怕的一步。"为什么我们还要容忍劣等种族?为什么还要给他们繁衍的机会?为什么还要给他们传染优势种族的机会?"

1921年,年轻的遗传学家埃尔温·鲍尔、欧根菲·舍尔和弗里·茨伦茨共同出版了《人类遗传和种族卫生原理》。这本书中充斥着种族主义,并为优等(超级健康)与劣等种族(退化且易患病)之间的差异提供了"科学"依据。他们认为,必须不惜一切代价防止"堕落"个体的繁殖,以保持雅利安种族的优越性和纯洁性。

相传,在1923年"啤酒馆暴动"失败后,阿道夫·希特勒在狱中吞掉了这本书。10年后的1933年,纳粹推行的优生法使这一理念达到了高潮,这一法令禁止有遗传缺陷的人生育。许多遗传学家惊恐地逃到美国等地,这些国家张开双臂欢迎他们的到来……无论是不是被迫的,留下的人则加入了纳粹。

接下来的几年,纳粹的观点变得更加极端。1935年的《纽伦堡种族法》则更向前迈了一步。为了保护雅利安血统的纯洁，他们禁止拥有德国血统的人和外国人结婚，尤其是犹太人。巨幅海报让人们清楚地了解应如何避免血统的污染。甚至八分之一的犹太血统都是不能被接受的。与犹太人结婚等同于叛国，也是对血统的玷污。任何与犹太人有联系的雅利安人都会被监禁起来，他们的犹太人伴侣也会被关到集中营。如果这种婚姻关系在《纽伦堡种族法》前就存在，雅利安人则会被勒令离婚。任何拥有"雅利安血统"的人都不得接受犹太医生的治疗，犹太教师被禁止进入学校，学生们被要求背诵关于"血统纯洁"和"背叛血统"的诗歌。当时希特勒青年团非常流行的口号是"鲜血与荣誉"。

从此以后，雅利安人与所谓"劣等种族"的区别不仅在于备受争议的人类学特征（前额、鼻子、颅骨形状、头发结构……），还在于他们的血型特征。例如，纳粹科学家得出的结论是，B型血对应劣等种族特征；A型血则具有一定的优越性，因此自然在德国本土的雅利安人中更为常见。但事实并非如此。

关于雅利安纯正血统的神话在纳粹仪式和宣传中也发挥了重要作用。纳粹认为，"血与土"之间有着千丝万缕的联系。他们的最终目标是建立起第三帝国并让"纯净的祖国"得到永生，纯正的雅利安人将会诞下"优秀人种"。只有这样，才能化解"犹太人的阴谋"。

血旗是一面特殊的旗帜。据说，在1923年失败的"啤酒馆暴动"中，丧生的"纳粹勇士"的鲜血浸透了这面旗帜。每年希特勒都会在纽伦堡用一只手为新旗帜揭幕，而另一只手则握在血旗上。后来，血之勋章成为纳粹最高级别的勋章之一，1933年纳粹将血之勋章授予了那些在1923年政变中幸存下来的人。

同时科学研究已经清楚地表明，血统的特性不能代表种族的特性，

而且血统本身与种族无关，也不存在优劣之分，但这并不能阻止纳粹党
"利用"血统的纯洁性发动人类历史上最大规模的屠杀。

黑人的血液

种族多样性的历史与人类的历史一样古老。它是按照达尔文提出的
思路产生并进化的。只要迁移是有限的，并且人们对不同肤色的人能够
充满好奇，这种多样性就不一定会导致冲突。社会团体最初是根据"贵
族"血统、宗教信仰、职业团体或公会团体、地理位置等因素创建起
来的。

直到19世纪，这种群体划分越来越多地以种族为基础。由于西方白
人世界的发展最为迅速，所以就有人认为白人比其他人种优越：黑人、
亚洲人（蒙古人）、澳大利亚原住民、美洲原住民……

20世纪初，人们疯狂地通过血液测试来区分不同的种族。1907年，
德国医生卡尔·布鲁克声称，他不仅可以通过血液测试来区分人血和猴
子血，还可以区分高加索人种、黑色人种和阿拉伯人种。他甚至可以通
过一滴干掉的血液推断出肤色……他究竟是如何测试的，至今仍是未解
之谜。然而公众仍对布鲁克的权威深信不疑，尽管人们当时已经知道，

1901年兰德施泰纳发现不同血型在任何情况下都与种族无关。毕竟所有人种中都存在不同的血型，因此不能将血型作为纯粹的区分人种的标准。

美国有着悠久的种族主义和种族隔离历史。这种种族隔离从西欧殖民潮时就开始了，美洲原住民的血统被贴上"野蛮"的低等标签，跨种族的婚姻受到绝对谴责。后来非洲的奴隶贸易导致了对"原始"黑人的歧视，他们的血液被认为可能会污染学校、医院、餐馆、旅馆等地方，甚至还带有"新的"疾病，比如镰状细胞贫血，但这种病在白人身上不会出现（见第139页）。这种歧视正是种族至上的荒谬想法的表现。很快，嗜血的三K党和其他极端保守的种族主义分裂团体的过度行为也随之而来。直到今天，一些宗教狂热分子还会宣扬种族和血统纯洁的重要性……最大的禁忌就是混合白人和黑人血统的跨种族婚姻关系。1959年，弗吉尼亚州的一对已婚夫妇米尔德里德·洛文和理查德·洛文仅仅因为结婚就被判入狱1年（妻子是黑人，丈夫是白人）。"一滴黑人的血"便足以让一些美国法官实施异族通婚禁令。直到20世纪60年代，美国军队仍保持着血液隔离原则：白人士兵不会接受黑人捐献者的血液，反之亦然。直到1973年，澳大利亚仍拒绝非白人移民到本国，黑人原住民直到1960年才获得普选权。

众所周知，1936年希特勒拒绝与黑人金牌获得者杰西·欧文斯握手。鲜为人知的是美国总统富兰克林·德拉诺·罗斯福因为担心自己可能会失去实施种族隔离政策的南方的支持，也拒绝与从奥运赛场归来的欧文斯握手（一些人对此事有争议）。当时黑人仍会在南方被处以私刑。

亚历克西·卡雷尔和查尔斯·林德伯格在延续种族隔离政策方面也发挥了重要作用。两者都对"人类种族的进步"持有相当激进的观点。

有法国血统的外科医生卡雷尔因在血管外科领域的开创性工作而于

1912 年获得诺贝尔奖，这名医生在1935年出版了著作《人之奥秘》，他在书中明确主张创建一个由白人精英统治的新社会秩序。只有那些具有纯正血统的精英才被允许繁衍。根据优生原则，人类将能够创造出一个优秀的人种。

这本书一开始在美国并没有受到很多负面评价——很重要的一点是，当时美国6个州的法律规定，允许对精神病患者和患有其他残疾的人进行绝育。在这本书的德文译本中，卡雷尔更加激进：他公开支持纳粹的种族观念。如果这些患者的症状不断加重，将不得不"在小型安乐死机构中对其实施安乐死，并在适当情况下为其提供毒气"。这些观点就足够让"纳粹喉舌"戈培尔的宣传机器运转起来了。

查尔斯·林德伯格和他的朋友卡雷尔一样，可能并不真正了解纳粹德国的情况，不知道犹太人、吉卜赛人、同性恋者等群体都经历了什么，但在20世纪30年代他仍然冒险进入"危险地带"，在各种演讲中提倡与德国和解，以及美国的反英、反犹政策。尽管他作为第一个单人不间断飞行跨越大西洋的人而享有美国民间英雄的美誉，但仍然因他的种种行为付出了代价。林德伯格在珍珠港事件后"悔过自新"，并以战斗机飞行员的身份为美国在太平洋上空执行了许多战争任务。

卡雷尔后来回到法国并成了维希政府的坚定支持者。他开始致力于心灵感应、千里眼的研究并相信信仰疗法。1944年，当美国军队进入巴黎时，他的未来变得非常不确定。然而命运还是对他有几分眷顾：就在被捕前，71岁的卡雷尔死了。他的优生原则也随着他的离世被历史所遗忘，"人类种族分化"成为20世纪下半叶最大的禁忌。血液将不再被视为种族特有的特征，而是环境、社会和遗传等各种因素的最终结果，其中包括祖先的地理起源、社会经济地位、教育和医疗保健。

但是在21世纪，随着新的血液技术（例如干细胞、基因操作和胚胎选择）的出现，人类将再次尝试创造"优秀人种"……

血债、血仇、世仇

血债和血仇是不同文化中的重要传统。这种仇恨经常发展成真正的仇杀并且在几代人中延续下去。

早在《创世记》中就提到了杀死凶手的合法性（"以眼还眼，以牙还牙"），如果有必要的话，血腥的报复是由上天亲自实施的，部落和氏族的荣誉被认为是不可侵犯的。

公元前7世纪，古希腊政治家德拉古奉命将适用的法律法规书面化，以尽可能避免解释和纠纷。德拉古首先否认了宗族之间的血仇，并要求人们遵守公共法。然而据传他设立的法律和惩罚是"用血书写而成的"，而且几乎所有罪行的刑罚都是死刑，就像是一种补偿？难怪他会因其创设的"严厉"刑罚而广为人知。据说他自己也曾这样说："轻罪本已经配得上死刑，而对重罪，我想不出还有什么更高的刑罚了。"

无论如何，在接下来的几个世纪里，最原始的复仇方式——把法律掌握在自己手中，以眼还眼——将从希腊政治生活中消失。随着权力结构和法律结构的日益完备，原始的血缘争斗也将逐渐淡出人们的视野。巴尔干半岛可能除外，尤其是阿尔巴尼亚的北部山区，这里的部落直到今天仍在遵守着这一传统。他们一直沿用着《卡努法典》，这部法典汇总了阿尔巴尼亚人自古以来的风俗习惯，其中准确描述了阿尔巴尼亚人与家人、熟人和陌生人的互动模式。

该法典的手抄本据说是由列克·杜卡基尼（1410—1481年）编纂而成的，但人们普遍认为这些法规可追溯至阿尔巴尼亚人的祖先伊利里亚人那一时代（约公元前5世纪）。

无论如何，这些规则已经在中世纪早期通过口头方式得到了应用。虽然《卡努法典》几乎规范了阿尔巴尼亚北部山区人民日常生活的方方面面，但其中最著名也最被人所诟病的部分是关于血仇的规定。

直到20世纪初（大约1933年），方济各会神父、民族学家施蒂芬·基索维才出版了首部书面版本的《卡努法典》。1941年，《卡努法典》才有意大利语版本，英文版则是在1989年才出现。由此可知，《卡努法典》是一种社会行为守则，而血液在其中起着非常重要的作用。家族荣誉、兄弟情谊和氏族是用鲜血来捍卫的，血债必须血偿。后来黑手党成了"率先垂范"的代表……

血仇是基于"以血荡涤罪恶"的原则。如果一个男人的名誉受到侵犯，比如有人在别人面前称他为"骗子"，向他吐口水，违背诺言或侮辱他的妻子，那么他只能让那个人用血来偿还或是"荡涤"其罪恶。入室盗窃、偷窃食物、滥用别人的款待、不尊重他人、通奸、使他人受伤等行为，都是要用（更多）血来偿还的。

最深重的血仇就是亲手杀死犯罪者，杀死犯罪者的人将会因此而背负血债，而受害者也就是犯罪者的亲属又反过来会替他报仇，以此类推。

这种血仇的循环有时会持续好几代人，甚至会超越国界。只有通过调解达成的"休战"才能暂时甚至彻底打破这种暴力的循环。

在阿尔巴尼亚北部山区，通过父亲一方的"血缘家族树"确定亲属关系，也通过母亲一方的"血缘家族树"确定亲属关系。《卡努法典》中详细规定了如何筹备婚礼、嫁妆的多少，以及已婚者的权利义务，但涉及女性权利义务的内容并不是很多。如果新娘拒绝履行成婚后的义务，她可能会被强迫去做这些事。如果她继续反抗，她的丈夫可能会杀了她，但用的还是新娘家人送来的子弹……新娘失去了血亲的庇护，这就意味着丈夫的谋杀不会受到报复，因为她是被自己家族的子弹杀死的。如果一个女人杀了自己的丈夫，她丈夫的兄弟不能杀她，因为男人和女人的血是不相同的。她的父母则需为此背负血债。如果她杀了别人，她的丈夫和儿子也不需为她承担罪责，这一血债会被她的父母承担下来。

如果一个男人杀了妻子之外的妇女，则需为此支付一笔可观的赔偿费（付给被杀者亲属的抚恤金）。如果一名孕妇被谋杀，那么罚金至少是普通罚金的两倍。可以将尸体解剖看胎儿是男孩还是女孩，如果胎儿是男孩，罚款会再翻一倍。在《卡努法典》的控制下，当时女性的生活非常悲惨。《卡努法典》的早期版本甚至规定，未婚先孕的女人要在粪堆上被活活烧死，或是被绑在两个柴堆之间，被迫透露父亲的名字。然后这个女人的父亲将被逮捕并且同时被处决。

《卡努法典》的早期版本规定，只有凶手本人才会与受害者结下血仇；在后来版本的《卡努法典》中，这一规定扩展到凶手的所有男性亲属，包括堂兄弟和一些远亲，甚至是婴儿床里的婴儿。在杀死受害者后，凶手必须立即向受害者亲属表明自己的身份，以免身份混淆。他还必须将用于报复的武器留在尸体旁边。在凶手认罪之后，两个家庭之间会暂时休战 1~30 天，在此期间，凶手会留在家中并受到家人的保护。如果凶手在 24 小时内或任何其他规定的时间范围内被受害者家人谋杀，则受害者家人属于正当的报复，不予处罚。如果凶手在休战 24 小时后被谋杀，则会产生新的血债……

也可以指定一个调解人并尝试让凶手亲属与受害者亲属和解。当然，这是需要钱的。血仇的拥有者（受害者的氏族首领）可以赦免凶手的罪过，前提是要用金钱抵掉其犯下的罪行并交出用于谋杀的武器。调解员，也就是"血债保证人"，其任务是确保不会出现新的报复情绪并且赔偿款能够被付清。保证人会与受害者的家人一起到凶手家中吃一顿"血餐"，以达成和解。饭后，受害者的家人会在凶手家的门上画上一个血叉作为"赎罪"的标志。用于画标志的工具必须在这之后被扔到凶手家的屋顶上。

如果和解的状态能够保持下去，双方亲属也会歃血为盟，结拜为兄弟。在两个杯子中装满拉克酒（当地的杜松子酒或白兰地酒），然后分别在凶手和受害者的亲属的小指上切开一个口子，再将几滴血滴入酒中。双方喝掉滴入对方血液的酒，便成为血亲兄弟。向天鸣枪则印证了新联盟的成立。但是结拜兄弟也意味着双方家族的后代是无法联姻的。

几个世纪以来，《卡努法典》多次与各种宗教和社会法令、土耳其侵略者，阿尔巴尼亚制定的法律发生冲突。尽管如此，这一古老的不成文传统还是在阿尔巴尼亚北部山区传统氏族中保持着自己的地位。逃离本国的阿尔巴尼亚人有时会以受到血仇的威胁作为获得难民身份的理由。以毒品活动、雇用杀手、人口走私和抢劫而闻名西方世界的阿尔巴尼亚黑手党是这部古老法典最忠诚的支持者。

血仇当然不是阿尔巴尼亚人独有的权力。在荷兰的早期文本中，血债血偿也发挥着重要作用。数任勃艮第公爵长达数百年的复仇故事已经成了传奇，这种现象不仅在王室中存在，在他们的臣民中也是如此。国家对这种私人报复视而不见，因为这种形式在一定程度上确保了社会的稳定，而且家族在追捕肇事者上往往比被赋予资源和法律特权的王室官员更有效率，比如当案件涉及官员管辖范围以外的时候。

直到16世纪，只要凶手没有受到惩罚，受害者或受害者身体的一部分（例如右手）就不能被埋葬，而复仇的方式通常还是谋杀。拥挤的教堂和游行队伍是伏击的主要场所。

在低地国家出现了一种关于血仇的独特行话。比如荷兰语中的"vredelegger"（和平的缔造者），这个词的意思类似于阿尔巴尼亚传统中的调解人。法警、地方长官、水利管理官或神父都会试图平息血仇双方的争执，最重要的是防止仇恨"扩散"，即牵连肇事者无辜的（远房）亲属。双方还会达成"和解协议"，凶手也会向受害者亲属支付赔偿金。通常情况下由神父担任调解员，他会试图通过物质补偿来化解两个家族之间的仇恨。调解员也会收取一部分费用（所谓的"调解费"）。数额与受害者及其家庭的社会地位成正比，而且与阿尔巴尼亚《卡努法典》中规定不同的是，不得不靠受害者的收入生活的寡妇和孩子也有权获得经济补偿。

直到16世纪，为政府所容忍的血债血偿方式才在低地国家被禁止。

吸食血液

美味的长生不老药

4万~5万年前，地球上不仅生活着智人，还有尼安德特人。考古人员在古生物学遗址中发现了"人类"骨骼遗骸，这些骨头很明显是当时的人为了吸食骨髓而打碎的。食人现象在当时似乎很普遍。在尼安德特人遗址中发现的被刮伤和啃咬过的人类肋骨和股骨证实了这一假设，其中也包括桑布尔河旁的比利时斯北（Spy）洞穴。毫无疑问，我们的远古祖先也会喝血，而且不仅是动物的血液。他们并不是唯一将血液视为可以传递力量、勇气，使人返老还童的长生不老药的人。例如，之前我们已经提到在古埃及法老时代，患有不同疾病的人会接受各种血液处方，而且最好是年轻人的血液。角斗士的血液非常受古罗马人的欢迎。

随着各种宗教的兴起，人们对吸食血液的态度发生了变化。但在俗世生活中，这一古老传统则体现在含有血液的菜肴中，这些菜肴无一例外不被用于"强健"和"调理"身体。我们不可避免地会想到用猪血或牛血制成的血肠以及一些衍生出来的菜品，如法式猪肉香肠、黑肠、黑布丁和西班牙血肠。血汤在某些地区也很受欢迎，比如瑞典的黑汤。而在非常流行的法式红酒炖公鸡这道菜中，血液经常被用作黏稠剂。中国人也很喜欢用鸭血或鸡血做成的血豆腐。中国的超市里也会有那种大块的猪血，切成小方块串起来可作为开胃小菜。

法国有一种食血传统，即在每周屠宰鸡时将血液仔细收集起来，并向其中加入黏稠剂，再将其混入汤或烈酒，以此作为一种补品。海豹血是因纽特人日常饮食中的重要组成部分。法国马赛人也有一种非常出名的仪式，他们会从牛的颈部血管中抽取血液，再将血液与牛奶混合，战士喝了这种混合液体就会变得勇敢、强壮。对马赛人来说，血液就是一种液态的肉。在过去还可以猎狮的时候，没有什么补剂比新鲜的狮子血更好了，谁喝了它就能变得所向披靡。这种仪式能够持续几个世纪的关键原因在于血液含有人体所必需的营养物质，比如铁。

传说，美国早期的狩猎者和牛仔在一望无际的草原上没有食物时，会毫不犹豫地给马"放血"。根据英国作家的说法，19世纪受危机重创的爱尔兰也发生过类似的事情。从活牛身上采集血液，再将其与香草、黄油和面粉混合作为应急食品。19世纪初的维多利亚时代，人们的购物清单上除了砷、水蛭和杜松子酒，一定会有几品脱动物血。血可以从当地的屠夫那里买到，主要是用来抗击结核病。常常感到无力的贵族女士也会去屠宰场购买她们每周所需的鲜血。

相比之下，在许多地方，吸食鲜血是为特殊场合保留的，例如行割礼或分娩时。这方面的例证是，一些父母坚持生吃母亲生产后自动娩出的胎盘，并且吃得津津有味，以此作为对大自然母亲的祭献。而很多动物会吃掉自己的胎盘以防捕食者追踪它们的幼崽。胎盘也是蛋白质、维生素（B_{12}）、铁和激素的天然来源。在替代医学领域，刚出生婴儿的血和胎盘被认为能够降低产后抑郁症的风险。但为什么替代医学疗法也会建议男人加入这场血液盛会，就有点儿难以解释了。如果这个男人在妻子怀孕期间营养不良，这就得另说了……

经血

女性一直与血液有着非常特殊的关系。毕竟她们性生活中的所有关键时刻都与"流血"有关，从第一次月经，到第一次性生活，再到怀孕、分娩和更年期。

对史前人类来说，族内女性成员每月会流血这一现象是非常令人费解的，也是令人着迷的。鉴于当时的生存环境，持续数天的失血相当于受重伤，而且往往会导致死亡。而这些"无辜"的血液似乎来自生命诞生的地方，这对原始人类来说是相当可怕的，而且他们将月经视为一种超自然的现象。在原始坟墓中发现的维纳斯雕像以及对众神之母盖亚的崇拜都源于此。

在古埃及，月经被视为一件特别神奇、神圣的事情。古埃及人认为将经血与红酒混合能够产生一种精神力量。在古希腊，将经血与小麦粒混合，然后在春播时种下则被视为能够促进妇女生育；还有一个额外的好处是混合了血的植物也能够长得更好。

在印度教传统中，女性的血液被视为万物之源（"生命之泉"）。从子宫中流出的滋养胎儿的血液被视为生命之气。据说"仪式"（ritueel）这个词来自梵文中的"rtu"，它的意思是"月经"。印度教徒也将经血视为转世的媒介。

荷兰语的"menses"（月经）一词源自希腊语的"menus"，它有"月亮"和"力量"之意。在希腊文化中，每月的出血被视为一种宇宙性事件，它的周期性与月亮周期、潮汐有关。王室出行、英雄归国和王室婚礼游行时所用的"红地毯"都是根据周期性血潮这一传统铺设的……

后来，月经这个神奇而神秘的特性又成了"不洁"的象征，女性在经期会被迫进行自我隔离。她们不再被允许为家人准备食物或参加任何仪式。她们不得不将自己关在专门为经期准备的小屋里，这对许多人来说可能是一件非常愉快的事，这样她们就可以暂时从日常琐事中解脱出来，闲聊和放松一下。

许多女巫因在使用巫术等情况下喝了经血而被烧死在火刑柱上。在这方面最臭名昭著的是路易十四时代的凯瑟琳·蒙瓦森。她制备毒药的名气源于她用自己的经血制备了一种"特殊"的迷情剂……后来她因卷入法国宫廷的投毒事件而在1680年被烧死在火刑柱上。

如今，一些巫师仍试图在一些精神活动中重新利用月经周期的力量。他们希望能够重新利用每月更新的女性"魔法力量之源"，甚至是将经血重新利用起来，例如用其栽培植物和喂养动物。或是用经血造出一种"长生不老药"，因为人们曾听说经血也含有具有再生特性的干细胞。干细胞（包括间充质细胞）存在于子宫脱落的内膜中，这已经不是什么秘密了。目前医学家也正在深入研究这些间充质细胞，但饮用它们是否有什么益处，就不得而知了……

血型食谱

在替代医学领域，血型经常被抒情地描述为"一把打开免疫系统之谜的钥匙"。人们在没有科学依据的情况下根据血型将人分为四种类型。O型血的人是猎人、A型血的人是农民、B型血的人是牧民、AB型血的人则是一个谜。

血型食谱的历史可追溯至20世纪60年代，这种理论假设人的血型决定了哪些食物对其有益，哪些食物应该被避免。O型血的"猎手"是肠胃强壮、免疫系统极佳的食肉动物。他们可以随心所欲地吃肉、鱼和贝类，但最好少吃麸质、坚果和某些蔬菜（例如豆芽）。A型血的"农民"从逻辑上来说是消化能力较弱的素食主义者，应该多食用蔬菜制品、水果、红酒和咖啡，最好少吃肉和鱼。B型血的"牧民"喜欢乳制品，而且拥有强壮的胃和免疫系统，喜欢鸡蛋、奶酪、肝脏和水果，但天生不喜欢面包、谷物和贝类。AB型血的人在饮食上是A型血和B型血的结合体，但肠胃还是比较虚弱，喜欢豆腐和鱼，但不喜欢肉和面包。我们只能同情那些必须为包含各种血型的群体和家庭做饭的厨师了。

尽管这种血型食谱是无稽之谈，但20世纪末有一系列（伪科学）书籍都是围绕这一理论展开的。当后来有传言称严格遵守这一行为准则就能够快速减肥时，成千上万的书籍被迅速卖出。但唯一能从中受益的就是营养大师自己。

吸血鬼之血

人类对吸血鬼的迷恋和对血液的欲望已经存在了很长时间。"吸血鬼"（vampire）一词源自匈牙利语的"vampir"——一种以他人血液为生的生物。早在希腊神话和罗马神话中就提及过这种生物，它们会在夜间出没，行动鬼祟，会吸食年轻人的血液并为年长些的恶魔提供力量和能量。女妖则从与其发生性关系的男人身上吸血，以剥夺他们的男子气概或杀死他们（人们称这些女妖为lamiae或succubi）。还有一种与之对应的男妖"incubus"，它们以处女血为生，但由于缺乏"猎物"，这个神话并没有持续多久。

值得注意的是，西班牙征服者在入侵南美洲后，除了金银，还带回了一些荒诞的故事。这些故事讲述死者会在夜间复活，然后吸食刚死去的人的鲜血，他们还会打开新坟以获得血液。根据一起前往南美洲的耶稣会士的说法，必须刺穿这些吸血鬼的胸部，将其斩首，然后完全烧毁才能彻底将其消灭。

对吸血鬼形象的首次刻画可以追溯到史前亚述时代，其时陶片上描绘的画面是一个男人与正在吸血的（女性）吸血鬼做爱。印度经文中也有关于吸血鬼的故事。可见，对鲜血的欲望和对永葆青春的渴望是人类早期的神话和神秘欲望的组成部分。吸血鬼的永生形象可能满足了人类的另一种原始愿望，那就是永生的愿望。

这些吸血鬼故事给普通民众带来了不少恐慌，几个世纪以来报道了许多因此而对无辜者或女巫发起的大规模迫害案例。在包括英国约克附近的沃拉姆·珀西在内的一些中世纪村庄进行的挖掘工作显示，当地居民会将可能会变为吸血鬼的"可疑"死者埋在远离教堂旁墓地的地方，并肢解、压碎和焚烧他们的尸体。一切都是为了防止他们在死后变成僵尸和吸血鬼，从而给村庄带来巨大灾难……

患有精神病的杀人狂成了人们对这些超自然故事深信不疑的完美借口。1440年，法兰西元帅吉尔斯·德·莱斯因谋杀不少于400名儿童而被捕，后来被法院判处死刑。有一个残忍的细节：他让他的仆人割开孩子们的喉咙，这样血就可以喷在他赤裸的高贵身体上，同时他还可以喝到血液。后来莱斯被勒死，他的身体和头部被人们小心翼翼地烧毁，以确保他永远不会变成吸血鬼归来。

　　不知道是什么原因，从16世纪、17世纪开始，吸血鬼传说主要出现在东欧，尤其是特兰西瓦尼亚和巴尔干半岛。最著名的当然是特兰西瓦尼亚（今罗马尼亚的一个地区）王子弗拉德·德古拉（1431—1476年）。他的名字取自他父亲的绰号"德古拉"（Dracul），也是"龙"的意思。弗拉德不仅被认为是恶魔的儿子，也被视为对抗伊斯兰教土耳其人的基督教终极捍卫者。他还以对待敌人非常残忍而闻名。很抱歉，要叙述一下细节了：在一次战斗中俘获了1000名土耳其士兵后，他下令将这些士兵全部刺死，用尖利的木桩从俘虏的肛门刺到喉咙，慢慢地让他们"痛苦地死去"。弗拉德本人在45岁时被土耳其刺客刺死。为了恐吓他的追随者，他血淋淋的脑袋被穿在一根木桩上向公众展示了数周。

　　当然，我们从英国小说家布莱姆·斯托克（1847—1912年）的书中对弗拉德有了更深的了解。这名作家为"嗜血"的概念赋予了新的含义。他巧妙地利用了早期关于血液的传说。在此之前，雪利登·拉·芬努和具有文学抱负的英国医生约翰·波里道利创造了"卡蜜拉"这一文学形象。这是一个靠吸食无辜受害者鲜血为生的女吸血鬼。早在1819年，约翰·波里道利就凭借短篇小说《吸血鬼》让英国贵族背上了沉重的负担，小说中的贵族们有着无法被满足的"对鲜血的渴望"。关于可怜虫的血液被贵族吸血鬼吸空的故事大受追捧。同一时期，玛丽·雪莱创作了反映时代精神的科学怪人故事《弗兰肯斯坦》（1818年）。

　　斯托克的创作不仅仅建立在现有的吸血鬼故事之上，他还对他那个时代的另一个热门话题很着迷：描述动物的习性和本能。他的注意力被圆形叶口蝠所吸引。这种南美蝙蝠会在夜间攻击牲畜，用它们锋利突出的牙齿咬住牲畜的脖子，同时向动物体内注射一种抗凝血剂，然后它就可以享受温暖的血液了。当有报道称这种吸血蝙蝠也可以攻击人类并通过伤口传播狂犬病时，（虚构的）德古拉故事便成型了。

人类吸血鬼是一种有着不死之身、令人厌恶、极度怕光而且长着尖牙的生物。它们会在夜间从黑暗的洞穴中冒出来吸血，尤其喜欢年轻处女的血（这一重口味的细节是为了通过色情吸引读者的兴趣）。斯托克巧妙地融合了现实和虚构，因为"他的"吸血鬼不会传播狂犬病，而会将普通人变成吸血鬼并赋予其永生。根据小说的写作传统，故事除坏人以外也应该有好人。再次与19世纪90年代的时代精神相契合的是，斯托克笔下的吸血鬼是一名医生，而且奇迹般地掌握了输血的方法。可怜的受害者被德古拉伯爵夜间的吸血恶作剧搞得筋疲力尽，一个年轻男子给了她血液，而这个年轻人恰好还是她的未婚夫。不幸的是，女主角没有得救：德古拉继续贪得无厌地吸食她的血。她自己也变成了吸血鬼，只要见到光或十字架就会感到非常恐惧。我们暂时先不提大蒜和镜子了……斯托克确实想出了一种可以一劳永逸地消灭吸血鬼的方法，即用"木桩"刺穿它们的心脏。可怜的女主人公被她的未婚夫"钉"在了棺材里（当然，任何性暗示都纯属捏造），永远地安息了。

长期以来，20世纪的科学家们一直对斯托克能如此精准地描述医学细节而感到困惑。因为他既不是博学多才的天才，也不是科学家。或许这与他的兄弟有很大关系。他的兄弟是一名医生，而且可能认识卟啉病患者。我们之前曾提到过，卟啉病是一种遗传性的造血疾病，会导致人体无法正常生成携氧分子血红蛋白的核心物质——血红素，有害的分解产物也会进入尿液并使其变为紫红色，"卟啉"因此而得名。卟啉会在皮肤和黏膜中积聚从而导致贫血。患者的皮肤呈淡黄色，而且毛发会扩散性生长。当患者暴露在阳光下时，卟啉病会引起严重的水疱并给患者带来剧烈疼痛，使患者变得害怕见光并将自己封闭起来。除此之外，卟啉病还会影响牙龈，使人的牙齿尤其是犬齿暴露在外，并呈现出吸血鬼般的外貌。顺便说一句，卟啉病患者在接触大蒜后病情突然发作的情况也很常见。因此，吸血鬼在镜子中变得不可见也是具有一定隐喻意义的。在许多原始文化中，血液是铁和蛋白质的经典来源，可以缓解卟啉病患者的贫血。

女性版本的弗拉德·德古拉是伊丽莎白·巴托里伯爵夫人（1560—1614年）。她以历史上第一个"有据可查"的女性吸血鬼而具有可悲的名声。巴托里出生于一个非常有影响力且有点儿神秘的贵族家庭，而且这一家族还有着特兰西瓦尼亚血统。无论是在生前还是死后，关于她的传说与史实一直交织在一起。

可以肯定的是，在12岁时被迫订婚后，巴托里嫁给了好战的匈牙利伯爵纳达斯迪·费伦。她为丈夫生了7个孩子。据同时代的人称，她是一个妖娆的美人，当然在那个时候没有人敢妄议这个来自显赫贵族家庭的夫人的长相。

为了保护国家免受奥斯曼土耳其帝国的入侵，伯爵经常外出征战，所以由伊丽莎白来管理恰赫季采城堡和周围的17个村庄（我们将会在后面着重提到其中的居民）。作为那个时代非常博学的女性，她流利掌握4种语言：匈牙利语、拉丁语、希腊语和德语。

1604年，她的丈夫神秘死亡了。不久后，关于伯爵夫人以非常残忍的方式对待她的仆从的谣言便传开了。虽然已经习惯了这种情形，但匈牙利和特兰西瓦尼亚贵族也开始怀疑她放荡的私生活。伊丽莎白以精力旺盛而出名，曾利用丈夫外出征战的机会招揽了几个年轻而有男子气概的情人，而且她本人又有着假小子般的性格，所以也不排斥女性情人。这在当时非常前卫。1604年，路德会牧师伊斯特万·马吉亚里指控她谋杀了数百名臣民。

伊丽莎白相信，在年轻处女的血液中沐浴是保持青春和美丽的唯一方法。她以固定高薪的工作为前提将年轻的村民引诱到城堡工作，但很少有人能回来。他们将会在城堡里被疯狂虐待，被咬伤、被刺伤、被割伤、被砍断身体部位或是被放干血液。伊丽莎白最喜欢的一个方式是用"笼子"将年轻女孩关在网状铁球中，铁球里有尖锐的铁刺。球体被悬挂在天花板上，然后左右摇摆，直到女孩被刺得遍体鳞伤。而伯爵夫人则在铁球下面赤身裸体地沐浴着处女的鲜血……她的女仆们要将她身上的血舔干净，而不是用布擦拭。

直到伯爵夫人袭击了前来向她学习"礼仪"的贵族少女，这压垮了法律的最后一根稻草。然而，6年后匈牙利国王马蒂亚斯二世才下令对这个疯狂的故事展开调查。由于法庭文件被保存了下来，我们还能一窥这一幻觉般的"真相"。在对城堡进行突击检查后，人们发现了几名饱受折磨的垂死妇女，旁边还有几具尸体。300多名证人受到询问，伯爵夫人的4名亲密女仆作为共犯被逮捕。由于她的贵族身份，伊丽莎白本人显然不会被带到法庭上，而是在她的城堡中等待判决。在受到严刑拷打后，她的4名女仆很快就出卖了她们的女主人。但关于受害者的人数她们并未达成一致。37个还是51个？她们被埋在哪里？这些信息都不是很清楚。有证人称在伯爵夫人的住处发现了一份650名遇难者的名单……确定的数字应该是80人。然而，没有人提到浴血和铁球，也许这些残忍而色情的细节是后来被过分热心的历史学家加上去的。

同谋的女仆指望能够被从宽处理，但事实让她们失望了。其中两人先是被切断了手指（曾被少女血液浸染过的手指），然后被活活烧死。也许是因为后两个女仆报告的受害者人数最少，其中一个被判处终身监禁，另一个没有受酷刑折磨，直接被判斩首。

伊丽莎白逃脱了折磨和入狱的屈辱。考虑到她的身份，她被允许在恰赫季采城堡中服刑，但她被关在了自己的房间里，只有一条可以送一些食物和饮料的狭缝。伊丽莎白在3年后憔悴地死去了，这与她永葆青春和美丽的理想相去甚远。

整个故事还留有很多疑点，尤其是关于伯爵夫人的动机。她真的要沐浴处女血以永葆青春吗？还是她只是一个以折磨她的臣民为乐的虐待狂？或者是一个遗传性精神病患者？她不时的暴怒和已被证实的癫痫症可以证实后一种猜测。

根据一些杜撰的作品，伊丽莎白后来还曾被人们疯狂地模仿。路易十五（1710—1774年）是臭名昭著的浪荡子，他的情妇，比如蓬巴杜夫人和杜巴里夫人，和他本人一样有名，甚至比他更有名。传言称，为了满足自己的情色幻想，他会泡在处女的血液中，他的私生子不少于90个……

18世纪和19世纪，嗜血和吸血鬼的故事引发了多起血案，无辜者被追捕、审判并残酷处决。最著名的案件之一涉及塞尔维亚人阿诺德·保洛。1731年，奥地利政府在得知有几座坟墓被破坏后，经过长时间的犹豫，决定派一个调查小组前往梅德韦贾调查。尸体有的已经消失，有的则被木桩刺穿、被砍断或被烧毁。当地民间传说一个名叫阿诺德·保洛的吸血鬼在5年前"断颈"而死，他会在晚上侵犯村庄，而且他不仅仅会杀人，还会通过咬伤当地村民将他们变成吸血鬼。于是为了防止这些村民变成吸血鬼，人们还采取了传统的毁尸方法……

保洛的坟墓被打开后，人们惊讶地发现了一具保存完好的尸体。"血从他的眼睛、耳朵和鼻子里流了出来，手指甲和脚指甲又长了回来。"据传当他们用一根木桩刺穿他的心脏时，保洛惨叫了一声，"胸口开始大量喷血"。他的尸体很快就被烧毁，人们又将骨灰放回了棺材里。

但事情并没有这么快得到解决。3个月内又发生了17起可疑的死亡事件，都被认为是吸血鬼做的。据说保洛还咬过动物，所以任何吃过这些动物肉的人也都被当作吸血鬼。研究人员还打开了这些死者的坟墓，发现包括两个孩子在内的15具尸体，不仅脖子上有咬痕，而且嘴巴和眼睛里还流出了"新鲜"的血液。人们将这一耸人听闻的调查报告毫不拖延地送至奥地利法院，这件事迅速在欧洲其他地区引起了轰动。

来自东方神秘的巴尔干地区的吸血鬼流行病很快就席卷了西方世界。突然间，关于阴谋和秘密社团的谣言被广泛传播，黑巫师、食人魔、放纵和嗜血的秘闻不断出现。更有趣的是，这些故事通常发生在上流贵族圈子里，因为"穷人变为吸血鬼"这件事显然是"没什么好奇怪的"。当一些家族中的成员突然死于肺结核，人们开始疯狂地寻求原因，并且经常认为这是吸血鬼造成的，是他们传播了这种传染病。当时的一些"医学"著作建议将有可能是吸血鬼的尸体烧成灰烬，筛选出骨灰，然后将其放入饮品中给病人服用。没有人能依靠这种治疗幸存下来，但吸血鬼的危机被化解了……

在整个19世纪和20世纪，吸血鬼成为欧洲各地小说家表达对鲜血的渴望和恐怖的重要媒介。这也给精神病学研究带去了一些灵感。例如1924年战后的德国，"汉诺威屠夫"弗里茨·哈曼在承认自己通过颈动脉吸血杀害了不少于50名小男孩和青少年后被斩首。20世纪70年代初，美国聋哑人库诺·霍夫曼的故事震惊了社会。霍夫曼承认为了喝死者的血，至少打开了35个刚立起的坟墓。他用剃须刀片切开死者的身体饮血。用他自己的话来说，这使他有了更多的力量和精力，他的精神面貌也变得更好。他还开枪杀死了一对夫妇，然后喝下了他们的新鲜血液。在审判中，他提到"相较于死人的血液，新鲜的血液更能给他力量"。后来这个杀人狂魔被判处绞刑。

直至今日，某些亚文化中依然存在嗜血的传统。例如在哥特文化中吸血鬼神话仍然存在。自残有时甚至在年轻人群体中成了一种流行病。超过1000部电影涉及吸血鬼、超自然现象和神秘学。事实上，电影业将性和虐待狂等畅销元素添加到"永葆青春"这一主题中，确保了电影的持续成功。正如吸血鬼们所期望的那样：通过饮血能够获得永生。吸血鬼故事最终反映的是时代精神，隐喻了诸如宗教、同性恋、施虐受虐、恋童癖、自残、永生、永葆青春，以及重获新生等社会问题。

生肉与癌症

考虑喝血或吃生肉带来的健康风险也很重要。饮用新鲜的人类或动物血液当然会因病毒、朊病毒或寄生虫感染等问题危及生命。采集血液的方法（在屠宰场、通过月经杯、犯罪……）和储存血液的方式也会带来额外的健康风险。输血中的种种问题（见第111页）说明了一切。

鲜为人知的是，食用带血生肉会增加患结肠癌、食道癌、肺癌、胰腺癌和前列腺癌的风险。2015年，世界卫生组织国际癌症研究机构发表了一份关于食用生肉可能致癌的综合报告。据专家介绍，加工肉制品（烟熏、腌制、发酵、有添加剂）会带来更大的风险：每天食用50克加工肉类会使患癌症的风险增加18%。

近几十年来，相当多的研究人员一直在寻找产生上述问题的原因。人们认为肉类中饱和脂肪的过度摄入以及通过食肉摄入过多的蛋白质会对此产生影响，但这一想法无法通过人口研究得到证实。2004年，指责的声音对准了铁，这种物质存在于血红素分子中的红细胞中。该分子的化合价会发生改变，从2+到3+，然后再变回2+。铁分子能够在结合氧气的过程中发挥作用，但在肠道中就会释放氧自由基。这些会损伤肠道细胞的DNA并导致癌症。在加工肉类中，铁分子造成的损害更大。也难怪世界卫生组织建议人们减少生肉和加工肉类的摄入量。

血液兴奋剂：更快、更高、更强

从法老和古罗马人的吸血到血液兴奋剂，实际上只是一小步。血液与能量和活力神话般的结合能够激发运动员的潜力，他们想要超常发挥并通过夺冠获得名气。20世纪的许多运动员试图通过血液来提高自己的表现。20世纪30年代，已经有传言称斯堪的纳维亚运动员将从"血液管理"中受益。二战后，当人们发现输血可以大大提高士兵的耐力时，体育界开始对此有所反应。1968年，墨西哥城奥运会之后，一切都开始加速发展。超过2000米的高海拔对来自低海拔国家的运动员来说是一大考验。他们很难从高空稀薄的空气中为肌肉获得足够的氧气。生活在高海拔地区的运动员在这方面的困难则小得多。血液分析表明，他们天生就带有更多的红细胞。如果能够通过血液快速输送大量氧气，这对运动员来说当然是一个加分项。

斯德哥尔摩的一个研究小组在1972年发表了一项开创性且影响深远的研究成果（这有点儿像运动医学的先驱）。该研究发现，在测试前接受0.8升血液的运动员的运动耐量增加了近25%。给他们注射的血液是三周以前取自他们自己体内的，因此我们在这里说的是自体输血。不论是不是巧合，在1972年慕尼黑奥运会上，以前默默无闻的芬兰运动员拉塞·维伦赢得了5000米和10000米长跑的冠军。当被问及他成功的秘诀时，维伦声称他获得的一切都应归功于饮用驯鹿奶以及在高海拔地区的训练。1976年，当沉寂了4年的他在蒙特利尔奥运会上完成了同样的壮举时，关于他接受过输血的声音越来越大。维伦继续否认，尽管他的队友后来承认芬兰队在比赛前一天确实输了血。请注意，他们并没有做任何违法的事情。尽管从未公开，包括苏联在内的其他队伍也使用了这一灵丹妙药。

突然间，人们发现自行车选手也在输血。据说意大利运动员加斯顿·内奇尼在1960年赢得环法自行车赛冠军都要归功于捐献者的血液。尽管没有证据，但法国名将雅克·安奎蒂尔在1967年公开宣称他"有权使用"能够提高比赛成绩的药物，毕竟那是"他自己的身体"。他可能还尝试过给自己输注用臭氧处理过的血液（见第209页）。

后来甚至比这更进一步。1974年帮助西德夺得世界杯冠军的传奇人物弗朗茨·贝肯鲍尔后来在接受采访时承认，由于注入了自己的血液，他在比赛中的表现有所提升。因为他谈到是将血液注射到他的肌肉中，所以并不能确定他是否输注了大量血液。

与此同时，也出现了第一个隐蔽和规避机制。荷兰自行车手约普·佐特梅公开承认他在1976年的巡回赛中输了血，当时比利时选手卢西恩·范因佩夺得了冠军，他获得了亚军，但他说这样做只是出于医疗原因。据他的医生说，他患有贫血病，不得不"重新平衡"他的血液系统。

后来体育界平静了一段时日，直到1984年，弗朗西斯科·莫泽尔在5天内两次打破了艾迪·莫克斯创造的传奇世界纪录。但人们注意到，这名意大利骑手的随行人员中包含大量年轻健康的男子。有传言说他们的血型与弗朗西斯科相同。1999年，莫泽尔承认为了获得冠军而输了血，但他称那确实是他自己的血。

随后，奇怪的事情发生了。在此之前，大多数骑手和其他顶级运动员都由"后勤人员"陪伴。这些后勤人员通常是一些自行车运动业余爱好者，他们会用民间疗法提升骑手的临场表现或是使用烈性药物，例如安非他明和可的松。突然之间，训练有素的"队医"登上了历史舞台，他们的名字听起来都朗朗上口，比如康科尼、法拉利或是富恩特斯，或者直称为"同事"。一切看上去变得更加专业，也更加安全，但从道义上来讲却并不是这样的……

忽然间，一些平庸的车手开始在比赛中频获奖牌。在1984年洛杉矶奥运会上，美国自行车队一口气拿下9枚奖牌，但他们在20世纪70年代却还没有达到这一水平。由于很多人都知道得太多了，所以他们不得不或多或少地公开承认为队员输了血。当时艾奥瓦大学的心脏病专家赫尔曼·福尔蒂就在洛杉矶的华美达酒店为运动员输入其朋友和家人的血。

当时每个人都在谈论反竞争行为，"血液兴奋剂"这个词开始变得司空见惯。1985年，一些体育协会宣布用捐献者或自己的血液进行输血是非法的。但这并没有阻止自行车运动员继续愉快地为自己注入比亚内·里斯所称的"青春之泉"。荷兰PDM自行车队就因输血而臭名昭著，后来人们戏称他们是通过"手段操控"与"药丸、毒品和药物"提升队员的表现的。当时的队医彼得·詹森在2017年接受荷兰《人民报》的采访时，详细回忆了1988年发生的事情：他是如何抽血的，如何在小型私人血库中储存和冷冻血液，在夜间巡回赛期间又是如何在必要时将血液运送到休息区的。不同骑手的血袋通过代码被区分开来，例如他们母亲的名字或虚构的出生日期。输血是在酒店房间里完成的，输血时，许多团队负责人、技术人员和看护人员会谨小慎微地为他们望风。令人感到神奇的是，输血期间他们从未混淆或污染血袋，血液的解冻或输注也没有出现任何问题。

到了20世纪80年代后期，人们都在讨论一种新的灵丹妙药：促红细胞生成素。这种激素最初是为了治疗肾病患者的贫血而开发的，但似乎也能够使健康受试者的红细胞数量增加（参见第58页）。人们不再使用危险而复杂的输血术，简单的注射就足够了。但是没有人真正知道应该给运动员注射多少剂量，应该如何注射药物（皮下或通过血液），何时达到最佳效果以及效果能持续多长时间……

一些自行车运动员开始自己做实验，医生也忘记了他们入学第一课的希波克拉底誓词，而这将会带来可怕的后果。1987年到1991年，大约有20名职业自行车手因不正当使用促红细胞生成素而死亡。促红细胞生成素可以有效增加血细胞比容（红细胞与血浆在血液中所占的比例，男性在40%~45%，女性在38%~42%），从而增强血液的氧气运输能力。这使得血液的运氧能力直线上升，但必须将血细胞比容控制在50%~55%。

如果超过这一比例，则运氧能力会再次下降，因为血液会变得"过稠"，并且流向肌肉和心脏的速度也会减慢。一些骑手因毫无顾忌地继续注射高剂量的促红细胞生成素而暴亡。他们的血细胞比容甚至超过60%，最高的纪录甚至是72%……所以心脏衰竭、心律失常或血压升高对他们来说是致命的。他们中的一些人可能有遗传性的心律失常，但促红细胞生成素可能会加重这些问题。

受到体育赛事中突然死亡事件的影响，从1990年起，奥林匹克委员会和其他体育委员会相继禁止使用促红细胞生成素。然而当时并没有很好的检测促红细胞生成素的方法，直到2000年才能够对此进行有效检测。因此当时人们把血细胞比容的正常值限制为50%。这一数值成为当时运动员被允许参加比赛或继续参加比赛的标准。一些运动员的正常值在50%左右，大量出汗或其他体液流失（腹泻、尿液）而导致血液变稠也会使这一数值升高，如果运气不好也没什么办法了。

很快，很多运动员开始通过手段欺骗性地躲避血细胞比容限制，特别是自行车运动员。许多自行车选手在比赛结束后立即注射生理盐水，或者给自己注射一种能够减少尿液排出的药物（例如去氨加压素，这种药物在当时经常用于治疗儿童尿床）。为了使血细胞比容下降更多，医生经常会在这些药物中加入葡聚糖或HES（羟乙基淀粉）以降低组织中的液体含量并使其进入血液循环中。

脂肪乳剂也被用来掩盖各种药物的存在并控制血细胞比容，但有时会产生一些滑稽的悲剧故事。就像在1991年，PDM车队的所有车手突然因食物中毒而不得不同时放弃巡回赛。他们都称自己吃了坏掉的鱼。事实上他们酒店的菜单上没有一道菜是用鱼做的，真相是所有骑手在比赛前夜都接受了脂肪乳剂的"加强"针。虽然他们的队医称自己"不知道这件事"，但被随意丢弃的输液器和针头说明了一切。

下面发生的这件事你绝对想象不到。美国反兴奋剂局曾披露的一份报告就像是一部糟糕的间谍小说：在1998年世界锦标赛期间，兰斯·阿姆斯特朗的医生用一件长长的深色雨衣成功混过了国际自行车联盟检查员的检查，将1升生理盐水带入赛场以便能够在验血前给他的骑手进行注射。

在1998年的环法自行车赛中，颇有黑手党之风的费斯提纳事件被曝光。该车队竟携带大量兴奋剂产品和仪器（输液器、针头等）。随后，警方和司法部门介入，酒店房间被彻底搜查，一个涉及多个团队的兴奋剂供应网络被解体。最后自行车队的后勤人员成了替罪羊，受到了法律的处罚；"对此一无所知"的自行车队负责人和"好心"的医生（暂时）逍遥法外。据估计，来自二级市场并作为"违禁药物"的促红细胞生成素，其使用量至少是肾脏和癌症患者常规使用量的6倍。

2000年，一切都发生了很大变化。法国国家反兴奋剂实验室的弗朗索瓦丝·拉斯内在权威杂志《自然》上发表了一篇文章，介绍了能够准确检测尿液中促红细胞生成素的方法（至少我们是这么认为的，她也是这么认为的）。在随后的几年里，许多所谓的顶级运动员都因此陷入了困境。然而，这也标志着反兴奋剂实验室和弄虚作假的队医之间激烈竞争的开始，双方的关系就如同猎人和偷猎者、纯粹主义者和诈骗犯一般针锋相对。

很快，人们就发明出一些方法来躲避兴奋剂检测或从程序上改变检测结果。典型的促红细胞生成素"安全"期包括两个阶段。第一个阶段是在比赛前几周，这时运动员要增加红细胞的总量。考虑到使用高剂量的促红细胞生成素会使运动员有检测结果呈阳性的风险，运动员会在比赛前参加专业训练，这种训练最好安排在偏远地区并远离公众视线（无论是否有随行人员）。在高海拔地区进行这种训练也很有用。在低氧张力的影响下，运动员自身产生的促红细胞生成素数量会增加，任何"额外"添加的促红细胞生成素都会被掩盖掉。如果检测时仍出现问题（或者在高海拔地区训练太贵），运动员还可以争辩说自己睡在了"高海拔帐篷"里（较低的压力和较低的氧张力），或是使用了高海拔训练面罩，这些方法都是不被禁止的。

第二个阶段是在比赛前不久甚至在比赛期间。这时只能使用微剂量的促红细胞生成素。在6~8个小时后就无法检测到它们的存在了。兴奋剂检查员不会在晚上11点到早上6点之间进行检查，因此运动员有足够的时间注射。此外，"专业"运动医师会精心设计促红细胞生成素的剂量，以使血细胞比容接近50%但不会超过这一数值，为了安全起见，也可以在检查前的早晨通过为运动员注射盐水来稀释血液浓度。如果样本的检测结果仍呈阳性，还可以将其归咎于收集、运输、二次采样等过程中的程序性错误。许多律师从中赚了一大笔。

让兴奋剂检测员感到沮丧的是，拉斯内的促红细胞生成素测试结果并非无懈可击。曾被媒体广泛报道的比利时铁人三项运动员罗格·贝克的故事印证了这一点。2004年，当贝克在克诺克参加完铁人三项赛后，其促红细胞生成素检测结果呈阳性。他激动地向公众宣称自己是清白的，他那令人信服和扣人心弦的话语激起了鲁汶大学一些生物化学家的同情，他们决定对这一检测结果进行深入研究。长话短说，几篇科研文献均显示：测试结果没有任何问题。在某些极限运动期间，进入运动员尿液中的一些蛋白质会影响检测的结果。此外，一些实验室似乎对兴奋剂测试结果的解释方式与其他实验室截然不同。当佛兰德体育委员会纪律委员会向我发文征求意见时，作为血液学家和促红细胞生成素专家，我不能昧着良心说罗格·贝克滥用了促红细胞生成素。在这种情况下，促红细胞生成素检测结果很可能呈现出假阳性。后来针对铁人三项运动员贝克的处罚被取消。

与此同时，科学并未停滞不前，2002年医学家们开发出一种新型促红细胞生成素。这种促红细胞生成素持续发挥作用的时间较长，所以给药频率也相应降低。该产品被命名为NESP（Novel Erythropoiesis Stimulating Agent，新型生血刺激蛋白）。对每天需要接受多次注射的肾脏病患者和癌症患者来说，这是一次巨大的进步。随后，与之类似但作用时间更长的CERA（Continuous Erythropoiesis Receptor Activator，持续性红细胞生成素受体激活剂）在2007年被开发出来。

体育界也认为这两种新发明的简单便捷的药物能够被用于实践，但没有考虑到NESP和CERA是人工修饰的分子，因此它们比促红细胞生成素更容易被检测到。自行车手约翰·穆塞乌的故事就说明了当时人们的心态。早在2002年，兽医何塞·兰杜伊特就开始构建起自己的走私网络，显然他很容易就能获得生长激素和NESP。骑手们可以从他那里偷偷地订购。媒体曝光的电话窃听内容显示，穆塞乌和其他一些运动员经常向这名兽医订购黄蜂和随附的黄蜂巢，谈话过程中他们还会用"洗衣机"（可能是一种测量血细胞比容的设备）和"面包"（可能是生长激素）作为暗号。

受人尊敬的队医、职业经理和知名记者再次对此表示"一无所知"。事情开始变得有些棘手，许多人放弃使用促红细胞生成素而重新开始……输血。如果使用自己的血液几乎是不会被检测到的，而且可以在短时间内就产生效果（使用促红细胞生成素则需要几天时间）。直到

2006年"波多黎各行动"登上了各大报纸头条，真相才被揭露。

突击检查西班牙兴奋剂医生欧菲米亚诺·富恩特斯（一名接受过体育医生再培训的妇科医生）和他的邻居血液学家美利诺·巴特雷斯（血库的经理，其血库以−80℃的低温保存了大量血袋）的血库时，国民警卫队查获了数百个血袋。这些血袋被用于需要自体输血的运动员。一个惊人的细节：袋子上都有编号，但没有名字。幸运的是，当时已经健忘并且后来被诊断出患有阿尔茨海默病的美利诺·巴特雷斯在他的钱包里保留了一份代码清单。数字与代号相关联，例如鲁迪·佩文尼奇的"儿子"或扬·乌尔里希、伊万·巴索的狗。其他血袋则必须通过DNA分析才能被鉴定出来，比如可以利用下一次兴奋剂测试中采集的血液进行鉴定。鉴定发现，名为"亚历杭德罗·巴尔韦德的狗"的血袋其实是皮蒂的……这个血袋让亚历杭德罗在2018年获得的世界冠军不再"纯粹"。

"波多黎各行动"很侥幸。如果没有确凿证据，几乎是不可能检测到重新输注的自体血液的（例如，在高原训练课程或完成注射之后痕迹会在几周内便消失）。许多不守规矩的队医都非常了解这种方式。兴奋剂检测者则疯狂地寻找输入体内的红细胞的小异常，这种异常可能是储存或冷冻导致的。他们甚至尝试寻找储血袋的塑料颗粒，但几乎没有得到任何结果。

最终，医学家在2009年发现了"生物护照"。通过密切监测运动员的血细胞计数，可能会发现其红细胞数量会突然莫名其妙地增长，而新生成的血细胞（网织红细胞）的数量与血细胞计数的变化是有关联的。任何血细胞比容增加但同时不产生年轻血细胞的人都可能接受过输血。任何体内含有过多年轻血细胞的人都注射过促红细胞生成素，或是参加过高原训练，也有可能住过高海拔帐篷。测量其他血蛋白（比如铁蛋白），也可以获得额外的信息。

当然，一切都取决于持续跟踪和反复调查：每个人都有自己独特的生物护照，如果随着时间的推移而出现一些严重偏差，则是值得怀疑的。只要他们的行为被曝光并被严肃对待，真相一定会水落石出。2010年，比利时很多著名体育明星在私下里承认，青年组成员如果接受了输血，那么当他们在成为职业运动员后其血细胞比容会出现"显著差异"。但他们会公开承认这一点吗？

2012年，美国反兴奋剂局发布了一份关于阿姆斯特朗事件的报告，报告揭露了令人震惊的黑手党行径以及缄默法则。任何想要举报的人都必须承担后果：这些人可能会被圈内人排斥、被起诉、被怀疑甚至会砸了自己的饭碗。无论谁玩职业自行车比赛这种受金钱、赞助商操控的运动，都会参与其中。运动员、看护、团队负责人、医生、赞助商、记者……都被卷入其中。

人们找到了躲避生物护照的方法。首先运动员进行自体输血，这会增加红细胞的数量，同时刚生成的网织红细胞数量不会增加。如果在输血后立即为运动员注射微剂量的促红细胞生成素，体内则不会立即产生年轻的红细胞，这样就保持了生物护照各项指标的稳定。

当促红细胞生成素的专利在2004年到期时，人们可以很容易地从网上订购数十种印度或其他亚洲国家生产的药物，兴奋剂检测者的工作也变得更加困难。毕竟经典方法无法可靠地检测到所有具有微小生化差异的促红细胞生成素复制品。

不久之后，兴奋剂检测者也沮丧地注意到，一些运动员正在尝试使用从黑市上获得的纯化学人造血液（如牛血红蛋白多聚体和血红蛋白替代物）。这些分子在实验动物体内能够发挥有效的氧气转运功能，但也确实会导致危及生命的肾脏、肺和心脏并发症。提到药丸型的血液兴奋剂时，兴奋剂检测者总是落后于时代。一旦他们对最新产品进行了测试，另一个产品已经在流通了。

钴的历史可以说明这一点。鲁汶血液学家早在20世纪60年代就已经发现，比利时前殖民地刚果的当地钴矿工人饮用当地啤酒时（可能是用受钴污染的水制成），其血细胞比容会升高。几十年后，科学家再次开始寻找能刺激促红细胞生成素产生的物质。除了钴，兴奋剂医生不需要再给运动员注射任何其他物质。直到后来，人们才发现这种物质会导致严重的心力衰竭及心律失常等风险。著名的二聚肽也会导致类似的后果。二聚肽是一种合成蛋白质，从2010年起在体育界变得非常流行。主要是因为这种物质（在当时）无法被检测到，并且与天然促红细胞生成素具有完全相同的效果。

最终，一切都归结为基因兴奋剂。将激活的人体促红细胞生成素注射到肌肉中，可以刺激该肌肉分泌促红细胞生成素，而且能够产生与长时间进行高原训练相同的效果。幸运的是，促红细胞生成素基因和天然促红细胞生成素之间似乎存在细微差别，这使得检测到这种复杂的兴奋剂成为可能。然而是兴奋剂测试者还是兴奋剂发明者能够赢得这场激烈的竞争，还不得而知。

最后，我们还必须提到另一种形式的血液兴奋剂。雅克·安奎蒂尔等人在20世纪60年代已经谈到过这种方法：用臭氧（对化学家来说是"O_3"）提升血细胞比容。在比利时，这种形式的兴奋剂于1991年4月以一种戏剧性的方式首次成为媒体关注的焦点。这一次不是在自行车运动界，而是在足球界。25岁的吕克·德瑞克是蒂伦豪特足球俱乐部非常有前途的前锋，在接受了俱乐部医生的"高剂量高压臭氧大自血疗法"后突然死亡。这种疗法会将运动员体内的血液抽出，再用机器将氧气或臭氧注入血液（"充溢其中"），然后再将血液注射回运动员体内。这项技术首先被用于自行车队员，甚至有传言称这种技术能使运动能力至少提升10%。要不是吕克的队友目睹了这一切，这个故事背后的真相将永远被掩盖。他的队友本应是第一只被实验的"小白鼠"，但他把这个机会让给了吕克……

蒂伦豪特足球俱乐部的医生当时被销售"血液机器"的德国公司代表蛊惑，他不认为这是一种操纵兴奋剂的行为，而是在"以自然的方式恢复顶级运动员的能量"。持这种观点的远不止他一人。在比利时弗拉芒布拉邦省的罗策拉尔村，当地的家庭医生多年来一直在练习提升血细胞比容的技术。据说当时很多体育圈的大人物——无论是自行车运动界还是田径运动界——都会定期拜访他们，然后再"飞回"家。这些传闻或许已经足以将臭氧疗法变为传奇般的金矿了。

在吕克的实验中，当时被处理过的血液中已经形成了气泡，所以他有可能死于空气栓塞（气泡可以像凝块一样将整条血管尤其是大脑中的血管封闭起来）。但事实并不是这样。据说吕克死于心律失常导致的心脏骤停（这在当时已经成为一个惯用的借口）。为他注射的医生根本没有使用这种设备的经验，因此这"只是"一种实验，但为了方便，他们还是隐藏了这一真相。最终，俱乐部队医和公司代表因玩忽职守被判缓刑及500欧元左右的罚款。讽刺的是该事件被归类为工作事故。故事到此就结束了吗？并没有。2009年，一名意大利医生因为奥运游泳选手提供臭氧治疗而被起诉。2013年，比利时安特卫普的一个"知名"医生世家被指控为"十多名著名运动员"提供臭氧治疗。

人们也许想知道，是什么吸引着运动员和他们的医生继续使用兴奋剂。毫无疑问，保密（"我知道的就是比你多"）、很容易获得的经济利益，以及较强的安慰剂效应是主要原因。那些相信秘密疗法能使自己所向披靡的运动员，事实上也表现得更为出色。促红细胞生成素还通过局部受体对我们的大脑产生直接影响，这一事实解释了为什么我们可以在一些患者身上观察到明显的心理效应，而不仅仅是生理效应。这也可以解释为什么尽管有被抓到的风险，还是有这么多运动员继续使用促红细胞生成素。这种促红细胞生成素成瘾有点儿像过去使用安非他明成瘾？

同时政治干预因素也不应被忽视。体育成就能够提升一个国家的影响力和威望，因此建立一个由国家赞助的兴奋剂供应体系的诱惑力很大。前面提到的美国自行车队于1984年在洛杉矶取得的惊人成就，仍然披着冷战期间"幼稚"的民族主义的外衣。俄罗斯反兴奋剂机构便是一个生动的例子。2006年冬奥会500米短道速滑冠军、后来晋升为俄罗斯反兴奋剂机构领导成员的斯维特拉娜·朱罗娃直言"俄罗斯反兴奋剂机构应始终考虑国家利益"。例如，俄罗斯国家队的所有运动员会被提前告知何时何地会进行兴奋剂检测。教练会让他们的运动员待在身边或者去参加高海拔训练，或者设计有效的掩蔽技术。兴奋剂应用在2014年索契冬奥会期间到达顶峰并被曝光。当时俄罗斯特工还向当地兴奋剂实验室的医生提供了一些帮助。有可能他们只是在没有任何人注意的情况下简单地用阴性样本替换了阳性样本。一切都因举报人的消息而曝光。俄罗斯反兴奋剂机构的检测资格被暂时取消，俄罗斯运动员被禁止参加所有国际比赛。但是在2018年9月，世界反兴奋剂机构又取消了这个禁令。所以，如何使用和操纵血液来服务于更高的国家利益也是推动兴奋剂进一步发展的因素。

血的颜色

红色的血

红色一直与危险联系在一起。一个红细胞含有约3亿个血红蛋白分子，即血液的染料。血红蛋白主要由蛋白质链组成，但它的颜色主要来自血红素分子，其中铁起着核心作用。血红蛋白负责氧气的运输，该分子的结合和释放与$2+$和$3+$铁分子化合价的相互转化有很大关系。

自古以来人们就知道铁对保持血液"颜色"正常的重要性。随着原始人从狩猎采集转向定居的农耕生活，肉类摄入量降低，许多人脸颊上漂亮的红色消失了。古生物学研究发现，7000~10000年前，缺铁和贫血在人类社会中很常见。然而直到古罗马早期，铁才被认为是治疗嗜睡和身体虚弱的良药。当时的医生强烈建议人们饮用富含铁的泉水。一些被氧化铁染成"红色"的泉水甚至被认为是神圣的。

在很长一段时间内，人们并不知道铁与贫血之间的关系。直到1554年，德国医生约翰内斯·兰格准确地描述了年轻女孩的缺铁症："她们原本红润的脸颊和嘴唇，现在变得苍白且没有血色，她们的心脏会愤怒地狂跳，她们对食物感到厌恶，尤其是肉类，并且……她们经常会因感情问题而心碎。""萎黄病"患者也会出现这些症状，她们的脸色通常是铁青而苍白的。兰格博士还将这种病称为"处女病"，因为他注意到这种病不仅可以用铁剂治疗，而且在女性结婚后也能得到改善。所以他不自觉地会将失血视为导致人体缺铁的原因，尤其是每月的月经。一旦女性怀孕，疾病就会自行消失。但这种理论是否也适用于婴儿，则是另一回事了。

著名的英国医生托马斯·西德纳姆（1629—1689年）曾用冰莱茵白葡萄酒中的铁屑制剂为萎黄病患者治疗……当人们在不久之后发现凝固血液的灰烬含铁时，金属与贫血的关系就变得很明显了。借助安东尼·列文虎克的显微镜，人们还可以清楚地看到正常血液（深红色）与萎黄病患者的血液（淡红色）之间的颜色差异。直到19世纪后期，铁在氧气结合中的确切作用及其在血红蛋白分子中的位置才被确定。不久之后，人们将根据血红蛋白的平均颜色指数（平均红细胞血红蛋白含量，浅红色或深红色的血液）对贫血病进行初步分类。1891年，人们通过瑞典人斯文·古斯塔夫·赫定的离心机技术发现了作为衡量血浆（黄色）和红细胞（红色）之间比率的血细胞比容。

血液呈红色的重要性直至今日仍体现在"红地毯"这一概念中。在希腊神话中，众神在完成他们的壮举后会跨过一条鲜红的血河，然后大步返回奥林匹斯山。如今人们所崇拜的偶像明星在"被升华"的红地毯上展示了他们最好的一面……

蓝血及血统

"蓝血"的概念可以追溯到1449年。在这一年，西班牙天主教会颁布了《血统纯净条例》。西班牙被摩尔人包围并失去了大部分领土，不断增长的犹太人口成为掌权者的眼中钉。

血缘和血统被当作保持自己种族纯洁性，区别于污秽或不光彩的犹太人和被征服的阿拉伯人的理想理由，"他们的血液肮脏而黑暗"。人们用血统创造了这样一种观念，即白人基督徒拥有与皈依者、移民和其他信仰群体不同的血统。在收复失地时，这一概念将变成蓝色血统（高级血统），在未来几个世纪，贵族与平民将通过这一方式被区分开来。

随着时间的推移，人们将不断寻求并找到能够解释"蓝色"这一概念的因素。例如，人们发现贵族妇女不会参与体力劳动或是在野外工作而暴露在阳光下，因此，她们的皮肤呈现出非常苍白的雪花石膏的颜色，这与静脉形成鲜明对比，看上去似乎泛着蓝色。贫穷的农家女儿的手则呈棕褐色，因此血管不会那么明显，蓝色也不会明显。

另一种解释涉及贵族奢侈的饮食习惯。贵族摄入大量的肉和脂肪，因此在宴会结束后其血液中会出现一层清晰的脂肪。如果理发师兼外科医生利用放血来治疗病人的消化不良，他会发现容器中的贵族血液呈现蓝色，有一种油腻的光泽……皮肤及其下的血管呈蓝色的另一种解释是，贵族使用银制餐具引起的银中毒……

或者贵族的血液呈蓝色是因为教皇下令宫廷画家只能用蓝色来画圣母玛利亚的长袍（这种颜色取自当时很少见的青金石）。蓝色因此而获得了神圣、纯洁、原始的地位。也难怪贵族想要和蓝色产生某种联系，或者至少是跟前两个形容词联系在一起。无论哪种解释方式，"蓝血"这一概念塑造了欧洲很大一部分历史。

在第一次十字军东征之后，不是主要王室候选人之一的布永的戈弗雷最终成为耶路撒冷的统治者。据传，他之所以能够继承王位，是因为他是来自朗格多克地区的法国王室的蓝血贵族后裔，而法国王室是以色列便雅悯支派的后裔，因此与以色列大卫王有血缘关系。

也许勃艮第以及哈布斯堡王朝的贵族不像布永的戈弗雷那样是王室直系血亲，但他们也自称来自这一优越的血统。当时，大卫王的故事、便雅悯支派后裔的故事和流传已久的抹大拉的玛丽亚的古老传奇交织在一起。据说后者在耶稣被钉十字架后离开了耶路撒冷并在法国南部定居，但人们并不清楚她是否怀上了基督的孩子。后来，墨洛温王朝王室的蓝色贵族血统均来源于抹大拉的玛丽亚，他们统治着当时法国大部分地区。

与此同时，在受墨洛温王朝统治的同一地区，卡特里派的影响力正在逐渐扩大。卡特里派又称"清洁派"。这一教派的教义与摩尼教有许多相似之处。摩尼教是一种具有双重信仰的宗教。来自中东和巴尔干半岛的十字军引入了这一观念。

清洁派反对当时教会的教阶制度。诚然，如果考虑到神职人员放荡的生活方式、修道会拥有的巨额财富和赎罪券交易，他们的观点并不是完全错误的。血统的纯净对他们来说是可以将自己与"其他人"区分开来的重要基础。当时清洁派盛行的地区开始否认教皇的权威，而教会对此当然不会不做出反应。1209年，以雷厉风行和信奉马基雅维利主义而闻名的教皇英诺森三世发动了十字军东征，来镇压异端阿尔比派（以卡特里派的主要活动地阿尔比市命名）。由于当时统治阶级和教会的利益一致，这场十字军东征在军事上意义上"战果颇丰"，数以万计的卡特里派教徒被教皇的军队残酷屠杀。

当贝济耶围城战的指挥官询问随行的神父如何执行教皇清除异教徒的命令，以及他们如何知道谁是卡特里派教徒而谁又不是时，教皇特使阿尔诺·阿莫里回答道："把他们都杀了，上帝能够判断谁才是他的信徒。"就这样，20000多名男女老少在一周之内被屠杀殆尽。天主教（蓝色）血统的纯净得到了保证。很久以后，对纯正（蓝色）血统的保护将给英国和法国王室、哈布斯堡家族、科堡家族、罗曼诺夫家族带来巨大灾难。

最后还有一点，在动物界也可以找到对蓝色血液更平淡无奇的解释。一些无脊椎动物的血液实际上是蓝色的，如蜗牛、鱿鱼、螃蟹、龙虾和河虾。这是因为铜是动物体内呼吸色素的必需成分，而不是铁，这种血蓝蛋白也能与氧气结合，但与我们的血红蛋白不同的是，它不会被锁在血细胞中，而是自由地存在于血液中。

绿色的血

与此同时，化学家也在开展关于血液颜色的研究。他们假设氧气也可以通过简单的化学分子运输，这些化学分子不受任何生物因素的影响，也不一定是红色或是蓝色的。

最早进入市场并获得美国食品药品监督管理局批准的化学替代品之一是全氟碳。这是一种全氟化碳的绿色衍生物，它已经通过了动物实验。该产品演示的一个经典场景是将一只活小鼠完全浸入全氟化碳液体中，然后观察小鼠比正常情况下在水下能够多存活多长时间。全氟化碳会将在瓶子里冒泡的氧气输送到小鼠的肺部。

这种药物的特性后来也被用于治疗需要给氧的病患。这些病患的肺部因吸收机器所产生的纯氧而受损，全氟化碳P液体通气治疗则能够吸收肺部对人体有害的氧自由基。

臭名昭著的日本内藤良一（1906—1982年）最早发明了氟乐舒。在第二次世界大战期间，日本集中营利用大量中国和苏联战俘进行了一系列医学实验，而他是其中的核心成员。比如，首先把受害者的血放干，然后再给他们输注马血，只是为了观察接下来会发生什么……他所在的臭名昭著的731部队，还进行了大量生物武器、细菌武器和化学武器实验。大约有12000人死于内藤之手。

像许多其他战争中的科学家一样，从1945年起内藤开始与战争胜利者美国密切合作，以期自己在战时犯下的罪行能够被抹去。德裔核专家奥本海默在当时就是为美国政府效力，而美国人也因内藤丰富的生化武器试验经验而对他"很感兴趣"。后来内藤以自己的经验为条件换得了战后免于被起诉的属于律师的权利。他的罪行就这样被忽略了。

后来内藤从臭名昭著的恶魔摇身一变成了"民族英雄"，当时他将日本的一家业余血库改造成了商业公司。这家公司挽救了许多生命，但也忽视了道德底线。他把自己的公司称为"绿十字"，巧妙利用了红十字的慈善标志和象征着和平与繁荣的绿色这两个元素。该公司很快便在国际血浆产品市场上获得了令人羡慕的地位，后来凭借另一种"绿色"产品而声名鹊起。

内藤在1979年再次访问美国时，结识了辛辛那提医院的利兰·克拉克医生，了解到了这名医生关于全氟碳的研究结果。这种物质在实验动物体内可以像红细胞和血红蛋白一样有效地运输氧气，甚至更有效。也许是基于在化学品和血液方面的研究成果与战争经历，他很快就本能地做出了一个决定：他要将这种产品商业化。他预测这种产品将会获得国际市场的认可，也许美国的军工复合体已经在秘密准备下一场（海湾？）战争了，而这也会推动这一产品的发展？

当时已经73岁的内藤仍是个非常喜欢冒险的人，尽管已有动物实验数据表明这种物质可能会导致严重且危及生命的血压问题，他还是用自己的身体做了产品测试。众所周知，他在实验的前一天晚上就立好了遗嘱。他一共只给自己注射了大约20毫升的全氟碳，这当然大大降低了实验的风险。但媒体则为了吸引眼球而对此大肆宣传……

然而，全氟碳并不是一个成功的产品。最终结果证明，这种药物无法为人体器官带来足够的氧气，并逐渐被人们所遗忘。内藤于1982年失望地死去了，而在这一年，绿十字公司的血浆制剂含有艾滋病病毒的丑闻也被曝光。后来他的竞争对手也尝试生产人造血液，但以失败告终，这对内藤来说可能是一种死后的安慰。

也许在21世纪，"真正的"绿色血液（在环保和安全产品的意义上）能够在干细胞实验室中被培养出来。

橙色的血

血细胞，尤其是产生血细胞的骨髓对外来的有害物质极为敏感。骨髓细胞——造血干细胞——一直在以一种令人难以置信的速度繁殖：每秒有数百万个新的血细胞进入血液，而每天数十亿的细胞分裂会使DNA受损、突变、破裂……从而使自身携带癌变病菌，并最终发展为白血病、淋巴瘤或卡勒氏病（一种特殊类型的骨髓癌，也称为"多发性骨髓瘤"）。

因此，毫不奇怪的是，白血病的第一致病要素是环境，例如农业中的杀虫剂、工作场所的化学品或交通工具产生的二噁英（细颗粒）。数百项科学研究已经发现了其中的一些联系：患白血病的农民、园丁与杀虫剂，患白血病的鞋匠与苯黏合剂，理发师与黑色染发剂，加油站服务员与汽油中的苯，石化行业的工人与重金属，以及居住在繁忙道路边的居民与空气中的颗粒物等。

只要不能通过实验让受试者喝下一杯除草剂（例如农达），然后再将受试者与喝下一杯金汤力鸡尾酒的受试者的健康状况进行长期比较，就永远无法证明这种农药与人体健康的关系。而这种方式被美国军方用来为其战争中的劣迹做辩护，这一臭名昭著的军事行动就是在越南战争中使用橙剂。

也许我们应该先谈谈他们的英国朋友？在二战快要结束时，英国人曾计划使用这种"简单"的落叶剂破坏德国的农作物和粮食生产，并使德国人因此挨饿。据英国的科学家称，橙剂对人类和动物绝对无害。最后他们没有使用这种手段。但从1953年起，英国人开始在（他们当时的殖民地）马来西亚利用橙剂打"生态"战。媒体曾指控这一行动相当于一种"化学"战，但被政府收买的科学家对此置之不理。

1962—1971年，美国在越南战争中再次利用了橙剂。美军以监控敌方部队的动向为借口，将大约7000万加仑的橙剂扔在了越南的丛林和田野上。副作用是越南的粮食作物也遭到破坏，越南人因此挨饿……

但有两个后果是美军没有考虑到的。一、他们生产的橙剂（其容器的标志条纹为橙色，所以命名为"橙剂"）会产生二噁英，对人和动物有着不同程度的危害。二、美国士兵也不得不进入落叶区，有时甚至还要停留很长时间，他们的血液也会变成"橙色"，并导致许多军人因此而患病。

美国军方自1969年起就知道这种物质会威胁本国士兵的健康，并于1971年停止了落叶剂任务。但直到1991年，美国退伍军人管理局才承认越战退伍军人白血病发病率的意外上升可能与橙剂有关。这些军人的孩子一出生就有身体缺陷（如脊柱裂），也与这些军人服兵役期间暴露于这种药剂之下有关。

直到今天，在特朗普政府的管理下[①]，关于生病的越战老兵是否有权获得更多的福利、充足的医疗保障，以及该职业带来的后遗症应涵盖哪些等内容仍在讨论之中。当然，这与政治、军事的负罪感、羞耻感，政府预算（奥巴马和特朗普医改），以及对事实的否认有很大关系。

美国血液学家协会最近发表的一篇文章终于完全承认了橙剂与血液疾病之间的联系，并且还提到这种药剂会导致尚未转化为恶性的白血病前期骨髓病变（如骨髓增生异常和某些蛋白质异常）。这篇文章使数千名参加过越南战争的退伍军人提出额外的赔偿要求，并造成美国政府的财政预算困难。一个令人愤怒的"细节"是，这篇12页的文章丝毫没有提到橙剂对越南人民造成的伤害。美国人在逃避责任。据越南红十字会称，包括至少15万名儿童在内的约300万越南人受到橙剂和二噁英的影响。

二噁英在进入生态环境后，会在几十年里一直保持着毒性。这种物质不溶于水，且容易被贝类、鱼类和水禽吸收，因此很容易就会进入食物链。然后再进入人体的脂肪组织、血液和生殖器官。这种物质会世代相传，从而导致脊柱裂、腭裂、畸形足、肌肉和骨骼畸形，甚至是瘫痪。青少年和成年人因此而患上癌症的可能性非常大。

越南人民的血没有变成橙色，仍保持着尴尬的红色，越南人民却饱受战争之害……

---

① 作者创作本书时正值特朗普执政期间。——编者

黄色的血

在传统医学中，柳树皮作为一种有效的止痛药和退烧药被用于治疗因寄生虫侵入血液而引起的高烧，比如疟疾。这一疗法已有3000多年的历史，甚至在伊拉克的尼安德特人墓中也发现了与柳树皮非常相似的东西，这一墓葬可追溯到公元前6万年左右。

第一份有据可查的报告来自埃德温·史密斯（1822—1906年）。这个富有的美国人凭直觉而非知识在开罗的露天市场购买了许多纸莎草卷轴，其中最有趣的卷轴几乎可以追溯到大约公元前1500年。这些卷轴后来被称为"埃伯斯纸草文稿"。法老时代的医师在其中详细描述了这种镇痛和退热剂的"柳属"，后来证明这种物质有着与柳树皮相同的活性成分。

古希腊人很快便开始利用这一物品治病了，而一些有影响力的治疗师也在他们的著作中提到了它，比如希波克拉底。后来老普林尼让古罗马人对古埃及的疗法有了更深入的了解。此后的1000年间，柳树皮一直是治疗疼痛和发烧的无可争议的标准疗法。直到16世纪，金鸡纳或金鸡纳树的树皮才被早期的耶稣会传教士从南美洲带回，并成为治疗黄热病和疟疾的有效药物。我们现在知道这种药物中含有奎宁，奎宁后来被证明对疟疾更有效，但镇痛作用远不如西方的柳树皮。

直到1823年，约翰·安德烈亚斯·毕希纳才成功地从柳树皮中提取出少量黄色活性结晶体。他将这种物质命名为"水杨苷"，但它的性质不是很稳定，大多数受试者会因此而患上胃病（胃炎）。包括来自意大利西西里的化学家法埃莱·皮里亚、法国化学家查尔斯·弗雷德里克·格哈特在内的其他科学家在19世纪中叶发明了刺激性较小的水杨酸。然而这并没有引起医学界的兴趣，主要是因为这种物质的苦味和副作用（会导致严重的耳鸣）。

与此同时，染料制造商拜耳为了寻求公司多元化，在德国成立了制药部门。这个部门负责从染料生产的废品中开发药物。拜耳公司的三位著名的药理学家亚瑟·艾兴格林、菲利克斯·霍夫曼和海因里希·德雷泽欣然接受了这项工作，并在1905年左右开发出了我们现在所知的阿司匹林——乙酰水杨酸。德雷泽获得了这种药物的发明专利并发了大财，霍夫曼因此获得了科学荣誉，而艾兴格林则仍是默默无闻，因为作为犹太人，他几乎没有机会在纳粹主义日益盛行的德国获得公众的认可。幸运的是，他在特莱西恩施塔特集中营幸存下来，并推动了战后首次针对阿司匹林的大规模临床试验。

在第一次世界大战快结束时暴发的（"西班牙"）大流感期间，阿司匹林证明了其在缓解症状方面的价值（这种药物的确能够缓解症状，但对提高生存率没有任何作用）。当时大约有2000万人因大流感而死亡，但很快乙酰氨基酚（1959年）和布洛芬（1962年）等竞争品就主导了止痛药市场，因为这两种药物的副作用更小。

多亏了英国生物化学家约翰·范恩（1927—2004年），阿司匹林重获新生。在对炎症介质研究的过程中，他开始对阿司匹林的精确作用机制产生兴趣，并能够通过一系列设计精妙的动物实验证明阿司匹林可以阻断前列腺素的产生。这种前列腺素刚刚被学界证明是导致炎症的最重要的因素之一，如果阿司匹林可以抵御这种机制，那么就找到了这种药物能够起到退烧、抗炎和镇痛作用的解释。约翰·范恩于1982年获得诺贝尔生理学或医学奖，1984年被封为爵士，但这对英国人来说并不重要。

更重要的是，阿司匹林突然成了血液学家关注的核心。1865年，德国解剖学家马克斯·舒尔茨（1825—1874年）发现血小板是血液中除红细胞和白细胞之外的第三种细胞。很快血液学家们便发现这些血小板在血液凝块形成和血液凝固的过程中发挥着核心作用。一旦血管壁出现一些小损伤，这些小血细胞就会聚集在一起堵住洞口，然后调用血浆中的凝血因子以形成固体凝块并止血。

然而血小板不再对服用过阿司匹林的患者起作用，而且一些观察力强的家庭医生已经发现，在服用该药物之后患者的出血倾向会更加明显。例如，当时很流行"扁桃体"切除术，在手术后使用阿司匹林缓解疼痛时，有时患者会大量出血。瑞典生物化学家本特·塞缪森（生于1934年）等研究人员认识到，阿司匹林在预防血栓形成的价值上只是迈出了一小步。

从20世纪70年代后期起，成千上万的心肌梗死患者开始服用阿司匹林来预防二次梗死，首先患者要摄入不同剂量的阿司匹林，然后再持续摄入低剂量的阿司匹林。这种药物使二次梗死病例的数量大幅减少，其在预防脑血栓（中风或短暂性脑缺血发作）形成方面也发挥着相同的积极作用。由于家庭、基因遗传和生活方式而导致心脏或大脑中风风险增加的人现在也服用阿司匹林作为初级预防。

毫不夸张地说，这个小分子药物通过血液挽救了成千上万人的生命。最近关于阿司匹林在预防某些癌症（尤其是胃肠道肿瘤）中发挥的作用的报道表明，我们还没有发现这种柳树皮产品的终极功能。

深红色的龙血

　　所谓的"龙血"无疑是中世纪毒品库中最奇怪的物质之一。在毫不怀疑的人看来，这就是龙在一场恶斗中被死对头大象杀死后的凝血。这场战斗的胜利者最后永远都是大象，《龙血与柳树皮》一书的作者托尼·巴克还吐槽说，这可能就是有这么多大象而没有龙的原因……

　　实际上，龙血就是取自龙血树的深红色树脂。这种树木主要分布在加那利群岛和摩洛哥。纯树脂或干粉可以有效治疗呼吸道疾病和包括持续性腹泻在内的肠道疾病。

　　意大利萨莱诺的特洛塔是中世纪为数不多的女性医生之一，她将龙血与磨碎的大象骨头混合起来作为治疗月经出血的药物。这种药物在后来被用于抑制其他类型的出血，无论是粉末还是制成软膏，涂抹于局部患处并冲洗掉，都有效果。即使在今天，在替代医学领域的一些分支中，龙血也被用作一种凝固剂。也许这种物质还具有抗生素和抗病毒特性。例如，含有龙血的药物对口腔溃疡有很好的疗效。关于龙血的大部分疗法都基于传说，而不是科学依据。龙血可能更适合被当作一种添加剂，因为这种物质能够使油漆呈现出美丽的深红色，或是被用来给斯特拉迪瓦里小提琴上色。

　　龙血在中世纪的另一个竞争者是能够止血的蜘蛛网。人们会小心地将其收集起来，这种物质因其黏性而经常被覆盖在伤口上或是被用来止血。有可能蜘蛛网中含有大量的维生素 K，众所周知，这是血液凝固过程中一种不可缺少的成分。随后人们又发现蜘蛛丝也是一种防腐剂和抗真菌剂。

　　荨麻则会被用来治疗"血液过于稀薄"，可能是贫血病。现在仍能在药房中买到含有荨麻提取物的药片……

血液与艺术

许多个世纪以来，各种各样的艺术家都对血液有着特殊的兴趣。他们害怕血，歌颂血，试图用图像捕捉血，在错综复杂的神话故事中利用血或是赋予血一种深奥的象征意义。有些人甚至用自己的血液签名，试图在前卫艺术作品中使自己的DNA永生。

早在科学家之前，艺术家们就已经发现血液与我们的意识之间存在密切的联系。血液会触发我们最深层次的情感，会激起我们的厌恶或钦佩之情。"血流成河"的景象会对一些人产生强烈的刺激，有人因此而昏倒，也有人因此而精神恍惚，还有人因此而得到了能量的提升。但在起初，篝火旁的故事讲述者和抄写员将血液作为一种可怕的情感武器。埃及和希腊神话故事，以及后来的《圣经》中都包含大量与血液有关的内容。血液散发着力量的香气，艺术为此趋之若鹜。血液有着很强的威慑力，令人充满敬畏。突然间，血又变成了爱和牺牲的象征。

天主教会很快就学会了这种艺术手段。在1563年的特伦特会议上，主教们被要求"利用"视觉艺术向信徒们"讲述"基督的生与死，同时要强调他的激情、牺牲和流血。从中世纪早期开始，人们就利用视觉化手段，即用清晰的图像尽可能逼真地刻画鞭毛、荆棘冠冕、十字架上的钉子和侧面的长矛。不仅是纪念性的祭坛，艺术性的十字架也要让信徒感到敬畏。阿尔布雷希特·丢勒创作的大量版画和木刻版画在当时广为流传，包括安特卫普的维里克斯在内的印刷商会为传教士在（拉丁）美洲的传教工作提供教育材料。对无数圣徒遭受酷刑的场景的细致刻画时刻都在告诫信徒要谦卑和顺从。但越来越多的艺术家开始利用血液表达深刻的象征意义。

沐浴在基督的血中甚至是喝下它都会使信徒所犯的罪被赦免并获得永生。变体论的原则会以图像的形式给予信徒指导——在举行圣餐仪式时，耶稣的血以圣杯这一象征形式出现：天使用圣杯收集耶稣伤口流出的血，然后再将其赐给信徒。

说得委婉一些，路德并不是宗教肖像画的忠实拥趸，他以一种巧妙的隐喻方式将这种"流血"解释为传播福音。老卢卡斯·克拉纳赫和他的儿子小卢卡斯·克拉纳赫也通过绘画的方式帮助他抵制了变体论。但这并没有阻止虔诚的信徒在现实生活中继续复制耶稣所受的苦难。自残、自虐和污名就是这些极端行为造成的不幸后果。

这种为宗教而牺牲的精神也导致一些孤独的修士在修道院中围绕血液、圣心进行深度冥想，同时使无数神秘主义者（主要是女性）产生幻象。他们经常把自己幻想为一个抚平耶稣精神创伤的孩子。

宗教也是音乐灵感的主要来源，围绕血液创作的戏曲也不应被回避。比如说约翰·塞巴斯蒂安·巴赫（1685—1750年）《马太受难曲》中的"圣主额头今受伤"。巴赫创作的主旋律可能也借鉴了13世纪鲁汶西多会教士阿努尔夫的早期歌曲集。

一些作曲家会在狂喜的驱使下用自己的鲜血写下乐谱。苏联神秘主义者尼古拉·奥布霍夫（1892—1954年）浸满鲜血的音乐作品就是一个典型的例子。他与普罗科菲耶夫是同时代的人，也是斯克里亚宾的灵魂伴侣。这与某些朋克场景并没有什么区别，在那里，血腥和流血通过自残被再次美化……

文学中也有很多血腥的故事：莎士比亚皇家戏剧中人物的嗜血，布莱姆·斯托克的吸血鬼传奇，杜鲁门·卡波特的《冷血》描述了一户农民被灭门的惨案，费德里科·加西亚·洛尔迦的《血仇》及库尔齐奥·马拉巴特的血腥短篇小说集《血》……这个名单的长度没有止境。而弗里德里希·威廉·尼采的杰作《查拉图斯特拉如是说》应该能够排在这一名单的首位："一切文学，余独爱以血书者。用鲜血书写，你会感受到血就是精神。"

其他的灵感来源对20世纪的视觉艺术家来说也就不那么重要了。如今鲜血已被艺术家们视为一种自我表现的方式，令人震惊且常代表着反叛精神。这一充满象征意义的媒介非常容易引发人们的讨论，使人们开始怀疑关于寻找生活和痛苦的意义、性认同、存在焦虑，以及暴力的传统价值观。

鲜血激发了许多艺术家开始创造新的艺术形式：行为艺术和动作绘画诞生了。维也纳行动主义在20世纪60年代初期引起了人们的注意。赫尔曼·尼奇用"神秘狂欢剧院"理念震惊了当时保守的社会，他曾在"舞台上"切开动物的尸体并将他的模特浸入血液中。尼奇称灵感来自古希腊人和玛雅人古老的仪式性屠杀，他也曾以尼采和弗洛伊德作为这一行为的哲学依据。在尼奇看来，与血液接触，比如说将猪钉在十字架上，能够"消除黑暗压抑的保守文化带来的负能量"。天啊……

1971年，与赫尔曼·尼奇同一时代的君特·布鲁斯曾以艺术之名在一段视频中自残。他称这种徒劳的宣泄是一种"耐力测试"。模仿早期基督教殉道者受难形象的行为也很常见。例如，20世纪70年代，美国艺术家克里斯·伯顿曾为了展览而让朋友用枪击穿自己的左臂，还曾用铁钉把自己钉在车上。这种灵感很有可能是来自被钉在十字架上的耶稣和被乱箭射死的圣徒、禁卫军队长。

另一个维也纳行动派艺术家鲁道夫·施瓦茨克格勒的故事也是臭名昭著的。他曾在一场血腥的仪式中切除了自己身上"多余的肉"（据小报报道，他也曾切除过自己的生殖器……）。他在29岁就死了，这也许是因为他的艺术形式有点儿过于自由了。这名艺术家把自杀作为一种终极的艺术形式……

20世纪最有影响力的艺术家之一约瑟夫·博伊斯以其经典的毡帽造型而闻名（二战期间他驾驶的斯图卡轰炸机被击落，他本人因此而受重伤，德国野战医院的医生不得不给他的头骨装上了一块铁板）。也许正是这一痛苦的治疗过程，让他在创作充满象征意义的神秘主义作品时开始使用动物血而不是人血，他尤其喜欢用野兔的血。

塞尔维亚艺术家玛丽娜·阿布拉莫维奇，在艺术创作时彻底激发身体的极限。她喜欢称自己为"行为艺术的奶奶"。1975年，她在奥地利茵斯布鲁克的一场"表演"震惊了观众，她专注于女性裸体的受虐。她先是慢慢地吃了1千克蜂蜜，接着又喝了1升红酒，然后打碎了酒杯，用碎片在腹部划出了一颗流血的大卫之星。但这似乎还不够，她又开始疯狂地鞭打自己，直到倒在了……一张冰床上。这是她创作的最出色的一场心理剧，剧中充斥着疼痛和鲜血的象征。

血液，尤其是经血，在女权主义艺术运动中扮演着特殊的角色。智利艺术家卡琳娜·乌贝达用布块收集自己的经血长达5年之久，并于2013年将这些布块挂在了一个放有90个烂苹果的房间里，作为（徒劳的）排卵的象征。美国的克里斯蒂安·克利福德收集了几名女性的经血，并在一场表演中将其倒在了几名年轻男性身上（《我想要你的血》，2013年）。当美国总统唐纳德·特朗普上任时，几名艺术家（其中也包括男性）用经血为他画了一幅名为《唐纳德》的肖像来侮辱他。这几名艺术家随后被告上了法庭……更令人感到不适的是法国艺术家英格丽德·伯顿－莫因的作品，她想到了一个将经血制成口红的创意，后来又为几名女性拍摄了一组在嘴唇上涂上经血作为口红的摄影作品。

英国艺术家马克·奎恩以独特的方式创造了一种"死亡象征"：这名英国艺术家从自己身上抽血，然后一层又一层地涂抹在他制作的头颅模型上。他用了大约6升血液，创造了一张布满了自己DNA的终极自画像。一张必须保存在-70℃的血淋淋的自拍照……后来奎恩又用他的血制造了3个自己的头部模型，"以塑料的形式展示自己的衰老"。不知道他是否因此而患上了贫血病。

20世纪80年代，艺术界也受到了艾滋病大流行的冲击，这给"危险的"血液赋予了特殊的意义。摄影师安德烈斯·塞拉诺等艺术家在摄影作品中使用精液、尿液和血液的混合物来展示生、死、宗教、血液和性之间的对抗。意大利摄影师奥利维耶罗·托斯卡尼也曾在为贝纳通公司拍摄的一组广告中表达了这一主题，出于商业目的，血、艾滋病、战争和绝望等主题在广告中被滥用。他们为受众呈现了一个毫无尊严可言的世界。

令人惊讶的是，用自己的鲜血作画而引起的兴奋和亲密感仍令很多现代艺术家着迷不已。

墨西哥著名画家弗里达·卡罗18岁时在一场可怕的公共汽车事故中幸存了下来，她经常把自己描绘成一个永远无法生育的残缺女人，并明确指出她是用自己的鲜血作画的。抽象派画家马克·罗斯科在自杀前不久创作的最后一幅作品中充斥着炽烈的红色，当人们发现他时，他已经倒在了工作室的血泊中。这也许是戏剧性的巧合？

在比利时，让·法布尔也曾以血为核心创作出令人印象深刻的作品。他将自己的身体视为一个工具、一个视觉艺术的实验室。他在《1978—1984》一书中写道："布鲁日，1978 年 5 月 15 日。我买了一盒吉列刀片。我在旅馆房间里割伤了自己的额头。血液从我的脑海中滴落。它们变成了一幅幅美丽的画作。"法布尔毫不掩饰地称灵感来自比利时格罗宁格博物馆关于圣痕和自我鞭笞的画作、当地的血腥游行，以及佛兰德一些绘画大师的作品，如杨·凡·艾克、耶罗恩·博斯和老彼得·勃鲁盖尔。不久后他又开始创作戏剧。在《我的身体，我的血，我的风景》中，他再次用剃须刀片割伤了自己，并用自己的血在纸上写下一些文字和符号。他还发表了一份用自己的血创作的宣言：艺术无法被人所习惯。鲜血的神秘被巧妙地用来表现毁灭、痛苦、疲惫、牺牲、重生等情绪……血液和肉体也是他戏剧作品的主题，例如其在 2001 年创作的戏剧《我是血》，观众会在这部戏剧中看到以月经、阉割、狂欢为主题的血腥仪式……首场演出是在阿维尼翁教皇宫进行的，这座教皇宫的"墙上布满了饱受折磨的异教徒的血"应该不足为奇。"没有人会让我的身体再次流血。因为我就是血。"

伊夫·维尔特在创作 8 幅系列画作《灵魂训练者》的过程中，不仅抽了 1.5 升自己的血，还用了他女朋友的血，用他自己的话来说，这不是"一种恐吓，而是对抗"。

与让血液自然而然流走的让·法布尔不同，维尔特用清漆固定了他的血液作品，这能够让作品的颜色和寿命变得更为持久。

　　这里我们不得不提一下血液—艺术—政治这一三角地带。在这里，艺术不再是最个性化的情感表达，而成为一种施压的政治手段。例如，2008年，备受争议的艺术家泰奥菲勒·吉罗在布鲁塞尔给利奥波德二世的雕像上涂抹了红色的"血漆"，他认为这象征着这个殖民君主手上布满了鲜血。

　　许多艺术家也受到血液科学的启发。例如，琼·米罗的许多作品中的人物形象会让人想起其好友巴黎血液学家马塞尔·贝西斯的血液显微图像。而巴勃罗·毕加索则厌恶血腥，即使在他反映二战时期西班牙格尔尼卡被轰炸这一事件的标志性画作《格尔尼卡》中，也没有出现一滴血。

　　有些艺术家还使用了最新技术，比如3D打印。这种技术使利用血液进行印刷成为可能。一些先进的印刷技术也可以做到这一点，比如将普通印刷油墨与研磨的冻干血液混合起来。路德·尼森的《战争、屈辱和爱情之书》完全是用他自己的鲜血印制的。

　　即使是最离奇的艺术表现形式（它与精神病学有时仅隔一线），血液也永远是一种有价值的媒介。血液是艺术哲学的重要组成部分。血液可以净化他物，也可以将其染色；可以污染他物，也可以为其消毒；可以引起谋杀或使人癫狂，也可以减轻痛苦；可以拯救生命，也可以夺走生命……只有当艺术中的血液仪式有了过度的精神病倾向或产生一种新的亚文化时，它才会变得危险，比如说暗黑血液神话和为达到性高潮的施虐受虐行为。在一些（神秘的）吸血鬼影视片段或哥特式俱乐部中，人们会仪式性地用剃须刀片在手臂上切一个口子。谁吸收了这种血液，谁就成了"教派"的一员并被允许参加一些神秘的仪式。但这与围绕贵族血统的神话和象征的艺术诠释相去甚远。

第四章

法医、系谱学家、地理学家和生态学家眼中的血液

谋杀痕迹和沾血的手帕

血液中蕴藏着许多秘密。有时这些能够改写历史的秘密在几个世纪后才能被揭开。

加拿大研究人员完成了织布工纳黑特木乃伊的挖掘工作，并首次说明了血液对法医和系谱学家的重要性。这个织布工生活在约公元前1150年的埃及第二十王朝。在他死亡30个世纪后，人们在他的体内发现了血吸虫的卵（这就是血吸虫病经常在这一地区发生的原因），人们还在他的骨骼中发现了血细胞。这么多年过去了，人们仍然可以确定他是B型血。这个例子很好地说明了人们是如何通过血液找出某人（甚至在死后很久）的死亡原因的，以及如何将血液用于（广泛的）谱系研究。

鲜血、罪过和忏悔

1189年，英格兰国王亨利二世死后，遗体被安放在丰特莱修道院的教堂中等待下葬。他的儿子理查一世，也就是后来的狮心王，前来为父亲奔丧时，他看到了父亲扭曲的脸庞，这使他为自己的叛逆行为感到后悔。他跪在祭坛前请求父亲原谅，突然间血液从他父亲的鼻子里流了出来。只要理查在教堂里，他父亲的尸体就会不停地流血。按照中世纪的惯例，在场的证人将这一点作为理查谋杀他父亲的证据。也许他们是对的，因为狮心王理查一世的阴谋是人民反抗其父亲的根源之一。

莎士比亚后来在他的戏剧《理查三世》中对这一故事大加渲染。在戏剧中，当国王的儿子前来奔丧时，老国王亨利六世的尸体伤口就会开始流血。死者的灵魂回来复仇了……

中世纪，这种通过人证确认凶手的方式大行其道。法官会强迫被告接近受害者的尸体，如果受害者身上最轻微的伤口开始流血或是身体上的孔洞流出液体，被告便不可避免地会被判处绞刑。如果犯罪嫌疑人拒绝面对"被他们加害"的受害者遗体，他也会被视为是有罪的。科莫·德·美第奇让一个杀手勒死了他的儿子加西亚斯，因为他另一个被谋杀的儿子在"看到"加西亚斯后，伤口又开始流血。中世纪对人死后的尸体体液、腐烂现象、气体形成等现象的解释（现在已有科学解释），也许是血液在法医学中的重要性的第一个例证。

无论从字面意义上看还是从比喻意义上看，血渍都是所有污渍中最难去除的。许多凶手的手上"永远"沾满了鲜血。莎士比亚对血有一些轻微的执念，他在《麦克白》中对这一隐喻做了精妙的描述。海洋也无法洗去麦克白和麦克白夫人在密谋杀害邓肯国王后手上沾染的鲜血。在悔恨的折磨下，麦克白夫人不停地洗手再擦干净手："什么，我的双手永远不会干净吗？"还有一句："还是有血腥气，阿拉伯的全部香料也无法使这只小手变香。"她的良心会让她发疯，她永远不会忘记她让别人流的血——生命的典型象征。

在陀思妥耶夫斯基的《罪与罚》中也是如此，小说中两名受害者的鲜血将永远让拉斯柯尔尼科夫的良心饱受折磨，尽管他竭尽全力去清洗斧头上、地板上、衣服上和鞋子上的所有血迹……他还是陷入了绝望。

当然，字面意义上的血迹更科学，有时能够帮助人们揭开神秘的罪行。早在18世纪，法医们就对他们在犯罪现场找到的线索很感兴趣，这些线索可以为他们指出嫌疑人的大致方向。血液通常在其中起着至关重要的作用，更具体地说是血迹形成的图案。

1895年，波兰医生爱德华·皮奥特罗斯基做了一个著名的实验，在实验中他"检查了头部钝性创伤后血迹的形成、方向和扩散"。他在房间里铺上白床单，用锤子把兔子打死，然后研究血迹形成的图案。作为一门学科的开端，这一研究仔细分析了谋杀或谋杀未遂所形成的血液痕迹，以及这些血液最终是如何滴落或者飞溅到地板、墙壁、家具、衣服上面的。

血液当然也会受重力定律的影响，但也受到被释放时的压力影响。动脉出血会形成与静脉出血不同的血迹。法医调查员可以根据血滴的形状、方向和分布重构袭击的细节。在受害者死亡或失去知觉后，血液是否会慢慢滴落？失血量如果过大是否与钝器创伤有关，例如拳头或锤子？血液呈雾状更容易让人联想到高速撞击，比如子弹的撞击？血迹的图案有没有空隙，比如凶手或同伙站的位置？

简单的三角测量可以确定血液喷出的角度和来源。凶手有没有和受害者争斗？"杀手"是出于自卫吗？如果血迹显示受害者在受到撞击时已经倒在地上，那么这种说法就很难成立。血液最终所滴落在的表面也很重要：溅到床单上的血液会被吸收，其产生的图案与落在玻璃表面或混凝土地面上的截然不同。如果血液以更高的速度落在光滑的表面上，就会形成二次飞溅的血滴。

最后一点，血量也很重要。一个成年人在失去了30%的血后就有生命危险了。对普通人来说，这差不多是2升血……如果一个人将装有血液的10毫升试管摔在地上，就会知道这会形成多么壮观的污渍。当然，一般有预谋的凶手也意识到，他在离开犯罪现场前必须尽可能让现场保持干净，并使用复杂的手段使自己不留下痕迹。但是清洗掉所有的血液痕迹是非常困难的，而且法医调查人员经常会用紫外线发现肉眼看不到的血液痕迹，他们也会发现没有被清理干净的衣服或鞋子。

在犯罪现场，可能不仅留有受害者的血，还有肇事者的血，DNA分析不仅可以推断出血型，还可以推断出性别、头发和眼睛的颜色等。还有酒精、药物、毒品，等等，在某种程度上，几乎所有的东西都会通过血液。

作为证据的血型

自20世纪20年代后期以来，在移居美国的奥地利维也纳医生兰德施泰纳的推动下，血型科学开始被用于法医学和亲子鉴定。当时一些法庭案件引起了巨大轰动，因为嫌疑人将血型作为证据而被无罪释放。比如，所谓的凶器上的血不是来自受害者，而是来自武器的主人；或者衣服上的血迹与受害者或嫌疑人无关。

当时孟德尔与他的显性和隐性基因理论已成为主流，而且很快学界就证明了血型遗传是符合这些规律的。这一方法帮助了许多准父亲，并使一些母亲因谎报或虚假起诉某人是自己孩子的父亲而被判伪证罪。

20世纪30年代，美国发生了广为人知的沃特金斯与班贝格一案，这是将血型作为法医证据的转折点。沃特金斯女士与班贝格女士几乎同时在芝加哥的恩格尔伍德医院分娩，两人都产下了健康的儿子。但在她们回家时，婴儿的衣服被贴上了"错误"的标签，沃特金斯和班贝格抱走了彼此的孩子。是婴儿被调换了还是只换了衣服？很快一些小报就知道了此事，与此相关的文章、对医院的指控在数月间层出不穷。与此同时，两名母亲对她们的"本能"深信不疑，她们觉得自己的孩子就是"亲生子"。但两名父亲却迟疑了，认为法院必须对此做出裁决。

一些科学家参与了这次检测。人类学家发现婴儿的头骨尺寸、上翘的鼻子和耳朵上的褶皱没有差异，皮肤科医生得出两个婴儿的皮肤都是粉红色的结论，反射学家发现婴儿条件反射所用的时间相同，指纹学家试图从两个婴儿的指纹中推断出他们的祖先（但并没有什么发现），甚至人们也向教会征求了意见。美国西北大学血型专家汉密尔顿·菲什巴克的出现让事情有了转机，他能够证明婴儿确实被调换了。母亲们换回亲生子时令人心碎的场景让许多小报的销量连续数周不断飙升。此后，许多名人仅因为他们的血型就摆脱了父子关系，避免了巨额财产损失。

这里并不是说血型科学在没有经过斗争的情况下就被接受了。长久以来，人们熟知的母性本能比冷酷的科学证据更重要。20世纪50年代发生在查理·卓别林身上的事情就是一个例证。尽管血型证据表明他不可能是琼·巴瑞的孩子的父亲，但律师巧妙地引导着整个审判流程向着"最人道"的方向发展，所以最终他还是被陪审团判定为孩子的生父（并承担抚养费）。

家谱：王室淘金者

自古以来，人类就一直对自己的祖先充满好奇。我来自哪里？我的哪些特质是通过遗传获得的？如何解释一些心理和生理上的异常？我的家族是否有宝藏？我没有被妇产医院调换吗？我"真正"的根在哪里？我的父亲真的是我的父亲吗？在探寻这些问题的过程中发生了许多故事，通常这些故事都带有商业色彩，也往往是一些故事的来源，有时这些故事甚至会在几代人之间流传。

路易十七

人们最津津乐道的传奇之一是路易十六（路易·卡佩）和玛丽·安托瓦内特的儿子路易十七的命运。法国大革命时，路易十六与王后玛丽·安托瓦内特，他的妹妹伊丽莎白和他的两个孩子玛丽·特雷莎（长公主）、路易·夏尔（王太子）一同逃离杜伊勒里宫。后来他们被捕，被关押在巴黎圣殿骑士团的总部圣殿塔中。1793 年 1 月，在人们的欢呼声中，路易十六在巴黎协和广场上被公开斩首。

这个故事后续的一个重要细节是，根据古老的巴黎传统，许多人想要获得一滴王室血液，一方面将此作为珍贵的纪念品，另一方面这也是复仇的象征，甚至是为了这些血液（人们心照不宣）的神圣力量。曾有传言称法国国王的抚头顶祝福礼能够治愈病人……

当时的一名观众马克西米连·布达罗用路易十六的王室血液浸染手帕，并将手帕藏在一个装饰精美的南瓜形木雕中。

在丈夫被处决大约9个月后，玛丽·安托瓦内特也被斩首，当时也有人尝试像布达罗那样做。在令人毛骨悚然的审判中，她毫不掩饰地称自己的王室血统是神圣不可侵犯的："我是法国王后，而你们夺走了我的王冠。我是一位妻子，而你们杀了我的丈夫。我是一位母亲，而你们带走了我的孩子。但我的血会留下来，拿去吧，不要让我受苦太久。"旁观者试图收集她的血液，却都是徒劳。后来人们才知道她在生命的最后几个月里曾阴道大出血，可能是因为患了宫颈癌，但她患病这件事在当时被小心地隐瞒起来了。

4岁的王太子从此开始以市民路易·查尔斯·卡佩的身份生活，他一直被囚禁在圣殿塔，由忠诚的革命家、鞋匠安托万·西蒙照顾。这名鞋匠让他接受了斯巴达式的共和教育，但还是保护了他，使他不再重蹈父母的命运悲剧。1794年，西蒙不明原因地失踪了，小路易·查尔斯的命运悬而未决。他糟糕的生存环境令人震惊，而且他还患上了肺结核，这些都是拜罗伯斯庇尔所赐。1795年，10岁的夏尔死于肺结核。

至少史料是这样记载的，因为保王党的阴谋在那不久之后就浮出水面。据说，王太子被救出来并被另一个孩子替代。在数十名证人在场的情况下（前警卫、共和党专员），尸检"证实"死者确实是路易。他死后不久就被埋葬在圣德尼大教堂的王室墓地中，后来人们尝试了多次也没能找到他的尸体，即使后来路易十八下令搜寻，也没有任何结果。可能王太子最终被葬在了乱葬岗。

谣言后来还在继续扩散，尤其是1800年小说家吉恩-约瑟夫·雷格诺尔-韦林在他的畅销书《玛德琳之城》中"揭露"了所谓的保王党阴谋：路易十七成功逃脱了。从那时起，有数十人称自己是路易十七，这些人有的定居在法国，也有的定居在俄国和美国，其中包括冒险家、淘金者，也有流浪汉或精神病患者。

最著名的冒名顶替者之一无疑是来自德国勃兰登堡的钟表匠卡尔·威廉·诺道夫。尽管他对法语一无所知，也不识字，但这并不会阻碍他谎称自己是路易十七。也许是为了避免更深的怀疑，他从1825年起开始自称是波旁王子，很快又称自己是诺曼底公爵，当然，"真正的"王太子确实有这一头衔。在王室圈子里，他的魅力和他对凡尔赛宫廷生活细节的"了解"让他的身份变得更为可信（可能是从雷格诺尔-韦林的著作中了解到的）。他被邀请到巴黎，但他所谓的姐姐（这里指的是长公主玛丽·特雷莎，据说她逃出了圣殿塔，后来可能以假冒的"邓克尔伯爵夫人"身份再次出现在德国）拒绝与他见面并与他相认。法国政府随后友好而又坚定地要求他返回勃兰登堡。

但诺道夫不会放弃他的双重身份。他以路易王太子的身份和家人前往英国（他们给孩子起名时都按照法国宫廷的惯例），在那里，他开了一家炸药工厂。当他的生意因几次意外的爆炸而失败时，他无法再在英国待下去。他于1845年搬到了荷兰代尔夫特。他的魅力吸引了荷兰王室的目光，威廉二世允许他为荷兰军队制造战争用的弹药。几个月后，他因不明原因去世了，并被安葬在代尔夫特。他的墓志铭为"这里安葬着路易十七，法兰西、纳瓦拉国王"。

此后关于其身份真假的风波接连不断。在接下来的100年里，诺道夫家族的律师团队试图证明诺道夫确实是王太子，但他们很难找到证据。

1950年，诺道夫的尸骨被挖掘出来，但没有发现任何值得一提的东西。1943年，诺道夫家族将其所拥有的一绺头发与据说是玛丽·安托瓦内特被关在圣殿塔时从她儿子头上剪下的一绺头发进行了对比。如果你相信手工毛发镜检查（通过显微镜观察头发）的结果，那二者似乎是匹配的。然而，当对1950年从代尔夫特挖掘出的尸体的毛发进行类似的检测时，整个故事就土崩瓦解了：诺道夫是一个病态的骗子。他的故事很快就被搁置一旁。

那诺道夫是谁呢？根据对其仍在世亲属的血样进行基因分析从而推测出其祖先的方法将为此提供解决方案。已知的许多从老物件中提取的所谓DNA样本已经被严重损坏或降解，更糟糕的是，这些样本已经被（后来产生的）外来污染物或杂质污染。此外，自20世纪后期以来，人们一直认为线粒体DNA是解决遗传问题的绝佳基础物质。毕竟这种DNA不在细胞核中，而在细胞的能量工厂线粒体中；这种通过母系遗传的DNA几乎没有变化，而细胞核中的DNA则会容易受到更多的损害。

让·雅克·卡西曼和同事收集了一些旧线粒体的DNA样本，这些样本来自玛丽·安托瓦内特的姐妹和母亲的一些在世后代（例如前罗马尼亚女王），他们在鲁汶法医实验室将样本与诺道夫的DNA进行了比较。诺道夫的DNA并不是很容易就能获得，因为代尔夫特当局当时禁止再次挖掘他的尸骨。幸运的是，在1950年的第一次挖掘中，诺道夫的大腿被"保留了下来"，这让科学家有了足够的DNA进行最终分析。

1998年得出的结论很明确：诺道夫不可能是玛丽·安托瓦内特的儿子。但当时威廉二世已经允许卡尔·威廉的后代使用"波旁"这一称号，卡尔·威廉的后代解散了研究团队并试图阻止鲁汶实验室公布结果。但这一切都是徒然。

　　这还不是故事的结局，毕竟那条沾满路易十六鲜血的手帕还被保存在木雕中……2014年，遗传学家和生物学家马腾·拉穆索再次使用波旁家族在世后裔血液中的DNA进行了一系列精细实验，结果证明：木雕里的血液并不是路易十六的，而是来自一个为了经济利益而"献血"的骗子。同时他发表的论文还表明，当时被人们认为是法国波旁王朝第一位国王亨利四世的头颅并不是其本人的头颅。

　　尽管作为纳瓦拉国王的亨利四世实际上是新教徒，但当有机会在巴黎夺取王位时，他很快就皈依了天主教。他曾说过一句名言："巴黎值得一场弥撒。"1610年，在亨利四世被一名天主教教徒谋杀后，他那经过防腐处理的尸体被安葬在圣德尼大教堂。在法国大革命期间，他的坟墓被洗劫一空，尸体被挖掘出来，被共和党人扔在一个乱葬坑中。而他的木乃伊头颅沿着一条错综复杂的路线穿过德国等地，最终被收藏在了蒙马特，人们只需支付少量费用即可参观。长话短说，这颗头颅在经过详细的基因分析后也被鉴定为"假的"。王室DNA故事中的另一个重要线索也消失了……

　　但别担心，路易十七的心脏还在……王太子于1795年死于肺结核，当时的宫廷医生菲利普-让·佩莱坦在勒唐普勒对其进行尸检时用手帕将他的心脏偷运了出来。作为坚定的保王党，他想为后代把这颗心脏保存下来，所以把它泡在了玻璃瓶的酒精中。但是后来酒精蒸发了，心脏变干了，变得像石头一样坚硬。同样是辗转多地，这颗心脏最终被波旁公爵收藏，他是波旁王室真正的后裔，也是路易十四的直系后裔。然而奥尔良的王室旁系后代也自称是路易十四的直系后裔。这颗心脏是否真的是路易十七的？王太子是否真的在圣殿塔死去？这些疑问都将以鲁汶基因研究小组的实验为准。实验结果在2000年公布。科学家将玛丽·安托瓦内特几根头发中的线粒体DNA和从石化心脏中提取的样本进行了比较，最终实验结果表明：路易十七于1795年在圣殿塔死去。之前所有的骗子及其追随者所做出的努力都是徒劳的。

比利时阿尔伯特一世

比利时王室也有类似的故事。主角是第一次世界大战的英雄阿尔伯特一世。1934年2月17日至18日晚上，人们在曼彻莱斯戴姆斯的一块岩石下发现了他的尸体。官方解释是国王在攀岩时不幸出事。这位国王以喜欢在没有护卫的情况下运动而闻名。在摔落到地面的过程中，他在几个岩石的尖头处留下了血迹，甚至还有一些头发和脑浆。奇怪的是，尸体在天亮之前就被带到布鲁塞尔，并在那里做了死亡登记，当地警察却没有看到他的尸体。很快各种阴谋论就纷纷涌现。国王是在那儿还是在其他地方自杀？他是被嫉妒的妻子推下悬崖的吗？他是在其他地方被谋杀，然后再被放在岩石脚下的吗？

尽管早在1930年人们就已经知道血迹及血迹分析、分布和外观在调查死因时可能发挥着重要作用，但在法律档案中都没有这些内容。没有照片、技术细节、证人证词……不过，血液会给出答案。1934年2月19日的报纸详细报道了国王发生意外所在地的当地居民是如何努力收集沾满鲜血的山毛榉叶子的。当然，他们收集血液是作为宗教性质的纪念品或是出于对王室的追随，而"肯定不是"用于商业目的……当这些物品被公开出售时，遗传学家看到了机会，这些物品的真实性也得到了高贵的撒切尔家族的认证。一名记者拿到了两片整齐地被玻璃装裱起来的树叶标本，这让调查变得更容易了。鲁汶法医遗传学中心的马腾·拉穆索可以证明山毛榉叶子上的血迹肯定来自国王阿尔伯特一世。为此他采集了几份血液样本：为了检查母系线粒体DNA，他通过萨克森－科堡家族的远亲史蒂芬妮·德·博阿尔内采集到了安娜·玛利亚、奥古斯特·冯·哈克斯特豪森的血液样本；他还使用了萨克森－科堡－哥达王朝国王西美昂的样本进行Y染色体分析。

实验结果立即否定了所有阴谋论：国王确实在那块岩石下"流了很多血"，而不是在他死后被带到那里的。后来寻找到的血液、头发和海拔稍高的地方发现的脑浆与这一描述相符。当然，这并不能证明他没有自杀……

然而，很快其他讨论也开始出现了。王室的隐私怎么办？因为如果人们能够单纯从科学角度出发绘制出萨克森－科堡家族的完整基因图谱，那么很快就可以解决其他问题，例如可能的遗传风险、患有某些癌症的概率，等等。鲁汶研究人员明智地决定将他们的研究严格限制在与血统有关的DNA领域。在实验结束后将DNA提取物销毁以防止被滥用。

托马斯·杰斐逊总统的血统

另一个与血统身份有关的有趣故事围绕着美国总统托马斯·杰斐逊（1801—1809年在任）和他的黑人奴隶兼情妇莎莉·海斯展开。近200年来，历史学家一直在争论杰斐逊是不是海斯6个孩子的父亲。直到1998年科学杂志《自然》能够根据血液DNA研究证明这一对主仆确实生育了跨越种族的后代，讨论才停止。

杰斐逊当时有着相对进步的想法。他称奴隶制是一种犯罪，并试图将禁止奴隶制和奴隶贸易写进《美国独立宣言》（1776年）。然而这并不妨碍他在弗吉尼亚州1500英亩的蒙蒂塞洛烟草种植园中有大约140名奴隶。委婉地说，他对种族平等的看法相当"保守"，例如，他曾在1814年直言不讳地写道："白人和黑人结合会导致堕落，这个国家任何一个正义的居民或崇尚优秀的（白）人都不会同意这一行为。"

在写这篇文章的时候，他已经和莎莉保持了多年的情人关系，并且是她孩子的父亲。据说，杰斐逊是在担任美国驻法国大使期间与她发生关系的。当时14岁的莎莉作为女仆也一同前往法国。莎莉实际上是杰斐逊"官方"妻子玛莎·韦尔斯同父异母的妹妹，但这一事实并没有让事情变得更简单。玛莎是白人种植园主约翰·韦尔斯和他的白人妻子的女儿，而莎莉是约翰和他的一个黑人奴隶生的女儿，所以莎莉毕竟还是带有白人血统的……

在蒙蒂塞洛的烟草种植园博物馆提到，直到他的（白人）妻子死去很久以后，杰斐逊才和莎莉有了孩子。这其中有一个有趣的细节：当杰斐逊于1826年死去时，他在遗嘱中声明不会释放莎莉，但确实释放了她的孩子。奴隶登记册上没有提到这些孩子的父亲的身份。不幸的是，血液无法为这件事提供明确的答案。时间越向前推，DNA能告诉你的就越少。大约50代之后，每个人都与其他人有些血缘上的关系。

在现代，血液和DNA分析不再"需要"被用来记录总统的越界行为。比尔·克林顿在莫妮卡·莱温斯基的裙子上留下的精子污渍（"我没有和那个女人发生性关系"）和唐纳德·特朗普侮辱女性的"你可以抓她们下体"本身就包含着"一定的"含义。弗朗索瓦·密特朗的那句"那又怎么了"，也代表着一种价值观的变化。

地理学中的血液

对地理学家来说，血液是无价之宝。血液的属性通常遵循地理坐标和经纬线。人类（及其祖先）的地理位置决定了其血液特征和疾病。通过在全球范围内追踪遗传性血型特征，我们可以重建原始人的迁移、入侵、统治过程……不仅血型（ABO和其他血型）和系统（HLA或人类白细胞抗原）发挥着重要作用，红细胞和白细胞病变对研究者来说也非常重要。

疾病的迁徙

最著名的一个例子是镰状细胞贫血（另见第139页），这种病是由血红蛋白的遗传性缺陷引起的。血红蛋白是一种在红细胞内运输氧气的红色色素。在镰状细胞贫血中，一种突变会产生异常的血红蛋白S，它在低氧张力下会导致血红蛋白凝结成坚硬的镰刀状。原本在毛细血管（直径为3微米）中非常灵活地移动的红细胞（直径为7微米）突然变得僵硬。变得僵硬的红细胞不再能够通过毛细血管，这会导致微小或大血栓的形成或凝块的结成。从父母双方那里继承血红蛋白S基因的个体（所谓的纯合子）的预期寿命有限。那些仅从父亲或母亲那里继承这种基因的人（杂合子）很少出现症状，甚至没有症状。

有两个问题一直困扰着血液学家：为什么血红蛋白S只存在于世界的某些地区？这种严重且往往致命的疾病是怎么能持续这么多个世纪而不与患者一起消失的呢？

大多数血液学家认为，导致血红蛋白S的原始突变出现在中石器时代的也门附近，并从那里通过几次迁移向地中海和非洲、南印度群岛以及东南亚传播。很久以后，血红蛋白S也将通过中世纪阿拉伯军队的入侵传播到西西里岛、意大利南部和西班牙南部等"白人"地区，最终通过奴隶贸易传播到美洲。

问题依然存在：为什么这种影响全世界数百万人并且每年会导致数十万人（而且这些数字是"西方世界"的保守估计）早亡的疾病可以持续这么久？对此的解释是，患者对疟疾的易感性。血红蛋白S（杂合子）的携带者，即没有表现出危及生命的疾病症状的人，显然天生便对疟原虫具有抵抗力。纯合子患者会死于镰状细胞贫血，血红蛋白完全正常的人会死于疟疾，而那些从父母一方遗传了正常基因并从另一方遗传了异常基因的人在这两种疾病中存活了下来。这种现象可以用来解释地理上的迁移。

其他血红蛋白分子的罕见异常也可能对地理学家和古生物学家有研究价值，例如血红蛋白E。在柬埔寨，该分子与当地高棉人有关，其中大约30%的人口携带血红蛋白E。这种异常有着与血红蛋白S变体相似的生物学优势，而且似乎或多或少已经稳定遗传了数百代。几十年来，古生物学界对高棉帝国的实际规模一直存在分歧。我们都熟悉令人印象深刻的12世纪、13世纪建成的吴哥窟，其上的雕塑图案也可以在东南亚的大部分地区找到。通过追踪血红蛋白E的分布，我们基本上可以得出结论：这种特定的血液特征分布在越南、老挝、柬埔寨，以及泰国、马来西亚两国的大部分地区。

地中海贫血（见第142页）是另一个有趣的案例。地中海贫血发生在地中海周边国家，但也发生在东南亚。这种病是怎么出现在东南亚的呢？过去人们认为亚历山大大帝的军队可能已将他们的患病基因输出到了印度，但地中海贫血（"稍有"变化的变体）如何继续被传播到东南亚国家却是一个谜。

当然，具有或多或少相同影响的不同突变可能出现在世界不同的地方。我们也无法充分解释这种疾病为什么没有遵循达尔文定律而消失。20世纪50年代，有人提出，地中海贫血患者与镰状细胞贫血患者一样对疟疾具有抵抗力。患有地中海贫血的杂合子儿童对寄生虫的免疫防御能力也有所增强。但地中海贫血的全球分布和疟疾带并不一致……或许这只是因为意大利、希腊等国家有着相对较好的医疗条件，这让重症患者能够长久生存并繁衍。

血型的迁徙

当兰德施泰纳在1901年写下关于血型及其遗传的想法时，瓦尔哈拉神殿的大门就此为地理学家和民族学家打开。通过简单地观察A型血、B型血、O型血和AB型血的分布，他们相信可以对人口迁移和入侵进行可靠测算。

他们有了一些惊人的发现。O型血在欧洲西北部（爱尔兰、苏格兰）似乎特别常见，而A型血则在欧洲最北部（瑞典、挪威、丹麦）比较常见。在北美的原始印第安部落中几乎只发现了O型血，澳大利亚的很多土著是A型血。B型血在欧洲较为稀少，但在印度北部和埃及很常见。在法国和西班牙的巴斯克人中，O型血的人很常见，而几乎找不到B型血。

当Rh血型分布的数据也被公布后，实验结果变得更加有趣。例如，在欧洲和美国的白人群体中，80%以上的人是Rh阳性，而巴斯克人（分布在法国和西班牙）则保持着Rh阴性的世界纪录，高达40%。而蒙古人种中只有1%的人是Rh阴性。

随着岁月的流逝，除了经典的ABO型血和恒河猴血型系统，还出现了很多稀有甚至带有异国情调的血型系统。如今已知总共有30多种不同的血型系统，其中之一就是迭戈血型。这种血型是巴西和委内瑞拉一些印第安部落原住民独有的。令血液学界大吃一惊的是，迭戈血型在日本、中国（主要在中国的澳门和广东地区），以及加拿大和美国（北美的印第安部落）的少数患者中突然被发现。进一步细致的（古生物学）侦查工作重建了一些史前蒙古人种的迁移模式。这些血型的人从中亚通过白令海峡（并带着迭戈血型）迁徙到北美西海岸，然后进一步向南迁徙，最终定居在奥里诺科河流域和亚马孙河流域。

另一个关于血型差异是如何通过经典的达尔文"自然"选择而产生进化优势的例子是达菲血型。达菲阴性的人的红细胞表面缺乏达菲蛋白。然而，疟疾寄生虫（间日疟原虫）正是需要这种蛋白质才能穿透红细胞。所以，没有达菲，就没有疟疾。超过70%的黑人有达菲阴性血，这在中非部分地区的人中甚至高达100%。另外，主要是在白人人群中会发现达菲阳性血型。因此，由于达菲阴性血抵抗疟疾的能力，经过几个世纪的自然选择，达菲阴性血被挑选了出来（"所有"阳性患者在能够繁衍或迁移到"更健康"的地区之前就死于疟疾）。21世纪的人口迁移无疑将改变这一局面。这将是对"遗传漂变"概念的一个很好的解释。

20世纪70年代，当血型和宗教之间的相关性被"显示"出来时，引起了很多骚动。黎巴嫩对古腓尼基帝国的后裔的研究表明，在希腊东正教教徒中O型血居多，在亚美尼亚东正教教徒中A型血居多，逊尼派穆斯林中则是B型血居多，而这是"无法解释的"。血红蛋白S异常在什叶派教徒中更为常见，地中海贫血则在逊尼派教徒中更为常见。似乎血型和血红蛋白异常将决定某一宗教教徒的"易感性"。然而事实恰恰相反。几千年来，宗教教义规定不同信徒之间禁止通婚，导致某些血型被凸显了出来。

地理血液学的另一个重要发现是让·多塞发现的HLA抗原。这位巴黎的免疫血液学家于1952年在巴黎主宫医院目睹了一次严重的输血事故。一个刚生完孩子的女人由于失血过多而输了一袋血，然后就发起高烧，甚至危及生命。起初，这被认为是一个管理上的错误：可能是医生混淆了血型，或是没有进行正确的测试。但是血型似乎没有出错，而且医生严格遵守了所有输血程序。所以一定是有其他原因。也许还有其他血液特征或类型可以帮助确定捐献者的血液是否会被患者接受？毕竟，血液中还含有其他细胞（白细胞和血小板）和许多血浆蛋白。

长话短说，多塞发现了HLA抗原，即人类白细胞抗原，这种抗原不存在于红细胞上，而是存在于白细胞上。这意味着患者可能已经产生了相应的抗体（例如在之前的输血中也会输入白细胞），并且在新的输血过程中可能会发生严重的过敏反应。后来证明，这些HLA抗原也存在于各种组织中（心脏、肺、肾、肝等），这就是从20世纪60年代起它们被称为"组织"的原因。后来事实证明，这种HLA抗原在判断移植器官是否会产生排异的过程中发挥着重要作用。1980年，多塞因此获得了诺贝尔生理学或医学奖。

在接下来的20年中，人们进一步挖掘了HLA抗原的特异性。这种位点编码被赋予了不太原始的名称，即A、B、C、D，每个类别中都有几十个细分。你会从父母那里分别得到一个A、一个B、一个C和一个D。因此，某一名患者的编码可能是：A2A3、B7B27、C3C7、D11D13。正因为有许多可能的组合（数亿个），所以我们可以认为每个人的HLA抗原类型实际上是独一无二的。这也意味着HLA抗原是确定一个人的血统的好方法（例如这种方法在解决亲子纠纷中很有用），而且这种抗原还能表明某个类别（例如A1）在某些人群中经常或不经常出现，无论这一人群生活在世界何地。血液也因此成为历史学家、民族学家和地理学家的好工具。

对我们西欧人来说，最能够激发想象力的一段移民历史是8—10世纪的维京人的移民史。正如大多数军队所做的那样，他们在许多征战过程中留下了一些遗传物质，这让我们能够准确地追踪他们，比如他们的HLA档案。地理血液学家能够基于与“他们”有关的HLA-A3型和HLA-B7型区分出两种迁移路径。维京人的船只从西北的征服路线到达了爱尔兰、苏格兰、冰岛、格陵兰，也许还到达过加拿大和美国的海岸。在第二波征战中，维京人进一步向南移动，也穿过了我们所在的地区，比如891年的鲁汶战役，然后再远至诺曼底和地中海盆地，以及直布罗陀和意大利南部。一小部分瓦兰吉维京人沿着多瑙河和第聂伯河前往里海和白俄罗斯。他们也被称为“罗斯人”，建立了“罗斯之地”，后来演变为“俄罗斯”。

血液证实了先前已知的人种数据，例如金发、蓝眼睛，以及他们沿完全相同的路线分布。更具有代表性的是掌腱膜挛缩症，患者的手掌会形成结节，一根或多根手指的指关节会向内挛缩（"维京爪"）。这种相对罕见的疾病常见于维京人的故乡丹麦和瑞典，以及他们所征服的西欧和中欧地区。这种挛缩在非洲、南美和中国很少见。

有时血液也能推翻长期以来的假设。对复活节岛、波利尼西亚，以及南美洲人群的血液和组织的准确分析表明，最初跨太平洋迁徙浪潮是从西向东的，也就是从波利尼西亚到南美洲，而不是像挪威人类学家图勒·海耶达尔令人钦佩的"康提基号"之旅证明的那样从东到西，从利马到复活节岛及更远的地方。

人们发现阿伊努人的历史也很能说明问题。1787年，法国探险家让-弗朗索瓦·德·拉佩鲁兹（相当于詹姆斯·库克的法国人）探索了日本最北端的岛屿——北海道岛。令他惊讶的是，当地人与他对日本人的期望完全不同。阿伊努人是白种人，有着长长的胡须和略大的眼睛。很快，关于欧洲古代移民的假设开始迅速流传。直到1978年，另一个法国人，即血液学家、遗传学家和人类学家雅克·吕费耶，将阿伊努人的血液特征与位置更靠南的日本人的血液特征进行了比较。比较结果表明：阿伊努人与日本人和中国人的关系比与欧洲人的关系更密切。也许他们是最初移民到亚洲的智人（大约5万年前）的后裔，他们在后来的蒙古人种入侵中幸存下来并与世隔绝。这也通过线粒体（母体）DNA基因测试和Y染色体分析得到了证实。

贯穿于血液分析和血液类型学的一个共同线索是人类种族内部的多样性，但其成员都来自同一批智人的后代。然而，如果我们将家谱追溯得足够远，我们会发现每个人都与其他人有关，而且独立种群之间实际上不存在任何遗传上的阻碍。例如，某一个人种内的遗传变异和血液特征的差异通常比不同人种之间的差异要多。但血型特征和类型也有其局限性，因为血液也是当地生态环境影响的一面镜子。

生态学中的血液

如果我们想了解一份血样，就必须考虑患者曾经或正在生活的环境。实际上，几乎所有人类接触的环境因素都会影响血液。这可能会产生积极影响，也可能会产生非常消极甚至致命的影响。

例如，生活在高海拔地区的人的红细胞数量（和血细胞比容）会自然升高，以满足当地的低氧张力。如果高海拔地区的人的血液中有这么多的红细胞，这将不可避免地导致血栓形成的可能性增加，但对高海拔地区的人来说，这是他们对环境的一种完美适应。众所周知，运动员通过在低压和低氧帐篷中睡觉来模仿高海拔气压，也是这个原理（另见第205页）。

红细胞数量的增加也可能是由钴引起的。澳大利亚的一份报告表明，

20世纪60年代，在天然钴含量丰富的地区的牧场上的动物红细胞计数明显增加。这一点后来在刚果啤酒的消费者中得到证实，这些啤酒是用被钴污染的水制成的。

钴是一个例外：通常有害的环境影响会导致红细胞数量减少而不是增加。很多自然释放的放射性事故都引起了社会关注。例如，在印度喀拉拉邦和巴西的一些地区，放射性物质的释放会导致贫血和白细胞计数减少。瓦隆等地的地下自然释放的氡辐射也是如此。还有大量数据显示，受洛斯阿拉莫斯沙漠核试验影响的"志愿者"的血细胞计数明显下降，广岛和长崎核爆炸幸存者也长期受核辐射所带来的折磨。宇宙射线不仅让宇航员害怕，也让经常长途飞行的飞行员和空乘人员感到恐惧。

在医疗领域，例如诺贝尔奖获得者玛丽·居里就是因长期接触她发现的"X射线"而导致血液紊乱（白血病）。许多早期的放射科医生也有着和她相同的不幸经历。

更不用说对我们的血液特征产生影响的化学物质。现在我们已经在新生儿的脐带血中发现了几种化学残留物。胎儿在子宫内就已经接触过杀虫剂、防腐剂、染料、增味剂、药物等，所有这些物质都很容易通过胎盘进入胎儿体内。

20世纪70年代，伊斯坦布尔鞋匠的故事也是广为人知的：人们发现这些鞋匠的血液中的红细胞、白细胞和血小板的数量突然急剧下降。这是对一种新的血液疾病"再生障碍性贫血"的最早描述之一。所有的骨髓都坏死了。这些鞋匠有一段时间一直在使用一种"效果更好"的新型胶水。这种胶水更容易涂抹，而且附着力更好，但它含有大量的苯。后来研究证明，这种化学物质对这些鞋匠的骨髓和血液的影响是致命的。随后，关于工业苯的消极影响的报道越来越多。但这些制造公司却不愿意立即承认这种物质与员工及当地居民的血液疾病有关联……比利时的阿莫科菲娜公司在当时就饱受诟病。

20世纪80年代，政府决定禁止在汽车燃料中添加铅（你是否还记得，铅在罗马帝国的灭亡中发挥了重要作用），并通过添加更高浓度的苯来代替铅，这无疑会对人类社会产生更严重的影响，许多血液学家对此非常忧虑。这里有一个比较令人欣慰的细节：加油员这一职业消失了，所以大家开始自助加油，这在一定程度上使人们减少了和苯的直接接触。

21世纪，二噁英和多氯联苯（颗粒物）取代苯成了替罪羊，而这可能对我们的血液产生更有害的影响。例如，瑞典针对居住在繁忙道路旁的人群做的一项研究表明，他们患白血病的概率较高。

住在城外的人呢？其血液受到的影响仍是个未知数。自20世纪80年代以来，文献中满是农业的有害影响，其中包括数十种农药（除草剂、杀虫剂、杀菌剂……）。根特大学的一项研究表明，学生每日菜单中的成分至少含有30种杀虫剂残留物。虽然这些杀虫剂残留物都低于各自的阈值，但它们组合起来的危害是什么，没有人知道。无论如何，关于使用杀虫剂的农民患血液病（包括肺、结肠和脑瘤）概率增加的报道不胜枚举。人们常常忘记，在普通家庭的水槽下经常会发现不止一种化学杀虫剂。21世纪，关于草甘膦是一种有害产品并会导致血液疾病的报道不断出现。幸运的是，所有这些"丑闻"都提醒我们要更负责任地对待食物和环境。

其他生态因素对于贫血的发生也非常重要。例如，我们还需要关注数十亿人面临的营养不良问题。人类制造红细胞需要铁和维生素，尤其是B_{12}和叶酸。在许多（亚）热带地区，如果不摄入肉类（含铁）或绿色蔬菜（含叶酸），整个社群都会患上慢性贫血病。更不用说像引起疟疾的寄生虫会导致红细胞破裂，蠕虫会导致肠道出血，黑热病会导致严重的脾脏和肝脏损伤（利什曼病）。不要忘了蚊子（按蚊）和苍蝇（采采蝇）也会对人体健康产生影响……

尽管这一地区人群的饮食习惯很糟糕，但其生育能力似乎并未受到影响，而且人口还在不断增加。这只会使问题变得更糟，并且通常会使特定的血液特征被传播到其他地区。毫无疑问，包括自然灾害、战争或殖民等意外事件也会在很长一段时间内破坏特定社群的血液特征。例如，某些血液疾病会通过驱逐、选择、隔离、近亲繁殖、饮食习惯的突然变化、不寻常的微生物或寄生虫污染等而留下"历史的痕迹"。

明日之血

永葆青春：永远年轻的血液

是否可以像寻找圣杯那样在血液中找到永葆青春的源泉？

远古和中世纪的人基本上活不过30岁。中世纪之后的几个世纪里这种情况并没有太大的改善：19世纪，如果一个人能够活过45岁，就已经很了不起了。在过去的100年里，人类平均预期寿命几乎翻了一番，达到约80岁。医学界经常认为这是医学进步的结果，但更多是因为卫生条件的改善、公益组织的成立、针对营养不良所展开的斗争，以及重大流行传染病的消失。比如，第一次世界大战后波及全球的（远至印度和澳大利亚）大流感，即1919年的"西班牙大流感"，夺去了近1亿人的生命，这一人数是1914年到1918年死亡人数的数倍。尽管艾滋病病毒、埃博拉病毒和禽流感也正朝着这个方向疯狂"努力"着，但人类基本上都能幸免于难。幸运的是，现代医学可以更快地将这些病毒威胁扼杀在萌芽中。

事实是，现代医学与其说是关注延长我们的生命，不如说是关注防止我们过早死亡。

人类的寿命还能变得更长吗？人类的预期寿命在未来100年内将再次翻番的说法似乎有些过于自信了，但许多血液专家对此仍持乐观态度。有些人认为，将人类的平均预期寿命提高到120~130岁并非不可行。但这真的是一种进步吗？时间会证明一切。

寻找永葆青春的源泉

大家可能会觉得永远保持年轻的冲动已经成为我们这个时代的一种病。事实并非如此。例如，西塞罗在公元前50年左右的专著《论老年》中写到，老年并不是一种"健康"的现象，而是一种必须与之做斗争的疾病。印度的古代著作（公元前300—前200年）中提到动物睾丸的提取物可以"恢复血液活力和防治老年病"。再生医学直到19世纪后期才真正开始发展，当时著名的巴黎教授夏尔–爱德华·布朗–塞加尔（1817—1894年）将从仓鼠和狗的睾丸中提取的"新鲜"提取物注射到自己的皮下。1889年，他在一家著名杂志上发表的文章中自豪地说，他的工作能力、耐力和血液循环明显得到改善。简而言之，他感觉自己年轻了很多。但他并没有找到永生的秘密：布朗–塞加尔在注射提取物5年后便死去，77岁的他在当时已经算是非常长寿了。直到今天，仍有一些他的支持者发誓使用睾酮注射剂、药膏和药丸能够"恢复活力并净化血液"。尽管如今人们已经发现这种物质与癌症有一定关系，但这似乎并没有破坏一些人的热情。

与布朗–塞加尔同一时代，且同样居住在巴黎的俄国生物学家伊利亚·梅契尼可夫（1845—1916年）以白细胞免疫学研究而闻名，他于1908年获得诺贝尔生理学或医学奖，他在生命的最后阶段一直在进行再生研究，这被他称为"老年学"。他认为伴随衰老的机能退化一定是由于某种自身中毒，即结肠中的有害细菌会逐渐使血液和器官中毒。在梅契尼可夫看来，错误的饮食习惯是导致这些有害细菌产生的原因。他建议彻底改变饮食习惯以治疗衰老，这就是后来著名的"益生菌"饮食法。

梅契尼可夫指出，每天食用发酵乳制品的保加利亚农民寿命非常长。

因此，他始终坚持食用"益生菌"制品，并坚信这种"正确的生活态度"可以使他至少活到150岁。他没有实现这个目标：他在71岁时死去了。但他的年龄对那个时代来说仍然是非常震撼的……

比利时免疫学家朱尔·博尔代（1870—1961年）后来也因在免疫学方面的研究成果而获得诺贝尔生理学或医学奖，他也在梅契尼可夫的实验室工作。博尔代的研究方向是血清，并且确信血清不仅含有会损害组织的因子，还含有具有保护作用的因子，因此可能具有恢复人体活力的能力。许多俄国研究人员选择继续跟进他的研究。其中包括亚历山大·波丹诺夫（1873—1928年）和亚历山大·博格丹诺夫（1881—1946年），他们提倡通过注射血清（所谓的"血清疗法"）来恢复活力并延长寿命，而且取得了一些成功。

20世纪初，研究人员取得了新的进展。他们使用不同的技术来刺激不同老年受试者的血液循环，从而使其长寿。哈里·克莱·夏普（1870—1940年）在美国印第安纳州的杰斐逊维尔市监狱进行过一次著名的实验。他（强制）为囚犯做了输精管结扎手术以使其绝育。这样做的目的是抑制他们的性冲动。但夏普注意到这一手术也具有一定的"恢复活力"效果。他称囚犯的活力有所增加，并认为这是因为"精液滞留在了输精管和温暖的血液中"。而他并没有询问囚犯的意见。

在大洋另一边的维也纳，尤金·斯坦纳奇也在同一时期（1910—1920年）提出了"恢复活力和抗衰老"方案，即通过切割掉男性的输精管和女性的输卵管以提升其"血液循环"的能力。斯坦纳奇的技术出于其他原因而风靡全球，到21世纪初，不少于5000万男性和2亿女性接受了这一"避孕"手术。但这会让他们变得更年轻吗？谢尔盖·沃罗诺夫（1866—1951年）一直在探索通过性永葆青春的方式。他为不少于475名受试者移植了黑猩猩的睾丸组织。不幸的是,除了短期的能量爆发(也许是安慰剂效应),并没有实现实质性的寿命延长。然而,他有点儿离奇的实验为之后的组织移植术开辟了道路——用年轻的组织代替旧组织。

亚历克西斯·卡雷尔(1873—1944年)因其在(显微)血管缝合术上的惊人天赋和他不太仁慈的优生思想(见第180页)而闻名,他曾畅谈一种通过移植"死婴的腺体和年轻人的血"来延长寿命的方法。在他的好朋友查尔斯·林德伯格的支持下,他确实成功地制成了第一个组织培养物,并梦想有一天能够在他的实验室里培养幼年器官。

瑞士人保罗·尼豪斯(1882—1971年)也是再生疗法领域的先驱。他提出了"细胞疗法"这一概念,即从胎盘中提取"细胞含量丰富"的胎儿血液并将其注射进人体。他还使用了动物胎儿的细胞——绵羊是他最喜欢的一种动物。还有谣言称他还敢使用人类胚胎细胞。尼豪斯并不反对宣传或是将他的研究商业化,他的细胞疗法迅速传遍了整个欧洲。曾有谣言称,他的客户包括温斯顿·丘吉尔、查尔斯·戴高乐和教皇庇护十二世。这说明这些人可能渴望自己获得永生,而不是说细胞疗法有什么确切作用。

二战后,老龄化研究(现在被称作"老年科学")的重点转向了揭示人类退行性变化背后的机制。传闻在1945年12月的一个晚上,当时在壳牌石油公司开发杀虫剂的美国化学家德纳姆·哈曼(1916—2014年)回家时,他的妻子告诉他,她在一本女性杂志上发现了一篇有趣的文章,题为"明天你可能更年轻"。哈曼对那篇文章中关于衰老的诸多问题感到震惊,并决定从此投身于老年科学研究。他认为必须要找到导致血液、细胞和组织退化的化学原因。他在"自由基和有毒自由基"中找到了解释,这是他从杀虫剂中发现的高反应性化合物,他知道这种化合物可以通过氧化反应破坏新陈代谢，杀死组织、细胞甚至是小型有机体。

他的自由基衰老理论最初遭到了怀疑，但当他在接下来的几年中能够证明摄入抗氧化补充剂的老鼠的寿命更长时，营养补充剂行业就诞生了。一些信仰者开始服用大量的抗氧化维生素（如维生素E和维生素C），哈曼本人也是如此，他活到了98岁。哈曼曾6次获得诺贝尔奖提名，但从未真正获得过这一奖项。幸运的是，他在世时没有看到他的自由基衰老理论被玷污。2005年的大型流行病学研究表明，服用大量抗氧化维生素（例如维生素E、β–胡萝卜素等）作为预防措施的人的寿命并没有真正延长，有些人（基因决定的？）的患癌风险甚至会因此而增加。医学上持续时间最长的神话之一——衰老和氧化自由基之间的直接联系，就这样悄无声息地消失了。

21世纪初，科学界发现了寻找神奇的抗衰老配方的新动力。动物实验结果表明，通过彻底改变饮食习惯（特别是限制热量和蛋白质的摄入，或者简单地说：饥饿）以及增加体力活动，可以延长蠕虫、苍蝇和老鼠的寿命。但是抑制食欲的饮食方法和斯巴达式的训练课程并没有什么市场，受欢迎的训练必须是能够令人感受到愉悦的……

然而还是要寻找到一种药物。也许二甲双胍是一个解决方案。这种药物不仅可以"治愈"实验动物的糖尿病，还可以延长它们的寿命。但进一步的研究表明，小鼠和人类的差异毕竟是非常大的。那么雷帕霉素呢？这种能够消除器官移植患者的排斥反应的药物，似乎也能延长实验动物的寿命。老年病学家对这种药物已经兮累了。这种药物本来能够成为"逆转细胞老化的时钟"，但事实证明，其副作用成为将其作为抗衰老药物投放市场的不可逾越的障碍。

红酒中的抗氧化剂白藜芦醇成了另一个科学泡沫。动物实验的结果证明，这种药物在延长寿命方面有着很大的价值，这使得制药巨头葛兰素史克公司想以高达7亿美元的价格收购一家将白藜芦醇商业化的小公司。然而，很快人们就证明这个动物实验的结果是不可重复的，并且其中一名研究人员甚至伪造了实验结果。在其商业价值被否定后，白藜芦醇成了饮酒者的一个（几乎）完美的借口，并在许多食品店大受欢迎。

聪明的生产商当然已经发现市场上出现了一段时间的空隙。研究者从正分子医学的角度出发，将高剂量的维生素和抗氧化剂与草药和矿物质，或是睾酮和生长激素结合起来，以使血液"恢复年轻"。他们也没有放弃使用实际上仍处于动物实验阶段的物质（例如著名的"抗衰老"FOXO蛋白）。因此，他们研发的药物仍具有一定的风险性。目前膳食补充剂已经成为一项价值数十亿美元的业务，从业者继续热切地推广着重获青春的理念。我们目前只能猜测长期服用这些药剂的副作用会是什么。

联体共生："这是与生俱来的，笨蛋"

在被大肆宣传的抗衰老研究中，联体共生当然是值得一提的。联体共生（Parabionts，这一名词来自希腊语"para"和"bios"，分别意为"在旁边"和"生命"）是一种共享彼此循环系统的杂交物种。一项与此有关的经典实验是，通过"简单"的手术缝合技术将一只动物的腹部血管与另一只动物的腹部血管连接起来。1864年，法国生理学家保罗·伯特完成了这项壮举。他将两只白化病大鼠的皮肤缝合在了一起，这两只动物的毛细血管很容易就相互连在了一起。他注射到一只动物体内的物质能够在另一只动物的体内自由流通。

第一个将联体共生应用于衰老研究的是康奈尔大学的生物学家克理夫·麦凯。1956年，他曾称他的团队已经成功地利用联体共生术将69对不同年龄的老鼠连接了起来。例如，其中一个典型的实验是将一只两个月大的老鼠与一只20个月大的老鼠连接起来，对人类来说，这相当于将一个10岁儿童与一个50岁中年人的循环系统连接起来。一个有趣的细节是，麦凯的团队必须非常小心地对老鼠进行配对，因为如果他们把两只好斗的小鼠缝合在一起时，它们就有可能咬掉对方的头……

这69对老鼠中有一些配对成功了，但也有11对小鼠突然死于一种神秘的疾病。急性排斥反应可能是它们死亡的原因，但在当时人们对这种现象还没有足够的了解。因此，研究者也将这种死因被称为"联生疾病"。大约一年后，幸存的小鼠将再次被分开并进行检查。麦凯注意到，年长的动物的骨骼和肌肉已经长得"更结实"了。这自然成了进一步研究"年轻血液中的某种物质"的作用的萌芽。这种物质可以使年龄较大的老鼠"更健康"，甚至更长寿。

也许是因为他的研究结果过于深奥难懂，麦凯发表的文章已经从医学史中消失了。直到2005年，他的研究又在著名的《自然》杂志上"复活"。由俄罗斯裔美国教授伊琳·康伯伊领导的一个研究小组详细阐释了以下发现：将年长和年轻动物的血液循环连接在一起不仅能够恢复年长动物的肌肉组织的活力，而且对其心脏功能也有积极作用，年长动物的所谓认知功能也得到显著提高（记住食物的位置，如何快速获取食物，如何学习新的技巧……）。然而根据《自然》杂志审稿人的建议，麦凯等研究人员在他们的原始出版物中删除了关于认知功能的发现，因为这对科学原教旨主义者来说可能过于敏感。（"来吧，让我们的大脑恢复青春……"）。结果就是，关于神经再生和退化机制的研究被推迟了10年。

康伯伊确信幼年动物血浆中的某些蛋白质具有恢复活力的作用。包括斯坦福大学的索尔·维莱达在内的一些知名业界同行也赞同这一观点。2014年，哈佛干细胞生物学家艾米·韦戈斯分离出一种蛋白质，并将其命名为"GDF11"。对这种蛋白质的进一步研究呈现爆发性态势：它似乎具有巨大的商业价值。当有报道称，将年轻动物的血浆注入年长动物体内可以大大提高后者的学习能力，并且年轻动物的血浆可以增强患有阿尔茨海默病的年长小鼠的记忆力，所有人都变得疯狂起来。好莱坞的再生医疗诊所看到了巨大的商机，各路明星、导演和制片人很快就接受了昂贵的富血小板血浆（"生命物质"）注射疗法。首选方法是从脐带血中提取血浆，因为人们认为血浆中含有一个能够恢复活力的蛋白质库。是否所有接受这种疗法的明星都能够因此更长寿呢？我们将在50年内知道。

包括斯坦福大学知名学者伊夫林·魏斯曼在内的干细胞专家认为，造血干细胞也可能通过循环从年幼动物身上转移到年老动物身上，然后造血干细胞会在年老动物体内形成（"分化转移"）"年轻的"肌肉或脑细胞。然而该理论始终无法得到证实，所以科学家们开始重新寻找化学介质。无论"年轻的血液"中存在什么，它都必须在某个地方找到一个目标来执行其恢复活力的行动。

人们随后在处于休眠（或静止）状态的干细胞中发现了一种可能的解释。每个成熟的器官中都可能有一组这样的休眠干细胞。在完成器官发育的工作后，它们就会进入休息状态。它们可以在紧急情况下从这种休眠状态中醒来，例如在心脏发生梗死后修复受损组织。然而没有人能够确切地知道该如何激活这些休眠的干细胞。通过GDF11或年轻血浆中的类似蛋白质？通过白细胞还是血小板？通过"年轻"的激素（例如性信息素或是被称为"幸福激素"的催产素）？还是通过（外科）仿生手术引起的炎症反应？

反向联体共生受到的关注要少得多——来自"老年"动物的血液影响"年轻"动物，但老化效应确实是存在的。例如，老化血液中抑制、阻止细胞分裂和细胞修复的因素会通过循环进入年轻动物体内。目前许多研究人员正致力于寻找"抗衰老阻滞剂"。

老化基因的研究

年轻化和衰老的整个过程比最初假设的要复杂得多。GDF11在一些实验动物体内甚至会发挥致衰作用，而非恢复受体的活力。此外，事实证明，除了韦戈斯的实验室，没有人能够重复这一实验。急于分离并生产这种蛋白质的瑞士诺华制药公司不得不及时通知其投资者：这种药物并不是一块会闪光的金子。针对小鼠的研究结果当然不能直接用于人类，产生严重副作用（甚至因此而患上癌症）的风险是真实存在的。这一实验随后就被叫停了。

即使各种抗衰老研究都失败了，但总有一些幻想家想要利用血液干细胞再生医学这一发现实现"永生"的愿望。硅谷的亿万富翁投入巨额资金来支持研究人员、老年病学家和工程师"战胜死亡"的斗争。他们坚信永生的圣杯就隐藏在人类基因组的某个地方。这就是为什么他们想找出历史上一些著名的长寿者的基因和血液的特别之处，比如活到77岁的伽利略·伽利雷，或者是活到88岁的米开朗琪罗，在他们那个时代，人类的平均预期寿命只有30~40岁。

有时也会出现意想不到的情况。荷兰人亨德里克耶·范·安德尔－席佩尔于2005年去世，享年115岁，她在生前将自己的遗体捐献给了科学界。科学家们通过一系列精细的研究，对她的造血干细胞做了非常彻底的科学分析。正常的骨髓含有1万~2万个造血干细胞。这些细胞很少分裂，大约每5年会分裂一次。这些细胞分裂的数量也有限，因为端粒（染色体的末端）每次分裂都会缩短一截，所以在分裂40~50次后，干细胞就不再分裂了。

这不仅意味着在细胞分裂不可逆转地结束时，每个人的细胞都会程序性死亡，还意味着患上某些疾病的风险会随着年龄的增长而增加。DNA的每一次分裂和增殖都会导致突变。在50岁的患者中约有1%的人存在这种突变，但在65岁以上的人群中这一比例会上升到约10%，在90岁以上的人群中这一比例甚至高达18%。尽管这些突变通常是无害的，但它们有时也会导致白血病。

我们可以将细胞分裂与俄罗斯轮盘赌进行比较：你也许可以暂时避开子弹，但是年龄越大，最终发生致命一击的可能性就越大。亨德里克耶的故事说明了这一点。在115年后，她体内仍保留2个（！）重要的造血干细胞，而她生命最初的1万~2万个造血干细胞则都已死亡。保留下来的染色体端粒已经变得非常短，所以她永远不会活过120岁。而且人们还在她的遗传物质中发现了不少于450个突变，幸好都发生在不会对人体产生伤害的地方，否则她永远也活不了那么久。进一步的研究还表明，亨德里克耶体内有非常特殊的DNA修复机制，这使她的身体能够中和DNA中所有"危险"的变化。然而她最后却死于胃肿瘤……所以，最终实验结果证明，人类的生命仍然是有限的。轮盘赌的好运不会持续很久。

尽管如此，长生不老药物之间的激烈竞争仍在继续。诺贝尔生理学或医学奖得主山中伸弥发现，简单的皮肤细胞可以转化为具有胚胎特性的干细胞，从而变得"更为年轻"，这自然引发了抗衰老行业的兴趣。显然，人们有可能将100岁老人的干细胞恢复到胚胎状态。最初人们担心这些"衰老的"细胞可能会被重新编程，而且这种DNA编程错误会被保留下来，结果证明这种猜测是毫无根据的。因此，近年来人们开始谨慎地开展临床试验，试图用重新恢复年轻状态的干细胞解决典型的与年龄相关的肌少症——肌肉质量、力量和能量的丧失。

造血干细胞的回收再利用

2016年，荷兰乌特勒支大学医学中心的衰老生物学家彼得·凯泽尔的研究小组指出，包括造血干细胞在内的一些细胞比其他细胞衰老得更快。它们会向环境中的"年轻"细胞发送信号，促使它们停止分裂并进入程序性细胞死亡模式。科学家已经在老鼠身上证明，可以通过FOXO蛋白来抑制这些衰老信号。这种方式使年长的动物表现得"更年轻"。现在，则是向人类研究迈出重要的一步。

这项研究是一种完全不同的方法的开端：我们可以把它看成在对旧机器"除锈"，而不是更换各种有缺陷的零件。换句话说，这是一种回收再利用……一些主流媒体开始大做文章。诸如"抛光"老化DNA或破解老化DNA密码来重现年轻等一系列激动人心的标题吸引了很多读者。FOXO蛋白以"Proxofim"这一学名出现在互联网上，并取得了商业上的成功（很不幸，不是生物学上的成功）。

"年轻血浆"的提倡者在此期间也没有闲着。在看到小鼠研究的希望之后，神经学家托尼·维斯–科瑞于2015年开始对18名阿尔茨海默病患者进行临床试验。他们会定期接受血浆输注。血浆是从30岁以下的献血者的血液中提取出来的。斯坦福大学的莎伦·莎在2017年的首个研究结果表明，这种技术比较安全，并且对患者几乎没有副作用，而且他们的体力也似乎有所改善。更长期的结果还有待观察。

当然，一些投机者也开始想方设法以此赚钱。任何愿意支付8000美元的人都可以在美国加利福尼亚州阳光明媚的蒙特雷参加一项研究。31岁的杰西·卡马辛为这一项目的参与者提供了一次性年轻血浆输注治疗（两天注射1.5升）。参与的唯一条件是年满35岁！而且他保证血浆是来自25岁以下的捐献者的。显然这种输血是不需要伦理委员会或美国食品药品监督管理局的批准的，卡马辛说这是因为"血浆治疗是一种医学上的标准程序"。虽然没有正义的研究人员认为这项研究会对衰老学科做出任何贡献，但风暴正在酝酿之中。

未来会怎么样

但我们在期待什么呢？我们的寿命越来越长，癌症和心脏病也几乎能够得到控制，但谁保证我们的寿命更长？假设我们可以延长几十年的寿命，那么痴呆会不会出现惊人的增长？失去视觉和听觉的人数又会怎样变化？人们在20世纪80年代、90年代担心的与年龄相关的痴呆的流行并没有成为现实，这可能是因为人类有了更健康的生活方式和预防措施（例如血管疾病的控制，他汀类药物、抗高血压药物、非甾体类消炎药物的使用，饮食习惯改变等）。但是如果我们都变老了呢？那么，必然会出现更多的痴呆患者。年轻人是否能够或愿意满足日益增长的护理需求？也许我们应该重新定位对永生的追求，并用对永恒幸福的追求这种迷人的方式取而代之。变老没有关系，但人类需要快乐，因为这样我们才能继续享受漫长的生命……血液和血液因素也会在其中发挥作用。毕竟，幸福的产生过程将被人类解开，可卡因或利拉利汀等抗抑郁药物和兴奋剂将被危害更小、效率更高的"幸运物"所取代。因为研究幸福的是科学家，所以他们对血液激素（如脑啡肽、内啡肽、催产素，以及其他与性高潮相关的物质）如此感兴趣也就不足为奇了。

令人感到遗憾的是，精神科医生和心理学家首先竭尽全力地表明，现代人非常不快乐，然后再提出心理治疗可以作为一种合理（且有利可图）的补救措施。我们现在得承认这一切都是因为生化反应。

一切都包含在我们的DNA中吗？我们能否解开基因组的秘密并操纵基因组的表达，从而获得幸福、令人满足的长寿生活？我们可以抹去我们的表观遗传记忆（我们在DNA层面上经历的事情）吗？正是因为我们血液中的DNA易被采集到，进一步的血液研究才能够在回答这些问题的过程中发挥不可忽视的作用。

DNA黑客和DNA抛光正潜伏在角落里。幸运的是，越来越多的人提到我们应该小心这一点。或者正如遗传学家、分子生物学家埃里克·兰德在2015年所说的那样："距离我们第一次读取人类基因组只过了大约10年。我们应该非常谨慎地对待基因组的重新编码。"尤瓦尔·诺亚·赫拉利也提到了未来血液研究的风险。他非常担心智人的未来，他认为智人将会被可制造的机器人超人所取代。从血液科学的角度来看，优生学正在暗处虎视眈眈，比如通过CRISPR Cas9基因治疗法，人类可以随意改变、转换、循环利用基因。现代免疫疗法通过这种方法操纵血液淋巴细胞（CAR–T细胞），从而消除癌症对人类的威胁；通过特定（单克隆）抗体干预维持血细胞正常功能的分子机制的神奇疗法将使慢性病变得可控；深入的血液分析（血液活检）将为每个患者提供量身定制的治疗。至少那些有头脑，尤其是有钱的人，将会变得无所不能。

智人迅速取代尼安德特等人种的历史还会重演吗？是否会出现一个新型超级人种，会将失业和毫无技能的智人作为奴隶？是否会出现一个由基因选择所产生的人种并实行独裁统治，而他们比今天的智人更聪明、更快、更灵巧，也更强壮？

在赫拉利看来，如今已经到了防止新下层阶级反抗新上层阶级通过基因技术突破对他们进行压迫的时候了。厌恶精英的煽动者无疑会利用这一点。"胜利的号角"已经吹响，我们可能正在走向黄金时代，而且这一切都与血液有关……

不朽之血：干细胞的承诺

未来，血液的历史无疑将被干细胞改写。

造血干细胞

在白血病患者和骨髓衰竭患者的骨髓移植取得巨大成功的推动下，造血干细胞很快就被用于治疗其他癌症。特别是淋巴癌——淋巴瘤、霍奇金淋巴瘤（这种疾病在1832年以托马斯·霍奇金博士的名字命名），以及卡勒氏病，因其对化疗和放射疗法的敏感性而具有极大的破坏性。在这种新的治疗过程中，大剂量的化疗和射线首先会根除所有恶性淋巴细胞。这当然是以正常骨髓受到不可逆转的损害为代价的。来自捐献者或预先从患者那里收集的干细胞能够将患者从"无骨髓"的状态中拯救出来，而且治疗效果很好，患者的存活率大幅上升。先前身体受到重创以及放弃治疗的患者重新获得了希望。

这一良好的疗效也引起了其他癌症专家、肿瘤医生的兴趣。他们还希望能够为乳腺癌患者提供更多的化疗和放疗，但这种疗法对骨髓的毒性作用吓跑了患者。结果证明，一切都是徒劳。经过几年的反复试验后，结果令人沮丧，而且副作用非常严重。最后专家们还是放弃了通过自体移植造血干细胞治疗乳腺癌这一方法。

与此同时，免疫学家也突然觉醒了。他们意识到造血干细胞实际上也是免疫干细胞，可用于治疗免疫疾病。针对"泡泡"儿童（现在被称为"原发性免疫缺陷病"或"PID"）进行的第一项实验结果证明这个方法是非常有发展前景的。他们出生时没有防御能力，因此必须严格与外界隔离。

从20世纪80年代开始，供体移植成为治疗严重免疫疾病患者的标准方法。21世纪初，当人类对这些疾病的遗传学原理有了更多了解时，基因疗法开始兴起，尽管这是在反复试错中进行的。在某些情况下，免疫紊乱似乎仅由一种基因缺陷引起（例如ADA，腺苷脱氨酶基因）。医学家成功地利用病毒将健康基因引入患者自身的干细胞。人们预测，如果将转基因细胞重新引入患者体内，免疫系统将完全恢复。但事情并没有想象中那么顺利。几名小患者的病进一步发展成侵袭性NK细胞性白血病，因此情况比移植前更糟。人们确实能够在干细胞核中获得一个基因，但绝对不能保证这个基因最终会出现在正确的位置，所以这些患者的病情才会恶化。直到2015年，CRISPR技术（参见第298页）才使这种基因疗法有了保障。

与此同时，免疫学家也意识到，造血干细胞的移植可能会破坏免疫系统的平衡，而这种影响有可能是好的，也有可能是坏的。2004年，荷兰免疫学家迪克·范·贝克库姆证明自体移植可用于治疗多发性硬化症、克罗恩病和风湿病等自身免疫性疾病，尽管他的结论是基于对小鼠的研究，但这仍为干细胞移植开辟了一个新的应用领域。患者首先要接受预备性化疗，也就是重置旧的免疫系统，然后被移植的干细胞可以从头开始分化。不幸的是，治疗效果有好有坏。一些病人的症状得到了明显改善，另一些人的病情则开始变得不受控制。因此，使用供体干细胞——伴随着一个全新的免疫系统——也没有带来预期的结果。

这些最初的应用可能过于"一刀切"了：在治疗各种疾病的过程中，不同类型的干细胞可以互换使用。2010年左右，人们发现支持骨髓的间充质干细胞（而非造血干细胞）可能对我们的免疫系统功能有更大的影响，于是我们又有了能够在不久的将来治愈这些自身免疫性疾病的希望，尽管到那时这种治疗方法可能已经过时了。目前医学界也在大力发展新的免疫疗法，这种疗法将使用到复杂抗体和可以破坏或调节免疫细胞内部机制的物质，即肿瘤免疫检查点抑制剂。这些物质可能会让干细胞移植被载入史册。

人造干细胞

早在"发现"诱导性多能干细胞之前，科学家就解释过"干细胞可塑性"这一概念。从20世纪90年代开始，生物学家确信"休眠"干细胞仍然存在于我们的大部分器官中。如果干细胞完成了它们的发育工作（生成一个心脏、两个肺、一个肝脏、两个肾脏、十根手指……），而且它们的生长基因的表达也因表观遗传机制而被关闭（例如，通过在基因周围黏附阻抑蛋白而使其失活），那么这些干细胞就会进入一种冬眠状态。它们只能在一些紧急情况下复活。除非这些干细胞留在了皮肤或肠道中，那样它们就会不断更新散落的成熟细胞（一种流行的说法是"每个人每7年都会得到一层全新的皮肤"）。

下面我们再来聊聊希腊神话。传说普罗米修斯违背众神的旨意从奥林匹斯山偷走了火种，然后将它交给了人类。人们现在不仅可以用火取暖，还学会了冶炼铁矿石和制造武器。作为对他的自负的惩罚，宙斯将他锁在悬崖上并派巨鹰埃同每天去啄食他的肝脏。普罗米修斯的肝脏会在夜间重新长出来，以此作为第二天早上另一只鹰的早餐。如果不是赫拉克勒斯救了他，这种折磨将永远持续下去。赫拉克勒斯在完成第十一个任务时解救了普罗米修斯。

不管这是不是神话，在19世纪、20世纪，实验动物和人类都证实了肝脏确实能够再生。

只有在肝脏中存在干细胞，并在某些刺激下形成成熟肝细胞时，这才有可能。但这些刺激物又是什么？

令肝脏专家惊讶的是，布赖恩·彼得森在1999年发现，这些所谓的肝脏干细胞实际上来源于骨髓，是为了生成肝细胞才以某种方式开始具备"生产功能"。至少在老鼠身上是这样的……《科学》《自然》等著名杂志中所发表的科学文章的投机性标题包括"将血液转化为大脑""从血液中制造肌肉""骨髓和肺"以及"从骨髓到肝脏"。这使人们开始大量进行关于造血干细胞治疗各种动物疾病的效果的实验。鉴于令人鼓舞的结果，学界从2006年起开始谨慎地进行人体临床试验。

目前医学家们已经完成了数十项针对肝炎以及酒精或药物引起的肝功能衰竭和肝硬化的实验。每次人们都会发现造血干细胞会对肝功能产生轻微但持续的积极影响。诚然，参与实验的患者的数量（非常）少，因为在许多研究中都使用了不同类型的干细胞（比如来自骨髓、血液、脐带），外界也有很多批评的声音。而且，几乎所有研究都缺乏对照组（一组未接受干细胞治疗但接受安慰剂治疗的患者）。此外，这种治疗的效果似乎在一年后减弱甚至完全消失。

因此，人类需要一种统一的、更有效的且取之不尽、用之不竭的干细胞。后来诱导性多能干细胞的出现满足了人们的需求（参见第281页）。

神经病学家和心脏病专家遇到了与肝脏专家相同的问题。从21世纪初开始，他们也想利用人造干细胞的再生能力来治疗脑血管意外（中风）或心肌梗死患者。毕竟在这两种情况下患者由于供血血管阻塞，部分大脑和心脏细胞已经死亡。据推测，干细胞可以迅速使其再生。

2006年至2009年的第一个人类实验结果似乎证实了这一假设：通过输血将来自骨髓或脐带血的造血干细胞输入患者体内后，这种干细胞似乎能够通过一种未知的机制（可以将其看作一种内置GPS）快速到达事故现场并确保更快地更换死细胞，使患者更快地恢复，有时甚至可以使患者的功能完全恢复。美国著名冰球运动员高迪·郝威2014年的一次治疗引起了轰动，当时86岁的他在墨西哥一个不起眼的中心接受了中风治疗，医生为他的脊髓注射了供体干细胞。当家人称他在治疗完成当天就可以再次走路时，推特"爆炸"了，一些主流媒体也开始撒谎。但他仍然受中风带来的后遗症的影响，一年半后精神错乱的高迪死了。后来用造血干细胞治疗中风的实验表明，这种效果通常是短暂且具有安慰剂效应。

2005年在鲁汶进行的一项对心肌梗死患者的实验得出了令人惊讶的结果。这个实验的设计简单明了：病人被送进急诊室，被诊断出患有心肌梗死，在患者的病情稳定下来后就叫来血液科医生。在局部麻醉后，医生将从患者的骨盆中抽取大约50毫升的骨髓。这种骨髓在实验室中被迅速纯化成10毫升纯（造血）干细胞。与此同时，心脏病专家已准备好进行经典的导管插入术。这样做的目的是检测出堵塞的确切位置，如果该堵塞是可接近的，则通过一个"小球"将导致阻塞和梗死的冠状动脉狭窄的地方撑开。如有必要，还会给患者放置一个支架，即一个保持血管畅通的小弹簧。

如果血管是畅通的，则具有疗效的干细胞可以通过同一导管被输送到"事故现场"。一半的患者被注射了水，另一半患者则被注射了真正的干细胞。哪个病人被注射了什么，实验室人员都很清楚。那些注射了水溶液的患者的干细胞当然会被保存起来以备日后使用。

研究人员可以借助先进的成像技术密切监测患者：梗死的大小、心肌的收缩性、泵血能力等都能被仔细监测。4个月后，干细胞组确实出现了明显的差异：干细胞组的梗死面积似乎比对照组的小约25%。因此，在干细胞治疗后患者的心肌恢复得更快。然而心脏活检的结果显示，似乎没有移植细胞真正存活下来，它们也没有融入心肌组织。显然，造血干细胞以间接的方式发挥了它们的"治愈"作用。也许是通过它们对由梗死引起的局部炎症症状的影响，也许它们已经形成了新的氧气输送血管而不是真正的心肌，也许它们刺激了局部的、休眠的心肌干细胞。

在2005年的研究之后，医学家们做了数十项其他人体实验。他们不仅要尝试得到积极结果，还要确切地了解这些干细胞如何发挥其治疗作用，并找出哪种干细胞最有效（例如，是造血干细胞，还是间充质干细胞）。

然而，并非所有这些研究人员都会遵守游戏规则。

但还是要谨慎行事。例如，相当多的儿科医生在为脑瘫儿童使用他们自己的脐带血时产生了疑问，这些儿童的脑瘫通常是由分娩期间或分娩前后缺氧所导致的。他们的推理是合乎逻辑的：如果脑细胞已经死亡并且干细胞是具有再生功能的，那么它们也许能够修复这些缺陷和瘫痪。如果它们能够通过免疫调节抑制随之而来的炎症，那就更好了。受到2010年韩国首个符合预期结果实验的鼓舞，西欧和美国的研究小组也开始了他们的实验。但是没有人知道哪种类型的细胞会真正发挥作用。是干细胞吗？它们是通过免疫调节直接还是间接做到这一点的吗？脐带血中的淋巴细胞不是主要的受益者吗？那么间充质干细胞呢？疗效能够持续多长时间并保持稳定？这是一种安慰剂效应吗？

当胚胎或诱导性多能干细胞可用于人类时，其中一些激烈的讨论将得到解决。

多能干细胞，胚胎干细胞和诱导性多能干细胞

1998年，美国人吉姆·汤普森（美国威斯康星大学）从试管婴儿成功后的几个（剩余）胚胎中分离和培养了胚胎干细胞，自那一刻起，胚胎干细胞就成为所有干细胞研究的黄金标准。毕竟，它们的生长不受抑制，几乎是不朽的，并保持着发育潜能性。通过改变培养条件，医学家还可以将它们培养成特定的成熟细胞，例如皮肤细胞、肌肉细胞、神经细胞或血细胞。我们在这里谈到的是差异化。显然，这使胚胎干细胞的潜在应用领域变得非常广阔。

后来人们又提取出几种稳定的胚胎干细胞系，这些可供全世界无数研究人员使用。当关于将"未诞生的生命"用于研究的伦理辩论爆发后，乔治·W.布什总统宣布禁止将胚胎干细胞用于研究，以其"创造者"的名字命名的汤普森细胞系得以逃脱这一禁令。在那些受国家和联邦研究基金资助的"官方"实验室中是禁止"牺牲"有活力的胚胎以创建"新的"胚胎细胞系的。在通常资源更丰富的自给自足的私人实验室中，这种新胚胎干细胞系的开发不受任何干扰。

2006年，当山中伸弥公布了他的诱导性多能干细胞实验结果后，这种争论暂停了一段时间。结果证明，只要将成熟细胞的4个基因重新编码就足以"创造"出这座圣杯（"创造"这个词不是偶然选择的）。从此时起，任何人都可以通过一种非常简单的方式获得无限量的强效永生干细胞。而人们需要的只是一点儿简单的血液或皮肤细胞。结果是干细胞

在人类中的应用呈爆炸性指数增长。

日本人在2012年提出了创建诱导性多能干细胞银行的想法。毕竟，如果人们想"广泛"移植诱导性多能干细胞，那么兼容性原则仍然适用。对"外来"细胞的排异仍然会是一个很大的风险。人们要么就进一步对细胞进行基因操作，从而使它们失去排异能力并消解掉所有相关的风险；要么就是去寻找所谓的"超级捐献者"，即具有非常常见的组织型的人。例如，在日本等一些人口相对较少的岛国，这种捐献者的干细胞能够被用于大量患者。

统计数据显示，对日本来说，开发大约50个细胞系就足以满足其90%的移植需求。问题在于开发一个细胞系需要大约6个月的时间，而且成本约为75万美元。干细胞的安全和质量测试还需要一年时间。但人类以后能够解决这个问题。

日本人的想法很受欢迎，从2015年开始，鲁汶和其他地方的人有很多关于在当地建立诱导性多能干细胞银行的头脑风暴。一个有趣的细节是，2016年根据国际规定，鲁汶脐带血银行将不再被允许使用已经冷冻了20年的干细胞，因此必须销毁它们。但在基因操作的帮助下，这些古老的血液样本被赋予了第二次生命，谁知道其中会不会包含超级捐献者。比利时统计学家曾计算，不到50个干细胞系就足以满足60%的比利时人的移植需求（比利时人的干细胞需求比日本更多样化）。毫无疑问，这一工程还要继续。

与此同时，各领域都对这一新技术有很大的需求量。医药行业迅速"赞助"了各种诱导性多能干细胞生产线的开发。人们认为它们是动物实验或志愿者研究的绝佳替代品。现在已经可以在人类肝脏、肾脏、心脏、骨髓等单一培养物中对一种新分子进行测试，而不需要牺牲数百只实验动物或冒风险对志愿者进行实验，并造成不可逆转的伤害。此外，人们还能通过诱导性多能干细胞技术同时测试数千种物质，并使用神奇的"高通量筛选"技术快速区分有用物质和无用物质。这真的是药理学家的圣地。

干细胞技术现在也可以与其他高科技相结合，例如3D打印。一些新的术语很快就在2010年出现了，例如"肺芯片""骨髓芯片""肠道芯片""心脏芯片"。这些芯片是在微芯片上生长的特定干细胞，血液、酸物质和营养可以通过微通道被输送至细胞。它们是在3D环境中研究疾病以及重建组织甚至器官的理想模型（微型肝脏、微型心脏、微型大脑等）。现在所需要的只是某种人造框架（支架），例如真实心脏的形状，然后再在其上打印心脏干细胞。在首次动物实验中，这些心脏细胞在一段时间后就像真正的心脏那样开始收缩。

2010年，位于美国巴尔的摩的著名的约翰霍普金斯大学的研究人员成功地将多能干细胞培育成"迷你大脑"。他们将这些聚集在一起的脑细胞称为"类脑器官"。当2015年寨卡病毒疫情暴发时，一些婴儿刚出生便大脑发育不全（小头畸形），研究人员能够用他们培育出的迷你大脑展示寨卡病毒如何导致这种可怕的异常，以及在预防、纠正和治疗方面可能存在的线索。与此同时，高效疫苗的研发工作也在进行中。

21世纪初，新闻媒体发布了一张一只可怜的老鼠背上长着人耳的照片，这再次引起了轰动。研究人员为老鼠植入了一块耳朵形状的骨骼，并将人类干细胞置于其上（或如研究人员所说，将它们"播种"在骨骼上）。瞧！一只能够移植给缺耳患者的新耳朵就这样诞生了。但这种夸张的实验还是很少见的，毕竟，人们越来越认识到这种方法存在巨大风险。

然而多能干细胞仍在许多其他领域迎来了前所未有的发展机遇。在我本人看来，罕见病研究小组对这种细胞就非常感兴趣。在多能干细胞被发现之前，他们通常难以获得足够的研究材料——人们将这些病称为"罕见病"不是没有原因的。现在，研究人员能够获得来自患者的永生细胞系，而且这些细胞系中也含有遗传疾病基因，他们可以在这些细胞系上开展疾病机制研究，并直接进行新兴药物测试。多能干细胞很快便被这些实验室视作"主要劳动力"。

还有很多治疗脊髓损伤的实验也用到了多能干细胞。这种疾病通常出现在发生事故的年轻人中，他们的颈部、胸部或背部神经在事故中被摔断并会导致部分或完全性瘫痪。超人的扮演者克里斯托弗·里夫在从马上摔落并摔断脖子后，就将他的全部财产投在了干细胞研究上，以期望能够扭转他四肢瘫痪的状态，但结果证明一切都是徒劳。

但干细胞疗法仍有希望能够在未来真正为患者带来改变。1999年，由吉姆·麦克唐纳领导的一个美国研究小组表明，胚胎干细胞可以改善老鼠严重的脊髓损伤。局部注射的细胞似乎能够存活下来。它们成长为完整的神经细胞（神经元），甚至可以通过在整个脊髓中形成延伸来修复断开的连接。一些动物瘫痪的腿可以再次移动，甚至可以摇摇晃晃地行走的影像传遍了世界。当这项技术在几年后被证明也适用于猴子时，全世界的患者都获得了新的希望。

当金轮、海星等一些美国新型生物技术公司开始致力于开发所谓的"人类神经干细胞制剂"时，人们对这种技术变得更为期待。这种制剂来源于胚胎干细胞并且会"公开销售"。不幸的是，2012年公布的首个实验结果令人失望。患者的肌肉功能没有改善。实验再次证明，基于老鼠得出的研究结果不能"平移"到人类身上。然而事实证明，这些细胞可以被安全地注射在少数患者体内。预计最早会在2020年左右获得新的研究成果，即转基因iPS细胞（该实验于2016年开始）。

所有这一切都进展得如此缓慢，是因为还有许多与安全性及可再生性相关的未知因素。研究人员仍不清楚患者自己的细胞是否比供体细胞更好。创建"患者自身的"诱导性多能干细胞系需要大约6个月的时间，并且至少要花费100万欧元。在这一步完成之后仍然需要进行安全性、稳定性测试，这又需要大约6个月的时间，而且还要再花费50万欧元。供体细胞很容易获得，但同样存在兼容性和排异的问题。基因改造可能是必要的，但是这种改造安全吗？

早在20世纪80年代，人们就大胆梦想着将干细胞疗法应用于治疗现代人的神经退行性疾病。帕金森病患者被认为是接受这种治疗的绝佳候选者。科学界将这种疾病称为"相对简单"的疾病，因为这种疾病的发病症状和恶化是由多巴胺能神经元这种特定细胞的损坏引起的。这些神经细胞会分泌多巴胺，而多巴胺负责协调大脑不同区域以保证其互相配合。

有传言称，早在20世纪80年代，人们就尝试将胎儿脑组织（取自流产儿童的大脑）注入帕金森病患者体内，并取得了很好的疗效。因为有传言说一名著名的拳击手可能接受了这种治疗，所以媒体的关注给大众传递了错误的信息，让人们有了不切实际的期望。即使这种治疗有任何疗效，那也是非常短暂的，注射的细胞消失得和出现时一样快。但这一原理已经经过了检验，在一个澳大利亚研究小组能够证明胚胎干细胞对患有帕金森病的猴子具有疗效后，第一次人体实验开始了。预计将在2020年获得首次实验结果。

最令人恐惧的人类退行性疾病之一无疑是肌萎缩侧索硬化（ALS）。

这些患者的神经和肌肉细胞会逐渐死亡。大多数患者在年轻时就会因呼吸肌麻痹而死亡。人们已经利用胚胎和诱导性多能干细胞在动物身上做了数次实验，结果好坏参半。直到2015年美国食品药品监督管理局才批准将多能干细胞运用于ALS患者的治疗。与此同时，许多江湖骗子利用这些患者的绝望来趁机牟利，但这又是另一个故事了。

在无人注意的情况下，一些研究小组在研究是否可以使用干细胞来治疗现代社会的另一个魔鬼——精神疾病。他们对此如履薄冰，因为正面或负面安慰剂效应的威胁对这个目标群体来说是真实存在的。孤独症谱系障碍（ASD）验证了这一原理。ASD是一种神经发育障碍，该病患者会出现强迫行为、多动、易怒、注意力不集中、社交能力差等表现。

据估计，西方世界约有1%的儿童患有某种类型的孤独症谱系障碍。人们对这种病的发病原因至今仍不甚了解。可能是大脑存在免疫紊乱和炎症，也可能涉及环境或遗传因素。

在对患有与人类相似的孤独症谱系障碍的小鼠进行实验并证明干细胞具有一定疗效后，从2013年开始，印度、中国和乌克兰制定了干细胞研究方案。美国北卡罗来纳州的杜克大学紧随其后。这些实验测试了各种类型的干细胞，例如来自骨髓或脐带血（自体或异体）、胎儿或间充质干细胞的造血干细胞。这些干细胞被直接注入脊髓液或血液中。令研究人员惊讶的是，干细胞被证明可以明显改善孤独症谱系障碍患者的症状，只有印度的实验结果表明干细胞似乎会使患者患上注意缺陷多动症（ADHD）的概率增加，甚至会有癫痫的风险。

我们可能要到2020年左右才能知道干细胞是不是一种治疗孤独症谱系障碍的可行方案。

干细胞也能让盲人重见光明吗？与年龄相关的失明最常见的原因之一是黄斑变性，这种病的特征是位于中心视点（黄斑区）的视网膜会逐渐"被磨损"。这会导致患者的视力逐渐下降并最终失明。多能胚胎干细胞能够相对容易地生成视网膜细胞……使用在实验室里培育的视网膜代替受损区域，应该是可以的，对吧？

自2010年以来，这一领域的先驱斯蒂芬·施瓦茨已将该技术应用于美国加利福尼亚州的数十名患者。治疗结果各不相同。有些患者的病情有所好转，有些没有。但大多数患者的病情确实稳定了下来：接受治疗的眼睛没有进一步恶化，而另一只（对照组中的）眼睛却恶化了。2015年的回访表明该技术是安全的并且不会引起肿瘤，但疗效并不能持续下去，可能是由于患者对施瓦茨使用的供体干细胞产生了排异。

与此同时，在太平洋的另一端，山中伸弥的基因诱导的多能干细胞团队正在研究老年失明的治疗方案。他们使用患者自己的血液或皮肤细胞来制造多能干细胞，然后让这些细胞生长为成熟的视网膜细胞。这花费了他们6个多月的时间，也投入了一笔不小的经费，但在第一个（也是唯一一个）患者身上，疗效似乎很好：接受治疗的眼睛的视力保持稳定甚至有所改善，而作为对照组的眼睛状况继续恶化。

不过，研究人员还是对此感到不安，因此他们取消了第二名患者的移植计划。有人怀疑这种"被操纵的"干细胞可能在后期形成了肿瘤。

"原理论证"再次出现了。山中伸弥的成功引起了广泛关注和讨论，这使得美国佛罗里达州老年病医学开始大量使用干细胞治疗失明。不幸的是，美国迈阿密市医生阿杰·库里恩不得不在2017年报告：3名患者在接受"他的"干细胞移植后失明了，这些患者在移植前仍有一定的视力……

在传统意义上，糖尿病也是干细胞研究人员的研究目标。1型糖尿病患者的胰腺中的某些细胞被自身的免疫系统破坏，从而扰乱了胰岛素的分泌。胰岛素是一种能够将血糖水平保持在正常范围内的激素，由β细胞分泌。研究人员为此开发出了一种能够测量血液中的糖浓度并产生适量胰岛素激素的传感器。

糖尿病比人们想象的要复杂得多，因为它还涉及了其他激素，但如果β细胞可以由多能干细胞制成，然后重新植入患者体内，那么患者就离治愈更近了一步。当然也要确保新移植的细胞不会被患者的免疫系统分解。因为一些生物技术公司已经加入了糖尿病研究（例如美国加利福尼亚的 ViaCyte 公司），所以有希望在未来将这种技术应用于人类。干细胞会被放到小胶囊中以保护它们免受免疫系统的侵害，然后再将这种胶囊植入皮下、肝脏或胃中，干细胞似乎能够以这种安全可靠的方式履行它们的职责。

其他疗法也是非常有前景的。21世纪初，一些科学期刊标题以典型的美国风格称科学家终于找到了一种疗法来"治愈破碎的心"。然而，10年后这种热情已经大大消退，部分原因是"正常"的造血干细胞没有达到预期的长期效果，而且一些中心的患者在移植后也出现了严重的心律失常。当动物实验表明胚胎干细胞比造血干细胞更适合替换"磨损"的心肌细胞或被用来重新填充或缩小梗死区的瘢痕组织时，新的希望出现了。

2015年，巴黎的一名患者接受了首次胚胎干细胞移植，该患者的心肌梗死使心脏上留下了一大片不再能收缩的瘢痕组织。干细胞在这次手术中被用作一种贴片，3个月后观察发现，患者的心肌组织再次开始收缩，而且没有出现心律失常。这些结果尚未得到相同实验的证实，仍需进一步实验。

越来越多的疾病治疗都开始使用多能干细胞。将多能干细胞用于肝硬化、肾功能衰竭、骨关节炎的时代已经离我们不远了。血液学家最古老的梦想之一是在实验室"工业化"生产血液。人们尝试了血液捐献，但输血中心却仍存在献血者不足的问题，一到假期和年底就开始呼吁献血者献血，"供体"血液的输注也存在一定风险……而人造血是绝对不会有病毒且能够普遍适用，因为它与所有血型都兼容。

20世纪70年代的第一次骨髓培养成功后，无数血液专家和制药公司就开始疯狂努力，想要实现人造血液的"公开销售"。现在40年过去了，隧道的尽头第一次出现了曙光。这与多能胚胎或转基因干细胞所提供的可能性有关。在之前的尝试中，研究人员使用了造血干细胞。这些细胞通常不能在培养物中存活很长时间，尽管进行了多次人工干预，造血干细胞也很难产生大量红细胞。现在情况已经发生了改变。不同的研究小组表明（大部分由大型制药公司赞助），截至2012年，诱导性多能干细胞已经能够稳定生产出高质量的红细胞。但是产量仍然很少，而且生产时间也长得令人沮丧（大约6个月）。此外，生产成本也极高（10毫升约10万美元）。相比之下，一个普通的输血袋中能够储存300~400毫升血浆；第一辆汽车的生产也花费了人类几个月的时间，而现在每小时就有几十辆汽车走下生产线。

最引人注目的无疑是通过胚胎或诱导性多能干细胞培养性细胞的研究。也许这些干细胞在受到刺激后还能够产生卵细胞和精子……这种技术使人们开始幻想未来世界将会出现一些想要克隆自己的自恋者。一种更现实的应用是，这种技术最终给了同性恋者拥有自己孩子的机会。例如，女同性恋者将不再需要男性精子供体，因为精子可以由来自伴侣的皮肤细胞制成（尽管只有一个X染色体），然后再使其伴侣的卵子受精。人们同样也正在研究男同性恋者生育的可能性，当然前提是要有一位代孕妈妈。多亏了干细胞技术，许多其中一方或双方都没有足够的卵子或精子的不育夫妇将再次获得希望。

多能干细胞最重要的一个作用是它在先天性血液和免疫疾病中的应用。通常这些疾病是由一个基因的异常引起的。例如，在撒哈拉以南的非洲，可怕的镰状细胞贫血是由单个氨基酸的突变引起的。尤其是在非洲，大多数镰状细胞贫血患者在40岁之前就会死亡。在干细胞移植术已经发展了几十年的西方世界，患者的境况稍微会好一些。不幸的是，患者通常找不到与之兼容的捐献者，通常是因为捐献者数据库中的黑人捐献者过少，而且病人的兄弟姐妹也面临着同样的问题。从患者自己的血液或皮肤中提取的多能干细胞可以在这一疾病的治疗中发挥作用。毕竟，它们的生长不受抑制，并且医生还可以对这些干细胞进行进一步的人工操纵。

包括CRISPR在内的最先进的技术（参见第298页）可被用于切除受影响的干细胞中的缺陷基因，并用正常的基因替换它。存在异常的造血系统被摧毁后，人工培养的干细胞被重新植入患者体内，并"治愈"疾病。这不会产生排异危险，因为它们来自患者自己的干细胞。但还有一个"小"问题——成本。业界首个针对罕见免疫疾病（重症联合免疫缺陷）的干细胞基因疗法，一次的治疗费用就需要100万美元。据估计，仅在美国就有大约2000名这样的患者，制药巨头葛兰素史克公司表示，"即便如此"也不能确定这一数字够不够支付治疗费用。包括吉利德和诺华等药企在内的竞争对手也在致力于将干细胞基因疗法商业化，我们也许可以对此持保留态度。

与此同时，干细胞应用的一个独立分支也正在常规医学的边缘发展。干细胞美容已经成为现实：比起肉毒杆菌，局部注射脂肪细胞对抗皱纹的效果更好；用发根干细胞治疗秃顶；老年皮肤的治疗……美容外科医生正在为更大、更坚挺的乳房大打广告，而医生也准备在修复手术中利用脂肪干细胞重建乳房（癌症患者在切除乳房后采取这种治疗）。其中很多疗法几乎没有任何科学依据，但针对干细胞的炒作往往会给许多患者带来无法想象的风险。

2010年到2014年，一些著名的美式橄榄球运动员在推特和博客上称，他们已经成功地用干细胞治愈了自己在比赛中所受的伤（通常都是重伤），这在国际体育界引起了轰动。他们有可能是在墨西哥、美国或哥伦比亚不知名的干细胞诊所，甚至是在欧洲的干细胞诊所（比如臭名昭著的科隆干细胞诊所）接受了这种治疗。欧洲也有谣言称，一些意大利足球运动员想要接受这种干细胞疗法。典型的治疗程序如下：早上进入私人诊所，然后立即进行骨髓采集；将采集的样本纯化至干细胞水平；下午在诊所注射干细胞制剂；晚上出院。一个疗程大概需花费4万美元。没有证据表明该疗法真的有效（所以是没有效果的！），也没有证据表明私人诊所的治疗水平达到了规定的标准，但运动医生和骨科医生认为干细胞疗法"无论如何"都比注射合成代谢类固醇或生长激素的危害更小……

干细胞疗法的风险

干细胞疗法真的像某些人希望我们相信的那样没有风险吗？我们可以将胚胎和诱导性多能干细胞比作核电站，只要对核电站进行严格监控和定期维护，它就会产生相对清洁和廉价的能源，但是当出现问题时，核电站也会具有毁灭性的威力。干细胞也是如此。

自21世纪初，我们就知道实验室中干细胞的连续培养会导致突变频率增加，这意味着人工培养的细胞中可能存在越来越多的遗传性损伤。只要稍有不当，这些突变就会产生肿瘤。

我们已经在前面提到，即使山中伸弥已经用多能干细胞成功治疗了失明，但他最终还是放弃了这种技术，因为他担心这种技术导致肿瘤的风险很大。

他的极端谨慎也可能是因其所使用的基因改造技术。为了确保干细胞的生长不受抑制并永葆活力，必须使用病毒，而且不能是最危险的病毒，所以要用到逆转录病毒（提示一下：艾滋病病毒也属于逆转录病毒家族）。此外，许多血液学家已经知道一些生长基因（包括c-Myc基因）是白血病发展的原动力。因此，注射这种经过人工干预的细胞看起来有点儿像俄罗斯轮盘赌，尽管各个应用领域的初期实验结果似乎都比预期的要好，至少在质量控制非常严格的常规研究中心是这样的。因此，人们还在努力寻找其他方法来修复基因也就不足为奇了，比如使用危害较小的病毒、化学介质或纳米技术。

伴随这些多能细胞的产生而出现的另一个问题是"表观遗传记忆"。诱导性多能干细胞可以由不同类型的细胞制成。然而经过仔细分析，人们发现被修复的细胞仍会带有原来的特征。无论环境有害还是无害，还是皮肤细胞经历的老化迹象，人们都可以通过表观遗传学推断出来（DNA链的外部变化，基因可以因此被激活或是进入休眠状态）。诱导性多能干细胞可能永远会携带着这种记忆（包括可能导致的后果）。

因此，一些研究人员依然坚持使用胚胎干细胞。从表观遗传学角度出发，这种干细胞仍然是相当"纯净"的。这些研究人员也就将围绕使用胚胎的道德争议搁置一旁……只要不会导致肿瘤就很好了。

另一个问题仍然是如何推动一个多能细胞向特定的单能方向发展，例如将胚胎培育成神经细胞、心脏细胞或皮肤细胞。问题在于哪种化学营养剂才是最为合适的。一些实验室小心翼翼地将他们的食谱保护起来，尽管随着时间的推移他们逐渐受到这个行业的诱惑，因为整个行业已经看到了无限量"公开销售"的心脏细胞、肌肉细胞、肝脏细胞和脑细胞的商业潜力。

干细胞医疗旅行和干细胞投机者

所有这些障碍都意味着干细胞的临床应用只能被缓慢且小规模地推进。在媒体积极报道的推动下，一些绝望的患者有时难以接受这种事实。这种弱点会被不怀好意的人利用。

21世纪初期，一些缺乏道德的医生和商业人士经常忽视诊所和实验室的警告。金钱蒙蔽了他们的双眼。近年来，专利申请、干细胞诊所如雨后春笋般大量涌现，在没有事实根据的情况下，大规模的媒体报道也试图吸引患者的注意力。

干细胞投机者开始出现。这些人通常在30~40岁，狂妄自大并且受过良好的医学或药学教育，对行业的商业价值更感兴趣。他们不受道德的约束，也很少关心患者的福祉。他们中的许多人听过干细胞的钟声，但完全不知道钟锤悬挂在哪里。

据估计，21世纪初全球每年约有700家干细胞诊所开业。除了实体的干细胞诊所，还有大量依靠网络营销以及几乎无法核实其真实性的社交媒体，如推特和脸书。假新闻也开始大量传播。心烦意乱、前途渺茫的患者不明白为什么"官方"科学机构会需要这么多时间，为什么大型制药公司会停止投资，为什么监管机构会施加如此多的限制。没有选择的他们决定冒这个险。

东欧、东南亚和南美出现了大量的干细胞医疗旅行，不幸的是，很快恐怖的事情就发生了。例如，一名患有罕见先天性脑部疾病的以色列男孩，曾在俄罗斯一家不起眼的诊所接受了干细胞治疗，而这种治疗使他患上了致命的脑瘤。哥斯达黎加一名患有多发性硬化症的美国年轻女性直接将干细胞注射进自己的大脑，这导致了致命的免疫反应（脑炎）。一名生长迟缓的罗马尼亚婴儿在科隆干细胞诊所因不明原因而死亡。据传，一名来自阿塞拜疆的10岁男孩和一名18个月大的意大利婴儿也死于大脑干细胞注射所引起的并发症。2007年到2010年，科隆干细胞诊所为最为罕见的疾病患者进行了大约3000次干细胞移植，随后就被关闭了，它的荷兰负责人也随之消失在大众视野之外。后来，这个负责人又在黎巴嫩出现，并平静地开始在那里恢复他的职业生涯。

一些东欧医生开始在比利时和荷兰开设私人诊所，因意外而从颈部开始瘫痪的截瘫患者会在这些诊所接受脊髓干细胞治疗。他们也得到了一些"富有同情心"并且在义务论上并不那么严格的比利时医生的后援，这已经成为一个公开的秘密。

这些只是众多悲伤故事中的一小部分。比利时当局试图制止这些投机行为，但徒劳无功。美国食品药品监督管理局对Regenexx公司提起的著名诉讼也是一样。该公司被禁止继续使用其风险非常大的干细胞疗法，结果就是Regenexx公司搬到了开曼群岛……这家公司仍照常营业，并且患者的机票钱也被包含进治疗费用。虽然德国当局下令关闭了科隆和杜塞尔多夫的XCell干细胞治疗中心，但遗憾的是，这个治疗中心又在立法不那么严格的黎巴嫩以Cells4Health干细胞治疗中心的名义被复活。

干细胞研究人员自己也不例外。他们过于乐观的报告经常被他们所在大学或公司的新闻服务机构大肆宣传，小报则热烈追捧那些夸张的宣传。这些小报从不加批判并且还会为之加上煽动性标题。社交媒体大张旗鼓的宣传使这种技术的热度一直被保持了下去。一些医生把自己的愿望当作现实并将他们的成功"公之于众"，但并未能同样冷静地公布他们最终的失败。

最著名的案例之一是瑞士外科医生保罗·马基亚里尼。他在包括2014年的《柳叶刀》在内的一系列严肃的期刊中称，他成功地利用干细胞培育出了一种全新的气管。他制作了一个塑料骨架，并用干细胞在其上"播种"。他称自己已将制造出的气管成功植入8名患者体内且效果良好。他只是忘了提8名患者中有7名在此期间死亡，可能是因移植所产生的影响（尽管他们不接受治疗，也可能会因潜在疾病而迅速死亡）。这一切都可能发生在欧洲大陆最负盛名的大学之一——瑞典卡罗林斯卡学院。马基亚里尼凭借伪造的课程在这所大学获得了访问教授的职位。他的报告和文章充满了不实之词。例如，他曾称他首先在实验动物身上测试了自己的技术，但没有留下任何实验数据。他还谎称自己的手术已获得当地伦理委员会的许可。

马基亚里尼曾沉浸在自己的名人梦中不可自拔，这无疑影响到了他的声誉。他曾称自己是许多"大人物"的私人外科医生，称自己与教皇弗朗西斯和许多娱乐圈人物私下里都有联系，结果就是，他受到了流行媒体的关注，例如美国的《名利场》（这个杂志的名字也有着一定含义……）和《瑞典晚报》，他们调查了他的背景并发表了一系列荒谬的报道。当马基亚里尼还成功地引诱了美国全国广播公司的一名记者并对其做出虚假的婚姻承诺时（他已经结婚30年了），风暴来临了。卡罗林斯卡学院将他开除，他的文章被撤回，他还因过失杀人罪被起诉，他的个人生活也变得支离破碎。但是，马基亚里尼仍然认为自己虚构的一切都是正确的并前往俄罗斯工作，可他刚开始工作就被解雇了。卡罗林斯卡学院的副校长和诺贝尔奖委员会秘书也因此而辞职。之后还会有更多人受牵连。而这一切都是因为干细胞……

2018年突然传出一个消息，著名的哈佛医学院撤回了不少于31篇由知名学者、心脏病专家皮艾罗·安维萨博士发表的文章。这一冲击波席卷了干细胞世界。两三篇文章也就罢了，31篇？事实证明，皮艾罗·安维萨伪造了一系列心脏干细胞移植的数据。没有人可以证实或重复他的研究。但安维萨本人仍然坚信自己是对的："你们这些人都不知道该怎么做……"

血液活检

直到20世纪80年代，用显微镜对血液和骨髓样本进行分析依然被认为是区分不同类型白血病细胞、确定干预治疗、预测治疗反应，以及复发的早期迹象的黄金标准。然而，这种分析的灵敏度还有待提高，并且这通常与研究人员的动机和精力直接相关。

在最好的医学中心，可能患有血液疾病的患者通常会在一小时内接受抽血和骨髓活检。血液科医生会拿着这些温暖的样本赶到实验室，非常快速地把这些样本染色，然后滑动显微镜来评估细胞的好坏。他会带着好消息或坏消息回到病人及其家人身边，之后便会在当天晚上开始治疗。

在单克隆抗体出现后（参见第301页），诊断的灵敏度提高了数百倍，并且治疗已经变得更具有个体针对性。后来随着21世纪血液病基因检测的发展，许多患者可以免于繁重的强化治疗，而且高危患者也可以更快地接受最强效的干细胞移植。

自2010年起，经典的血液活检的含义变得更为广泛，这种针对血液疾病以外疾病的液体活检技术也被进一步推广。人们已经了解到，快速分裂的细胞无论是否在体内，它们的DNA都会随着血流发生一些改变。循环肿瘤DNA检测（ctDNA）通常能够追踪到原始肿瘤的DNA的踪迹，并且可以提供关于肿瘤类型、起源、恶性程度、转移风险、最佳治疗方法等大量信息。如果是那种无法进行"真正的"活检的情况，比如难以触及肿瘤或是肿瘤的位置过于危险，这种技术将特别有用。循环肿瘤DNA检测还可以对疾病复发及其治疗抗性做及时检测。这种针对细胞的"液体活检"的灵敏度已经提高到可以在40亿个细胞中检测出1个恶性细胞。

例如，这种对血液中"恶性"DNA的检测也很可能成为诊断结肠癌、直肠癌的终极方法；它可能比粪便测试或结肠镜检查的灵敏度更高（因此正确度也更高）。确实，对特定类型肿瘤的敏感性和特异性仍需大幅提高。此外，并非所有肿瘤都会释放它们的DNA。而且不同商业测试系统有时测试出的结果与事实完全相反，这当然也与各种渴望快速盈利的公司在市场上迅速推出这种测试有关。在美国旧金山，对患有某种肿瘤的患者的诊断和治疗方法可能与英国伦敦截然不同。这确实为血液史增添了另一个有趣的篇章。

CRISPR技术应用于血液

CRISPR［"成簇的规律间隔的短回文重复序列"（Clustered Regularly Interspaced Short Palindromic Repeats）技术由先进的剪切和粘贴技术组成，可以选择性地去除或添加DNA所需要的基因。例如，我们可以通过CRISPR技术"切除"人类胚胎中的某种基因缺陷，并用正常基因来替换它。与以前的基因疗法相比，这种技术的优势主要在于可以对基因进行选择（"精确定位"），并且这是一种稳定的基因变化，这些变化会传递给细胞、组织和胚胎的后代。

CRISPR技术被用于修饰动物器官的这一事实使其后来被用到了人体上。eGenesis（一家对基因改造感兴趣的商业公司）的一个研究小组在2017年证明了这一点。该研究小组与来自哈佛、中国和（丹麦）乔治·丘奇的团队合作。他们修改了正常的猪肌肉细胞中的遗传编码（猪在免疫学和遗传上与人类相当接近，是非常适合此类实验的实验动物），以使猪细胞能够抵抗逆转录病毒的入侵。虽然这些病毒对猪无害，比如HIV，但对人类是致命的。因此，研究人员必须对猪细胞中25个不同的地方进行剪切和粘贴。用遗传学家的话来说，这种技术是一种多重基因组编辑。然后研究人员将被修改的细胞核放入代孕猪的卵子中并使其受精。结果就是，一个DNA编码被改变的胚胎诞生了。然后这个在实验室制造的胚胎被植入代孕母亲体内，产下的小猪的器官不携带任何病毒，所以这种技术也可能适用于人类移植。

这个研究小组现在正在考虑切除在猪细胞表面制造结节的基因，人类免疫系统正是通过这一标记将这些细胞识别为"猪"的细胞。毕竟，这些基因使猪的器官被识别为外来器官，并会导致排异。通过这种方法，动物和人类之间的异种移植就又向前发展了一步。当然，这些基因和技术成就将会对人体移植产生什么样的影响，仍需要时间的考验。

血液也可能是CRISPR技术被运用于人体的首批临床应用之一，特别是用于血友病或出血性疾病的治疗。CRISPR技术可以整齐地切除掉血友病患者X染色体上的缺陷基因，并在其上放置正常的凝血基因。病魔随即能够消失。这已经不是科幻小说里的情节了……

最近，另一种基因操纵技术让研究人员起了鸡皮疙瘩。这种技术就是锌指核酸酶技术。它的原理与CRISPR技术类似：锌指是一种蛋白质，可以识别并结合特定的DNA片段，之后由核酸酶完成切割，于是就形成了一个新基因。这种技术第一次被运用于人类是在2017年，旨在治疗一种罕见的代谢疾病——亨特氏综合征，在这里我就不详细说明这种疾病了。这项研究的创新之处在于基因疗法被首次应用于患者本人，而不是胚胎。患者仅通过血液就可以获得数十亿个带有锌指核酸酶的正确基因。人们过去也尝试过基因疗法，但都是在患者的细胞上进行，细胞先是被抽取出来，再在实验室修改，然后注射回患者体内的。

与此同时，所有人都在等待第一个利用CRISPR基因编辑"修改"的新生儿的诞生。我已经把宝押在了中国，果不其然……

早在2016年，中国研究人员就宣布他们已经能够在实验室通过CCR5基因成功地修改人类胚胎的基因组，这使这些基因组能够抵抗艾滋病病毒的感染。

直到2018年，中国基因专家贺建奎出现了。他宣布：基因编辑婴儿双胞胎娜娜和露露出生，他在她们出生前修改了她们的基因以使她们能够抵抗HIV感染（她们的父亲是HIV阳性）。中国人民也对他的私心和鲁莽感到震惊。他名誉扫地，被大学开除，又因非法行医面临审判。

全世界的伦理学家都对此感到愤愤不平，这对他们来说就像是在制造怪物弗兰肯斯坦。"破解人类DNA"和"编辑人类基因"等术语开始变得司空见惯。国际社会现在正在呼吁暂停此类研究，但这并没有阻止各种科研团队尝试通过CRISPR技术治愈患有遗传性血液病的胚胎。

这种研究的演变过程似乎成了一个新常态。一方面，官方机构呼吁在"编辑胚胎"时要谨慎，不要打开潘多拉的盒子；另一方面，一些实验室出于商业目的或是出于扭曲的道德观，却对这种限制毫不在意。

单克隆抗体革命

到20世纪末，免疫系统之谜的解开为人类认识抗体的作用提供了深刻的见解。不仅包括针对微生物（细菌、病毒、真菌）的抗体，还包括针对肿瘤或关节囊（风湿病）或脑结构（MS）的抗体。

早期的血清疗法使用了超级供体：被感染后产生大量抗体的患者。可以通过血浆置换法收集到他们的血浆。因此，一些病毒感染（包括威胁许多接受了移植手术患者的巨细胞病毒）可以得到有效治疗。同样著名的是瑞士马的抗体，这种马的绰号是"火山"，多年来这种针对人类T淋巴细胞的抗体一直被捐献给制药公司，以治疗或预防早期骨髓移植中的排异症状。后来，更易得的兔子将被当作"抗胸腺细胞球蛋白（ATG）"的供体。但是可用的抗体总是太少，捐献者数量也太少。随后红十字会开始竭尽全力寻找超级供体，但事实证明超级免疫血浆的经济效益并不高。

诺贝尔奖的发现推动了血液免疫学的革命，现在人们可以在实验室中每周7天、每天24小时不间断地刺激血细胞，以产生大量针对目标细胞或微生物上的一个特定特征的抗体。乔治·克勒和塞萨尔·米尔斯坦在20世纪70年代创造了这些"单克隆"抗体。自20世纪50年代以来，他们发现一些患有恶性血液疾病的患者（多发性骨髓瘤，又称卡勒氏病）体内不仅会不受控制地产生大量疯狂攻击骨骼的侵袭性癌细胞，还会不受控制地持续大量产生某种抗体。后一种现象被称为"单克隆丙种球蛋白病"，这种疾病是以这些蛋白质在电泳过程中在患者的血浆蛋白质中所处的区域命名的，即伽马区。

长话短说，这是一个漫长而复杂的故事。经过十年的持续性研究，克勒和米尔斯坦目前已经能够操纵恶性细胞，使其不受抑制地持续生长，从而产生大量专门针对某种疾病的抗体，比如白血病细胞、肿瘤细胞、细菌或病毒……他们为此使用了一种革命性融合技术，即产生一种杂交瘤细胞（由两种其他细胞融合而成的细胞，包括一种肿瘤细胞和一种正常免疫细胞）。一种永生细胞系诞生了，这种"生产机器"可以无限量地生产针对某一特定目标的抗体。

克勒和米尔斯坦的发现引发了一场真正的科学革命。现在已有无限量的抗体可供人类使用。这不仅对疾病诊断很重要，而且（最重要的是）这种技术成了能够有效治疗某些肿瘤的灵丹妙药。克勒和米尔斯坦发明的单克隆抗体只会攻击肿瘤细胞，不会误伤正常细胞。这意味着副作用会更少，患者的生活质量也会有所提高。这也意味着目前某些类型的癌症变得更容易治疗，甚至可以被治愈。比如，我们可以毫不夸张地说，如果没有单克隆抗体，目前的淋巴瘤治疗就无法开展（请记住这种专门针对淋巴瘤细胞的药物的名字：利妥昔单抗）。

与此同时，关于这些单克隆抗体的起源有很多讨论，比如小鼠、人类、大鼠。20世纪80年代后期，布鲁塞尔实验室的研究人员发现，单峰骆驼的血液中含有一种特殊的抗体，巧合的是，这种之前为寻找治疗昏睡病的方法而被用到的血液仍保存在实验室的冰箱中。事实证明，这些抗体比克勒和米尔斯坦发现的单克隆抗体更容易获得，并且在对抗感染方面也更有效。令人惊讶的是，骆驼中的抗体在免疫学上与人类抗体

惊人地相似。这意味着出现排异症状的概率立刻就会变小很多。Ablynx
生物技术公司一个有趣的衍生品很快就出现了。早期的创始人之一塞尔
吉·穆德曼斯在后来开发了纳米抗体，这种抗体比传统抗体小很多，但
更强大。它们非常小，可以通过注射、药丸、软膏或气雾剂的方式给药。
甚至美容和农业行业也对这种药物很感兴趣：从骆驼血到生物杀虫剂和
去头屑洗发水只是一小步。

肿瘤免疫检查点抑制剂

肿瘤免疫检查点抑制剂使单克隆抗体成为21世纪令人瞩目的研究成
果。检查点是调节细胞内的表面分子（受体）功能和表达的生化途径的
交叉点。

检查点对于控制免疫反应至关重要，比如肿瘤。癌症患者体内的这
种检查点会被完全破坏，从而使肿瘤可以不受抑制地生长，还有可能转
移。针对一些检查点的单克隆抗体的开发已经在治疗白血病中取得了惊
人的成果（例如依鲁替尼抑制剂）。一个额外的好处是，与经典的化疗相
比，这种药物的副作用似乎还不算太大。因此，2018年的诺贝尔生理学
或医学奖被授给这一领域的先驱——美国免疫学家詹姆斯·艾利森和他

的日本同事本庶佑，也就不足为奇了。

CAR-T 细胞的故事

2010年，当时5岁的美国小女孩艾米丽·怀特海德被诊断出患有急性白血病。别人曾这样"安慰"她的父母："如果你的孩子得了癌症，急性白血病仍然是最容易被治愈的癌症。"事实上，2010年儿童白血病的治愈率接近90%。不幸的是，医生很快就发现艾米丽是不幸的10%中的一员。化疗只成功了一半，在第二个化疗周期，她的双腿出现了严重的深层组织感染，截肢几乎是无法避免的了。

她的白血病病情继续恶化。当地医生建议做骨髓移植，但也表示艾米丽可能无法在治疗后存活下来。宾夕法尼亚大学正在开发的一种革命性疗法似乎还没有得到美国食品药品监督管理局的的批准，所以她的父母别无选择，只能选择第三种非常繁重的化疗。医生们"买了"他们女儿3个星期，但艾米丽的病情却因副作用而日益恶化。她的医生建议转移到姑息治疗病房，但艾米丽执着的父母仍没有放弃。他们回到宾夕法尼亚州，请求那里的医生用实验疗法治疗他们的女儿。

随后美国现代血液学和免疫学的先驱之一卡尔·琼出现了。自20世纪90年代以来，琼一直在寻找一种能够增强艾滋病患者免疫系统的方法，从而对抗这种病毒。他意识到艾滋病会欺骗免疫系统，使其不再识别入侵者，因此感染可以不受任何干扰地摧毁患者。

当琼的妻子因侵袭性卵巢癌去世时，他意识到艾米丽的免疫系统也可能已经失效，所以他将研究重点转移到了癌症和白血病上。他解决这个问题的方法是将瘫痪的免疫细胞（T淋巴细胞）从患者体内分离出来，并重新激活它们的"眼睛和耳朵"，以便它们在此之后能够将恶性细胞识别为外来细胞并发起攻击。在实验室操作后再将这些T淋巴细胞注射回患者体内。嵌合抗原受体T细胞（CAR-T细胞）迎来了曙光：在这些血细胞的表面上，老化和"失明"的受体与恢复攻击性的受体相连，而且重要的是，受体只会针对性地识别外来癌细胞。用行话来说，嵌合抗原受体（CAR）非常高效。

没有比在艾米丽身上"试一试"更好的时机了。幸运是留给勇敢的人的：艾米丽幸免于难，挽救了卡尔·琼及其团队的疗法，但华盛顿科学界对此有很大疑虑。制药公司看到了它的市场前景并与卡尔·琼达成交易以换取专利。诺华制药率先开始研制，吉利德科学公司也紧随其后。研究团队在突然有了钱后就能够开展更广泛的研究。实验结果得到了证实：超过80%被放弃治疗的白血病儿童对新疗法反应良好，其中很大一部分患者将完全康复。与此同时，艾米丽也成长为一个健康的青少年。

但并不是一切都一帆风顺。最初的报告中还提到了副作用。第三次接受CAR-T细胞免疫治疗时，艾米丽出现高烧、血压大幅下降和呼吸衰竭等症状。她最终被送进了重症监护室，甚至还需要戴呼吸机。幸运的是，她再次受到了上天的眷顾。因为她的治疗也是一项实验研究，所以研究人员每天都会为她抽血并将血液保存起来以备日后分析。针对艾米丽的突发症状，主治医生要求立即分析血液。他们发现某种物质（白细胞介素–6）增加了近1000倍！这种物质可以使免疫系统被激活并且不会被CAR-T细胞不合时宜地激发……好运再次眷顾了她：巧合的是，大学医院的药房中有几罐针对这种白介素–6的抗体，它们是一项针对风湿病患者的研究遗留下来的（白介素对炎症起决定性作用）。信不信由你：卡尔·琼的女儿当时也因风湿病而接受了这种物质的实验治疗……

医生很快就为艾米丽注射了一剂抗体，她的病情得到了惊人的改善。此后，"细胞因子释放综合征"（"细胞因子"是白细胞介素的统称）出现在了CAR-T细胞疗法的说明书中。当人们意识到这种革命性的血液疗法现在也能够被用于治疗白血病、淋巴瘤和一些实体瘤时，这种疗法就变得更重要了。

不幸的是，CAR-T细胞疗法的费用仍然非常高昂。每个患者约50万欧元的治疗费用阻碍了该疗法的广泛应用，但也许未来制药行业能够将患者和社会的福祉排在利益之前。2018年，全球大约有40家公司已经在开发CAR-T细胞疗法（及其继任者CAR-NK细胞治疗技术，来自自然杀伤细胞）并将其商业化，这两种技术对细胞疗法的进一步推广将有所帮助。

希望艾米丽的经历，以及她充满希望、远见、决心、固执和……幸福的疯狂旅程，也能够启发到他们。

结语

在这本书中，我试图证明血液像线一样贯穿历史、艺术和科学。它就像是一个模具，我们人类的遗产、宗教和文化在其中得以凝固。血液通过DNA以及我们最深处的（病态的）心理本能和下意识反应决定了人类形象和社会结构。

血液激发出了人类最美丽的一面和最丑陋的一面。几个世纪以来，血液在大陆、气候和生态系统的变迁中定义了人类。因此，血液不仅仅是人类历史上的许多具有决定性意义事件的见证者，也是关键的组成部分。

几个世纪以来，血缘与权力密不可分。哲学家格奥尔格·威廉·弗里德里希·黑格尔（1770—1831年）曾说过："国家需要真正的人类血液来维持其生命。"血液也可以推翻强权者。曾有名叫佩德罗·查马罗·卡德纳尔的记者透露，有一些公司猖獗地采集血浆，靠剥削压榨穷人获利。他们仅用一个苹果和一个鸡蛋就可以获得一袋血浆，然后将其卖给出价最高的人以获得暴利，而独裁者索莫萨是这些公司的保护伞。后来这个行事颇有黑手党作风的总统被雇佣兵刺杀。谋杀案发生后，大规模民众抗议最终推翻了索莫萨的统治。

血液几乎在所有宗教中都起着至关重要的作用，它的象征性力量常常使难以捉摸的事物变得有形，也常常使信徒感到恐惧并说服他们将自己（和自己的血）完全奉献给神灵。这对民众来说就是一种精神鸦片。

血缘关系和血统一直存在于人类社会。它们被当作人为区分富人和穷人的方式、种姓之间无懈可击的界限，或是一种纯正血统和高贵地位的标志。有时血缘关系甚至比健康更为重要：在维多利亚女王和阿尔伯特亲王时代，虽然人们已经认识到血友病会在家族内部遗传，但是为了保护王室的血统（和权力）不受威胁，他们的女儿还是与整个欧洲王室联姻了。就像哈布斯堡家族一样，萨克森－科堡－哥达家族通过联姻获得的版图甚至比拿破仑或查理曼大帝还要大，但他们也为此付出了血（字面意思）的代价。

几个世纪以来，血统在种族歧视中有着病态的影响。关于纯正血统与受污染血液的众多理论因此而诞生。现在仍有人觉得自己是血统纯正的天选之子。人们根据虚假的（伪造的）血液特征定义种族，比如雅利安人。同一种族的人之间的血液特征差异比不同种族的人之间的差异要大，这一事实反而被宣传报道巧妙地隐藏了起来。如果这种方法没有成功，他们还有其他的诡计。在2017年1月的就职演说中，唐纳德·特朗普试图为"长期存在的"种族血统赋予共同体的含义："无论我们是白皮肤、棕皮肤还是黑皮肤，我们都流着爱国者的红色血液。"虽然他口中的爱国主义可能没有20世纪30年代的民族主义那么血腥，但这种"爱国主义"在历史上导致了大量大规模流血事件（越南、萨拉热窝、伊拉克、叙利亚等）。

血液仍然植根于当代的政治（经济）形势。血液通过循环系统流遍全身并最终到达最小角落，血液也是当代经济理论中一个非常流行的隐喻。流通货币就像血液一样，在社会最微小的角落发挥着作用，所以我们必须不惜一切代价保持货币的流通。只要翻翻经济杂志或报纸，你很快就会发现金融已经成为一种"血腥"的运动，"市场大屠杀、金融大放血、企业的命脉、企业的血压指标、血洗华尔街、公司的新鲜血液、现金输血、钱包满血复活"之类的隐喻屡见不鲜……巴拉克·奥巴马2009年在美国国会讲话时非常清楚地表达了一点："信贷流动是美国经济的生命之血。"

与此同时，在所有的经济繁荣中都出现了一种新的、发人深省的象征：来自非洲的血钻、巴西的血木、印度血汗工厂生产的纺织品……自从西班牙征服者在南美洲人肆掠夺并留下血腥的痕迹以来，这种情况似乎并没有发生太大变化。

我们的血液也使一些奇妙的发现成为可能。这些发现深刻地改变了我们对人类本身、疾病、疗法，古生物学家、地理学家和法医学家、道德家和哲学家的研究方法的定义。有时也需要一点儿运气：就像许多其他研究领域一样，血液学领域的发现通常依赖于偶然性（在寻找一个东西的时候又偶然发现了另一个东西，比如佛兰德斯的失落文化和青霉素的发现）和顿悟性（沃森和克里克突然的灵光一现以及他们发现的DNA双螺旋结构）。

血液是一个非常有研究价值的研究对象：它很容易获得并且其中承载了整个人类的遗产。它对基因研究来说也很重要。古老的生物法则结晶于血液之中。人类的基因组中大约有3万个基因，几乎是果蝇的两倍。

此外，人类基因组中有30亿个碱基对，而所有人的碱基对有99%都是相同的。我们的遗传倾向可能不如我们所处的环境、我们的文化和传统，以及表观基因组等环境因素重要。环境因素与我们的蛋白质组直接相关，人类的3万个基因会产生近25万种蛋白质，而这种生产功能可以通过微妙的掩蔽操作（防止DNA片段被读取）被定期激活或关闭。换句话说，血液研究涉及更多的是我们的软件，而非我们的硬件。

然而，血液在很大程度上决定了我们的身份。它使我们即使在跨越了许多个世纪后仍能够通过细胞遗传学找到我们的家谱。不过这种研究也有其局限性。在初级研究中，对父亲一方（通过Y染色体分析）和母亲一方（通过线粒体中的DNA）的遗传评估能够给出明确的答案。但是，如果你想要追查很多代之前的祖先，血液并不能直接为你解开谜底。因此，想要通过商业公司查明其出身的人经常会得到相互矛盾的答案，这并不奇怪。许多美国人通过这种方式了解到他们可能来自欧洲，也有可能有欧亚血统，甚至还带有一点儿印度血统或中非黑人血统……这些商业公司为了获利，会通过这种研究将他们庞大的遗产慢慢骗到手。

由于接连不断的科学突破，我们有时会变得有点儿过分自信。然而我们绝不能忘记，所有的科学研究总是在特定的背景之下进行的，比如特定的宗教、社会、道德甚至是政治。所以，这些研究不断导致偏见，后来被认为是"不可理解的"。我们的后代可能对我们目前对血液的认知而感到惊讶，就像我们对中世纪、文艺复兴和启蒙运动时期人们对血液的普遍认知感到震惊一样。

就像今天的我们会同情那些根据古老传统接受动物血液注射治疗的精神病患者一样，2250年的人们可能也会不屑地谈到21世纪那群无知的家伙是如何利用一种野蛮的方式治疗癌症和白血病患者的，或是讽刺我们没能控制艾滋病和其他传染病，或者我们是如何在使用抗生素时遇到了麻烦，又或者我们必须移植整个器官才能对病人进行治疗，以及我们是如何把痴呆患者遗弃在护理中心的……

直到今天，血液仍保留着它最深奥的秘密，这足以让好奇者继续为之着迷。2001年，当人类基因组计划的参与者发表了人类基因组的第一份完整分析时，他们很清楚这一成果的局限性。他们总结道："最后我们注意到，我们对人类基因组了解得越多，仍需要探索的东西就越多。"他们在这里重新阐述了沃森和克里克在1953年的一句名言："我们想指出的是，我们卑微的发现可能会改变人类的未来。"这两位科学家当时对DNA结构的描述被称为"科学史上最伟大的描述"。

一切又回到了原点。血液是不朽的，这不仅体现在从古埃及人、古希腊人到中世纪和文艺复兴时期的人们创作的神话和象征中，更体现在21世纪的生物技术革命中。通过一些简单的基因手段，造血干细胞能够恢复到其不受约束的胚胎状态，在全能者的指导下向着预期的方向自由生长并开花结果，服从指挥，变为肝脏、心脏、血管、胰腺或是血液。成为人的上帝将被成为上帝的人所取代。

多年来，我们一直在与"智能设计"的概念做斗争并试图用进化论取代它。现在我们不得不承认"智能设计"最终还是会以另一种形式成功：无所不能的人将在未来创造出自己的生命和智慧。但是新新人类，也就是机器人，会不会摧毁人类并创造出一种超级人类？一个没有血液存在的社会可能看起来没有什么吸引力，但我们可能正在通过人工智能努力实现这一目标。

然而，血液对未来的科学影响不容小觑。血液将继续在对抗死亡的战争中发挥至关重要的作用。如果我们能在大约50年内战胜所有心血管疾病，并且用100年的时间治愈癌症和痴呆症，此后血液还会像灵药一样循环吗？我们可以用血液治疗肌少症（肌肉和器官逐渐衰竭）吗？永葆青春会成为可能吗？优生学会被普遍接受吗？生物材料会成为一种商品吗？

"永远不要小看血液的力量。"血液创造生命，生命创造艺术，艺术创造幸福。显微镜下血细胞的纯粹之美，以及它所代表的诱惑、承诺、威胁和象征意义，都在挑战着艺术家去效仿它。艺术具有表达抽象、卓越、幻想和同情的特性，因此艺术能够为我们提供一条通往幸福的祝福之路。比起永生，艺术带来的幸福生活具有更为丰富的内涵。

目前来看，这个"幸福"领域仍被替代疗法所劫持，但可以预见的是，主流医学将在未来的100年内重新夺回这一领域。新的大脑刺激技术、新的药物，以及新的血液将为幸福的概念赋予新的含义。

很遗憾我出生得太早了。

参考书目

Allegaert, Patrick & Van Roy, Vincent. *IJzeren Longen, warme harten.* Garant,Antwerpen–Apeldoorn, 2014.

Armstrong, Karen. *Fields of Blood. Religion and the History of Violence.* Anchor Books, New York, 2014.

Aslan, Reza. *Zealot. The Life and Times of Jesus of Nazareth.* The Westbourne Press, Londen, 2013.

Baigent, Michael, Leigh, Richard & Lincoln, Henry. *Holy Blood, Holy Grail.* Dell Publishing, New York, 1982.

Bernard, Jean. *Histoire illustrée de l'hématologie de l'Antiquité à nos jours.* Eds. Roger Dacosta, Parijs, 1992.

Bernard, Jean. *La légende du sang.* Flammarion, Parijs, 1992.

Binet, Jacques–Louis. *Le sang et les hommes.* Gallimard, Parijs, 2001.

Boogaerts, Marc. 'Blood and Stem Cell Utopia: The search for the Holy Grail', in: *A Truly Golden Handbook. The Scholarly Quest for Utopia.* Leuven University Press, Leuven, 2016.

Boogaerts, Marc. *Klinische Hematologie.* Lannoo Campus, Leuven, 2011.

Borry, Pascal & Matthijs, Gert. *The Human Recipe. Understanding your genes in today's society.* Leuven University Press, Leuven, 2016.

Borst, Piet. *Gezonde twijfel over dokteren, genezen en misleiden.* Uitgeverij Nieuwezijds, Amsterdam, 2010.

Bradburne, James. *Blood: Art, Power, Politics and Pathology.* Prestel Verlag,

München - Londen—New York, 2001.

Broos, Paul. *Meesters met het ontleedmes.*

Davidsfonds Uitgeverij, Leuven, 2014. Bryson, Bill. *A Short History of Nearly Everything.* Transworld Publishers, Londen, 2004. Bryson, Bill. *One Summer. America 1927.*

Anchor Books, New York, 2013.

Carney, Scott. *The Red Market.* HarperCollins Publishers. New York. 2011.

D'Epiro, Peter. *The Book of Firsts. 150 World Changing People and Events from Caesar Augustus to the Internet.* Anchor Books, New York, 2010.

Deblauwe, Jacques. *De quoi sont–ils vraiment morts?* Flammarion, Parijs, 2013.

Dequeker, Jan. *The Artist and the Physician. Art and Medicine Hand in Hand.* Davidsfonds Uitgeverij, Leuven, 2010.

Deruyttere, Michel. *Markante vrouwen in de geneeskunst.* Houtekiet, Antwerpen, 2014.

Ehrenreich, Barbara. *Blood Rites. Origin and History of the Passions of War.* Henry Holt and Company, New York, 1997.

Gjeçov, Shtjefën. *The Code of Lekë Dukagjini.* Gjonlekaj Publishing Company, New York, 1989.

Gordon, Richard. *The Alarming History of Medicine. Amusing Anecdotes from Hippocrates to Heart Transplants.* St. Martin's Press, New York, 1993.

Hansen, Bart. *Stamcelonderzoek: de mensals 'geschapen medeschepper'?* Proefschrift KU Leuven, 2005.

Harari, Yuval Noah. *Homo Deus. A Brief History of Tomorrow.* Vintage Books, Londen, 2015.

Harari, Yuval Noah. Sapiens. A Brief History of Humankind. Vintage Books, Londen, 2011.

Hayes, Bill. *Five Quarts. A Personal and Natural History of Blood.* Random House Publishing, New York, 2005.

Helfand, William H. *Quack, Quack, Quack: the Sellers of Nostrums in Prints, Posters, Ephemera & Books.* A Winterhouse Edition of The Grolier Club, New

York, 2002.

Hill, Lawrence. *Blood. The Stuff of Life.* House of Anansi Press, Toronto, 2013.

Hollingham, Richard. *Blood and Guts. A History of Surgery.* St. Martin's Press, New York, 2009.

Judson, Horace Freeland. *The Eight Day of Creation.* Simon and Schuster, New York, 1979.

Kadare, Ismail. *Broken April.* Vintage Books, Londen, 2003.

Le Fanu, James. *The Rise and Fall of Modern Medicine.* Little, Brown and Company, Londen, 1999.

Lichtman A. Marshall et al. *Hematology. Landmark Papers of the Twenthieth Century.* Academic Press, San Diego, 2000.

Mac Gregor, Neil. *A History of the World in 100 Objects.* Allan Lane., Londen, 2010.

Marcelis, R. *De afbeelding van de aderlaat–en de zodiakman in astrologisch–medische handschriften van de 13de en 14de eeuw.* Verhandelingen van de Koninklijke Academie voor Wetenschappen, Letteren en Schone Kunsten vanBelgië, Brussel, 1986.

Matthieu, Frans. *Biografie van het Bloed. Mythologie, legenden, rituelen, mensenoffers en andere bloederige praktijken.* Uitgeverij Van Halewyck, Leuven, 2003.

Mayhew, Emily. *Wounded. From Battlefield to Blighty, 1914–1918.* The Bodley Head, Londen, 2013.

Metcalf, Donald. *Summon Up the Blood.In Dogged Pursuit of the Blood Cell Regulators.* AlphaMed Press, Ohio, 2000.

Mount, Toni. *Dragon's Blood and Willow Bark. The Mysteries of Medieval Medicine.* Amberley Publishing, Stroud, 2015.

Mukherjee, Siddharta. *The Emperor of All Maladies.* Fourth Estate, Londen, 2011. Par é , Ambrosius. *Opperste Chirurgijn desWercken der Chirurgie.* Parijs, ca. 1590. Porter, Roy. *Blood & Guts. A Short History of Medicine.* Penguin Books, Londen, 2002.

Potts D.M. & Potts W.T.W. *Queen Victoria's Gene. Haemophilia and the Royal Family.* Sutton Publishing, Stroud, 1995.

Rosenberg, Steven. *The Transformed Cell. Unlocking the Mysteries of Cancer.*

Putnam, New York, 1992.

Starr, Douglas. *The Killer of Little Shepherds. The Birth of Forensic Science.* Vintage Books, New York, 2010.

Starr, Douglas. *Blood. An Epic History of Medicine and Commerce.* Alfred A. Knopf, New York, 1998.

Tucker, Holly. *Blood Work. A Tale of Medicine & Murder in the Scientific Revolution.* W.W. Norton, New York, 2011.

Van Hee, Robrecht. *Kunst van Vesalius.* Garant, Antwerpen–Apeldoorn, 2014.

Verfaillie, Catherine. *Van cellen tot daden.* Lannoo, Tielt, 2006.

Verhulst, Dimitri. *Bloedboek.* Atlas Contact, Amsterdam/Antwerpen, 2015.

Verplaetse Jan. *Bloedroes. Over onmodern geluk.* Uitgeverij Nieuwezijds, Amsterdam, 2016.

Wootton, David. *The Invention of Science. A New History of the Scientific Revolution.* HarperCollins Publishers, New York, 2015.